营 养 与 保 健

主审 李焕勇

主编 高 玲 曹新红 杨玉红

中国协和医科大学出版社

北 京

内容简介

本教材是全国高等职业教育健康管理专业新形态教材，围绕健康管理专业的培养目标和营养与保健教学大纲编写而成。全书共 8 个项目，分为基础营养（绪论、人体需要的能量和营养素、食物的营养价值与食品卫生保健）、公共营养（合理营养与膳食调配、各类健康人群的营养与膳食、常见疾病人群的营养与保健）、保健科学概论和技能训练四大模块。每个项目均列出学习目标、案例导入，并配以精美图表及思政元素的知识拓展，且可通过二维码链接营养与保健新进展、新成果等丰富、多元化的数字资源，实现了纸质课本与线上数字资源的有机融合，为"教师教好"和"学生学好"提供一个使用便捷、动态更新的智慧宝库。本教材可供高等职业院校健康管理、护理和助产等专业教学使用，也可作为公共营养师和健康管理师培训的参考书。

图书在版编目（CIP）数据

营养与保健／高玲，曹新红，杨玉红主编. -- 北京 ：中国协和医科大学出版社，2024.8 . --ISBN 978-7-5679-2343-0

Ⅰ. R15

中国国家版本馆 CIP 数据核字第 2024ER9622 号

主　　编	高　玲　曹新红　杨玉红
策划编辑	沈紫薇
责任编辑	涂　敏　郑成巍　张仟姗
封面设计	邱晓俐
责任校对	张　麓
责任印制	黄艳霞
出版发行	**中国协和医科大学出版社**
	（北京市东城区东单三条 9 号　邮编 100730　电话 010－65260431）
网　　址	www.pumcp.com
印　　刷	北京建宏印刷有限公司
开　　本	787mm×1092mm　1/16
印　　张	18
字　　数	400 千字
版　　次	2024 年 8 月第 1 版
印　　次	2024 年 8 月第 1 次印刷
定　　价	48.00 元

编 者 名 单

主　审　李焕勇

主　编　高　玲　曹新红　杨玉红

副主编　李炳建　张守花　苏新俊　秦　燕

编　者　(按姓氏笔画排序)

王　岩 (威海职业学院)

王增明 (滨州职业学院)

任朝旭 (滨州职业学院)

苏新俊 (青岛市第八人民医院)

李炳建 (烟台文化旅游职业学院)

李焕勇 (滨州职业学院)

杨玉红 (鹤壁职业技术学院)

宋蜜蜜 (滨州市人民医院)

张守花 (鹤壁职业技术学院)

张联英 (潍坊学院)

秦　燕 (大理大学)

高　玲 (滨州职业学院)

曹新红 (滨州职业学院)

前　言

随着国民经济的高速发展和居民生活水平的不断提高，营养、保健和健康越来越受到人们的关注。《"健康中国2030"规划纲要》和《国民营养计划（2017—2030年)》将发展健康产业上升为国家战略，明确提出实施中国慢性病综合防控战略，加强国民营养，加强常见慢性病防治，加强健康管理。健康观念的高层是食养，食养观念在大众中正在形成，它是通过合理的膳食结构调整，均衡摄取细胞所需营养，达到对国民健康管理的目的。本教材编写的初衷，是希望为学生们提供一个科学、全面、系统、新型的纸数融合精品教材，培养具备营养与保健相关专业知识和技能的高素质人才，助力国家战略。

《营养与保健》是高等职业教育健康管理专业新形态教材。本教材紧密围绕健康管理专业的人才培养培养目标、发展新动向和职业新要求，遵循"科学性、系统性、实用性、创新性、简洁性、趣味性"的原则，采用"项目导向"模式精心设计教学内容，内容涉及绪论、人体需要的能量和营养素、食物的营养价值与食品卫生保健、合理营养与膳食调配、各类健康人群的营养与膳食、常见疾病人群的营养与保健、保健科学概论和技能训练八个项目。每个项目均列出了学习目标、案例导入，并配以精美图表及思政元素的知识拓展，且可通过二维码链接营养与保健新进展、新成果等丰富、多元化的数字资源，实现了纸质课本与线上数字资源的有机融合，实现新资源的实时动态更新。这些内容将有助于学生明确学习目标、提高学习兴趣、拓宽视野，培养学生的创新思维。为培养学生动手能力和提高学生操作技能，本教材还编排了6个实训，供教师在教学时选用。

本教材供高等职业院校健康管理专业、护理和助产等专业教学使用，也可作为公共营养师和健康管理师培训的参考教材。

本教材在编写过程中，得到了各位编者及各位编者所在单位的大力支持，谨此一并致谢！

限于编者水平，本教材难免存在不妥之处，敬请同仁和读者批评指正，提出宝贵的意见和建议，以便进一步修改、完善。

编　者

2024 年 6 月

目　录

项目一　绪论 ……………………………………………………………………… 1

　　任务一　营养与保健的基本概念和发展概况 …………………………………… 1

　　任务二　营养与保健的研究内容、面临的问题和重点任务 …………………… 4

项目二　人体需要的能量和营养素 ……………………………………………… 8

　　任务一　能量 ……………………………………………………………………… 8

　　任务二　蛋白质 …………………………………………………………………… 12

　　任务三　糖类 ……………………………………………………………………… 17

　　任务四　脂类 ……………………………………………………………………… 22

　　任务五　维生素 …………………………………………………………………… 25

　　任务六　矿物质 …………………………………………………………………… 45

　　任务七　膳食纤维 ………………………………………………………………… 55

　　任务八　水 ………………………………………………………………………… 57

　　任务九　植物化合物 ……………………………………………………………… 59

项目三　食物的营养价值与食品卫生保健 …………………………………… 64

　　任务一　概述 ……………………………………………………………………… 64

　　任务二　植物性食物的营养与保健 ……………………………………………… 74

　　任务三　动物性食物的营养与保健 ……………………………………………… 82

　　任务四　其他食物的营养与保健 ………………………………………………… 88

　　任务五　食品卫生安全与要求 …………………………………………………… 98

项目四　合理营养与膳食调配 ………………………………………………… 106

　　任务一　合理营养概述 …………………………………………………………… 106

　　任务二　膳食营养素参考摄入量 ………………………………………………… 114

　　任务三　膳食指南 ………………………………………………………………… 126

　　任务四　营养调查与营养配餐 …………………………………………………… 139

任务五　营养教育与营养干预 ……………………………………… 157

项目五　各类健康人群的营养与膳食 ………………………………… 168
任务一　孕妇和哺乳期妇女的营养与膳食 …………………………… 168
任务二　婴幼儿的营养与膳食 ……………………………………… 175
任务三　儿童与青少年的营养与膳食 ……………………………… 178
任务四　中、老年人的营养与膳食 ………………………………… 183
任务五　特殊环境人群的营养与膳食 ……………………………… 188
任务六　职业性接触有害因素人群的营养 ………………………… 194

项目六　常见疾病人群的营养与保健 ………………………………… 200
任务一　肥胖人群的营养与保健 …………………………………… 200
任务二　心脑血管疾病人群的营养与保健 ………………………… 203
任务三　糖尿病人群的营养与保健 ………………………………… 205
任务四　骨质疏松症人群的营养与保健 …………………………… 209
任务五　肿瘤人群的营养与保健 …………………………………… 212
任务六　痛风人群的营养与保健 …………………………………… 215
任务七　更年期综合征人群的营养与保健 ………………………… 218
任务八　慢性疲劳综合征人群的营养与保健 ……………………… 222
任务九　神经衰弱人群的营养与保健 ……………………………… 225
任务十　慢性阻塞性肺疾病人群的营养与保健 …………………… 228

项目七　保健科学概论 ………………………………………………… 233
任务一　营养与健脑 ………………………………………………… 233
任务二　营养与美容 ………………………………………………… 239

项目八　技能训练 ……………………………………………………… 247
任务一　食品标签解读与制作 ……………………………………… 247
任务二　食谱编制 …………………………………………………… 249
任务三　孕晚期孕妇的食谱编制 …………………………………… 254
任务四　居民膳食结构调查与评价 ………………………………… 260
任务五　测量人体的体格指标 ……………………………………… 264
任务六　测量成人健康基本生理指标 ……………………………… 270

参考文献 ……………………………………………………………… 273

附录 A　《中国居民膳食营养素参考摄入量（2023 版）》分类总表 …… 274

项目一　绪　论

—————· 学|习|目|标 ·—————

1. 素质目标　积极普及营养保健知识，推动营养健康科普宣教活动常态化，关注全民健康，弘扬中华民族优秀传统饮食、食品文化。

2. 知识目标　掌握营养、营养素、食物、食品、营养与保健的概念；熟悉营养与保健的研究内容；了解营养与保健的发展概况和目前存在的主要问题。

3. 能力目标　能对目前中国居民面临的主要营养与保健问题提出合理参考建议。

任务一　营养与保健的基本概念和发展概况

—————· 案|例|导|入 ·—————

【案例】

李大力和李小力是同卵双胞胎，生活在工薪阶层家庭，一起玩耍，一起上学，毕业后做类似工作，生活环境几乎一模一样。李大力喜欢粗茶淡饭，不挑食、不偏食，坚持锻炼。而李小力爱吃火腿、炸鸡腿、汉堡等快餐，爱喝咖啡、可乐和果汁等饮料，不爱运动。48岁那年，李小力因结肠癌去世，如今已经78岁的李大力健康状况良好。

【问题】

1. 请对李小力的营养膳食作出正确评价，和李大力相比，李小力最缺乏哪种营养素？

2. 您对李小力的营养建议是什么？

一、营养与保健的基本概念

（一）营养和营养素

1. 营养（nutrition） 指机体摄取、消化、吸收和利用食物中的各种营养素，以满足机体生理需要的生物学过程。营养是一个环环相扣的动态过程，任何一个环节发生异常都有可能对健康产生不利影响。

2. 营养素（nutrient） 指食物中所含有的能维持机体生长发育和新陈代谢等一切生命活动和过程的物质。营养素必须从食物中摄取，能够满足机体的生存需要。根据其化学性质和生理作用，可将营养素分为七大类，即糖类、脂类、蛋白质、矿物质、膳食纤维、维生素和水。根据人体对各种营养素的需要量或体内含量，可将营养素分为宏量营养素和微量营养素。人体对宏量营养素的需要量较大，包括糖类、脂类和蛋白质，这三种营养素经体内氧化后均可以释放能量，故又称为产能营养素。人体对微量营养素需要量较少，包括矿物质和维生素。

营养素来自食物，但是没有一种天然食物（4月龄内婴儿喂养的母乳除外）含有人体需要的全部营养素，也没有一种营养素具备所有的营养功能。食物中所含的营养素和能量能满足人体营养需要的程度体现了该食物的营养价值。因此，生活中需要食物多样化，合理膳食，最大限度地满足机体的需要。

（二）食物与食品

1. 食物 指能够满足机体正常活动需求的物质。从营养学的角度，食物指能供食用、消化、吸收，并至少含有一种营养素的无毒物质。人类的食物除少数物质如盐类外，几乎全部来自生物界，可以是植物界、动物界或者其他界的生物，例如真菌，抑或发酵产品，如酒精。

2. 食品 指各种供人类食用或者饮用的成品和原料，以及药食同源的物品，但是不包括单纯以治疗为目的的物品。一般可以将食品划分为内源性物质成分和外源性物质成分两大部分。其中，内源性物质成分是食品本身所具有的成分，而外源性物质成分则是食品从加工到摄食过程中人为添加的或混入的其他成分。根据食品成分的含量，也可以将食品的成分大致分为八类，即蛋白质、脂肪、糖类、矿物质、维生素、水、膳食纤维素和甲壳质等。

食品的三大功能如下。

（1）为机体提供能量和营养素，这是食品的主要功能。

（2）满足人体的感官需要，如对食品色、香、味、形等的需要。

（3）对身体的生理调节作用，这与防病、保健有直接或间接的关系。

（三）营养与保健

营养与保健（nutrition and health）指通过膳食营养条件的调整，增强人体对环境有害物质的抵抗力，或提高人体对生活、劳动环境中不良条件的适应能力，保护和增进人体健康。营养是保健的关键要素，保健是营养的终极目标。营养保健的理论根据及膳食原则，首先在于通过合理营养和平衡膳食全面加强人体营养水平，提高人体抵抗力、免疫力、应激能力和水土适应能力，发挥营养对一切外来不良因素的非特异性作用；其次是对每种特定不良因素的危害，有针对性地调整个别营养素和增减热能，发挥营养对个别不良因素的特异作用。

二、国内外营养与保健的发展概况

营养学的形成和发展与国民经济和科学技术水平紧密相连。随着社会经济和科学技术的发展，营养学经历了一个由"简单到复杂、宏观到微观"，漫长而曲折的发展历程。

（一）国内营养与保健的发展概况

1. 古代营养学 西汉时期，中医经典著作《黄帝内经》中记载"五谷为养，五果为助，五畜为益，五菜为充"，这是膳食平衡概念的精辟论述，对人类摄取食物获得营养以维持正常活动有了明确的认识。我国是较早记录营养素缺乏病症的国家，早在公元前 2600 年，已有脚气病、夜盲症症状及其治疗的记载。公元前 1046 年至公元前 771 年的西周时期，已建立了完善的医政制度并将医分为四大类，即食医、疾医、疡医和兽医。其中的食医排在诸医之首，"掌和王之六食、六饮、百馐、百酱、八珍之奇"（《周礼·天官》）。现在来看，食医可理解为专事饮食营养的医生，也可以说是有记载的最早的营养师。

2. 现代营养学 现代营养学的发展大致经历了如下三个时期。

（1）营养学的萌芽与形成期（1785—1945 年）：明确了营养素缺乏病的病因，分离和鉴定了食物中绝大多数营养素，成立了营养学会等组织。

（2）营养学的全面发展与成熟期（1945—1985 年）：发现一些新营养素并系统研究了这些营养素消化、吸收、代谢及生理功能，开始关注营养过剩对人类健康的危害，公共营养诞生并发展。

（3）营养学发展新的突破孕育期（1985 年至今）：营养学研究领域更加广泛，研究内容更加深入、宏观，涉及知识点综合性更强。

从 1945 年中国营养学会创立至今，营养学一直以稳健的步伐向前迈进。从中华人民共和国成立初期的"九二米"到"精致米"，从"5410"代乳粉到现代各种进口奶粉，随着社会经济发展，人们关注的焦点已经从"吃饱"转变到"吃好"。传统的"吃好"仅仅代表着鸡、鸭、鱼肉等价格相对较高的食品，而在经济快速发展的今天，"吃好"更代表着营养科学、均衡。

（二）国外营养与保健的发展概况

营养与保健作为一门研究饮食、营养、保健与健康之间的关系的学科，最早可以追溯到古希腊时期，希波克拉底就曾提出"食物是人类首要的药物"的言论。西方发达国家很早就有营养立法，将国民的营养教育和咨询纳入政府的工作范畴，且具有完善的营养教育体系。

美国是世界上营养保健食品工业发展较早的国家，早在1934年就推出了世界上第一种以植物基为原料的多种维生素与矿物质的补充食品；20世纪50年代以后，全球营养保健食品迅速发展。美国也是一个营养科学比较发达的国家，1946年制定了《学校午餐法》，1966年《儿童营养学法》出台，对提高国民素质起到决定性作用。日本在20世纪60年代出现"功能食品"这一名词，是世界上第一个将保健食品纳入法制行政管理的国家。1947年日本发布《营养师法》，1948年颁布《营养师法实施规则》，1952年又制定并推行了《营养改善法》，1954年颁布《学校供餐法》，用营养法规保障了学生的营养午餐制度。美国和日本等国规定，医院、幼儿园、食堂、餐馆及食品工厂等都必须设营养师，负责膳食营养或给患者开营养处方等，有些国家还设有国家及地方的营养研究所，从事营养学的研究。在一些发达国家，来自营养师的健康饮食选择、菜谱制定、营养补充、保健食品消费指导等形成了一个庞大的就业与市场需求产业链。

———— · 知 | 识 | 拓 | 展 · ————

健康观念分层

第一层（最底层）是医疗。每个人都知道身体有异常情况就要去医院，而且患病后总是不遗余力地寻求医疗。社会大多数人停留在这一层上。

第二层（中层）是运动养生。通过运动延缓衰老，达到强身健体、延年益寿的目的。这层观念的人，懂得适当的运动对身体的帮助，尽量早做运动，以减少疾病的发生。

第三层（高层）是食养。它是通过合理调整膳食结构，均衡摄取细胞所需营养，使细胞再生能力增强，达到健康的目的。这层观念的人，深深懂得食物就是最佳药物。

任务二 营养与保健的研究内容、面临的问题和重点任务

———— · 案 | 例 | 导 | 入 · ————

【案例】

某社区是位于城乡接合部的一个新兴居民住宅小区，与一所医学院相邻。该小区居民大多为农民，目前已不耕种土地，改以经营餐饮等小本生意为主，文化程度低，经济收入少。小区楼道堆积大量杂物，非常拥挤，安全通道不畅，且缺

少消防设备；周围配套设施不完备，多分布散乱且无统一管理；该小区有一个社区卫生服务中心，以白天门诊服务为主，无夜间就医条件，且以医疗服务为主，缺少老年人医疗保健服务，居民的医疗保障为新型农村合作医疗；居民健康观念陈旧，认为"无病就是健康"，保健意识淡薄，不愿意浪费时间接受健康指导；妇女乳腺癌发病率逐年增高，近1年来年增长率达4.8%，高于全国平均水平，社区没有开展妇女乳腺癌疾病及筛查知识的健康教育，也没有开展妇女乳腺癌免费筛查活动。

【问题】

1. 针对以上的调查结果，如何为该社区妇女开展一场相关健康教育。
2. 如何增强该社区居民的自我保健意识？

一、营养与保健的研究内容

营养与保健的主要研究内容包括基础营养学和营养素及营养过程中的保健功能。其中，基础营养学指人体需要的能量和营养素，食物的营养价值与食品卫生保健，合理营养与膳食调配，各类健康人群的营养与膳食，常见疾病人群的营养与保健；营养素及营养过程中的保健功能指各种营养素天然的保健作用，或通过合理烹调、科学搭配所起的保健作用。另外，健脑、美容与营养也是营养与保健的研究内容之一。

二、目前中国居民面临的主要营养与保健问题

1. 膳食不平衡的问题突出，成为慢性病发生的主要危险因素 高油、高盐摄入在我国仍普遍存在，青少年含糖饮料消费逐年上升，全谷物、深色蔬菜、水果、奶类、鱼虾类和大豆类摄入普遍不足。烹调用油平均每人每天达到43.2g，用盐摄入量平均每人每天为9.3g，长期食用这种高油、高盐食物会引起肥胖、糖尿病、高血压等慢性病。

2. 主食不断减少的同时出现了精细化问题 城乡居民在粮谷类食物摄入量持续减少，碳水化合物提供的能量比例不断下降的同时，出现了主食精细化的问题。

3. 居民生活方式明显改变，身体活动总量下降 休闲、交通、家务和职业性身体活动总量逐渐减少。职业的相关活动大幅下降，主动的身体活动也没有补充。手机、电视的普及，成为成人最主要静坐原因。在能量摄入不变的情况下，身体活动量降低是造成人群超重、肥胖率持续增高的主要因素，超重肥胖也成为重要公共卫生问题，也导致膳食相关慢性病问题日趋严重。

4. 城乡发展不平衡，农村食物结构有待改善 农村居民乳类、水果、水产品等食物的摄入量仍明显低于城市居民，油盐摄入、食物多样化等营养科普教育急需下沉基层。

5. 婴幼儿、孕妇、老年人等重点人群的营养问题应得到特殊的关注 我国已经

进入老龄化社会。2023 年底，我国 60 岁及以上人口已达 2.97 亿人，占总人口的 21.1%，其中 65 岁及以上老年人口 2.2 亿，占总人口的 15.4%（＞14%）。老年人群特别是高龄老年人群的膳食营养与健康状况缺乏特别关注。婴幼儿的蛋白质 – 热能营养不良、维生素 D 缺乏性佝偻病、缺铁性贫血、肥胖、锌缺乏症及孕妇的缺铁性贫血等主要营养问题长期存在，需要社会各界的共同关注和努力，需要科学的方法和措施进行干预。

6. 饮食卫生问题　饮食是维持健康的重要因素之一。在快节奏的现代生活中，许多人为了方便，选择吃速食和加工食品，这些食物经过多次加工、含有多种添加剂，并且卫生问题不能保障。应该更多地选择新鲜的水果和蔬菜，少吃速食和加工食品，同时在煮食时要注意卫生，避免细菌、病毒的污染。

7. 保健是否需要借助保健品的问题　保健是否需要借助保健品并没有一个标准答案。一部分人认为借助保健品可以达到更好的保健效果，但对于大部分健康人群来说，通过均衡饮食和良好的生活习惯已经可以满足身体的需要。如果有特定的健康体需要或者医生建议，可以考虑适当选用保健品。但是要选择合适的保健品，并遵循使用说明，避免过度依赖保健品，以免对身体造成负面影响。

──────── • 知|识|拓|展 • ────────

膳食与慢性病

膳食营养失衡是慢性病的重要原因。《中国居民营养与慢性病状况报告（2020 年）》显示，6～17 岁儿童超重率和肥胖率分别达到 11.1% 和 7.9%，18 岁及以上居民超重率和肥胖率分别为 34.3% 和 16.4%，成年居民超重或肥胖率 50.7%。超重、肥胖是心血管疾病、糖尿病、高血压、癌症等疾病发生的重要危险因素。18 岁及以上成人高血压患病率为 27.5%，糖尿病患病率为 11.9%，高胆固醇血症患病率为 8.2%。这些慢性病与长期膳食不均衡、不良饮食习惯、油脂及食盐摄入过多密切相关。

保持均衡营养，养成良好的饮食习惯，可预防慢性病的发生、发展。同时，还应关注慢性病患者并给予力所能及的膳食指导和帮助。

三、营养与保健今后的重点任务

1. 普及营养与保健知识　提升营养健康科普信息供给和传播能力，围绕国民营养、食品安全科普宣教需求，结合地方食物资源和饮食习惯，结合传统食养理念，编写适合于不同地区、不同人群的居民膳食指南等营养、食品安全科普宣传资料，使科普工作更好落地。

2. 加强营养保健基础数据共享利用　大力推动营养保健数据互通、共享，积极推动"互联网＋营养健康"服务，发展汇聚营养、运动和健康信息的可穿戴设备、移动终端 APP，推动"互联网＋"、大数据前沿技术与营养健康融合发展，开发个性化、差异化的营养健康电子化产品，如营养计算器，膳食营养、运动健康指导应用等，提供方便可及的健康信息技术产品和服务。

3. 预防慢性病，延长人群寿命 营养保健与目前人们高度关注的慢性非传染性疾病如高血压、糖尿病等的发生、发展均有密切联系。加强这方面的营养学研究，对于提高人们的健康水平，延长人群寿命具有重要意义。

本章小结

本章拓展练习及参考答案

项目二　人体需要的能量和营养素

———— · 学│习│目│标 · ————

1. 素质目标　培养学生节约食物、减少浪费的品德；帮助学生建立健康饮食习惯和良好的生活方式；树立食品安全观念。

2. 知识目标　掌握能量的基础知识，食物中能量和营养素的缺乏症、参考摄入量及食物来源；熟悉蛋白质、脂肪、糖失调对人体的影响，膳食纤维的特性及生理功能；了解能量、糖类、脂类、蛋白质、矿物质、维生素、膳食纤维及水的功能。

3. 能力目标　能够利用理论知识对人们日常摄入的能量和营养素进行分析，判断是否足够且平衡的；能够对膳食中能量及各种营养素的摄入进行膳食指导。

任务一　能　量

———— · 案│例│导│入 · ————

【案例】

小徐，女，18岁，高三学生。因怕肥胖，平时控制食量，早餐不吃或仅喝牛奶。近期复习和考试特别紧张，小徐经常感到头晕、困倦，接受和理解知识效率低下，注意力不集中，记忆力下降，考试时思维混乱等，学习成绩明显下降。

血液检查：血糖偏低，其余血液检查一切正常。

【问题】

1. 小徐的表现与不吃早餐有什么关系？

2. 你能为小徐提出合理的膳食建议吗？

人体通过摄取食物中的糖类、脂肪和蛋白质来获取能量，以维持机体的各项生理功能和生命活动。人体每日消耗的能量主要由基础代谢（basal metabolism，BM）、体力活动（physical activity）和食物热效应（thermic effect of food，TEF）构成。体内的能量平衡既受外环境因素如摄食行为、温度变化、体力活动及精神压力等的影响，也受内环境因素如多种细胞因子、受体、激素及神经－体液系统等的影响，任何原因导致的能量平衡失调均会引起一系列的健康问题。

一、能量单位与产能营养素

（一）能量单位

能量在自然界中有多种形式，如电能、化学能、机械能等，各种能量之间可以相互转换。能量的国际单位是焦耳（J），在使用时根据实际需要，还可用千焦耳（kJ）或兆焦耳（MJ）。营养学上更多应用的能量单位为千卡（kcal）。它们之间的换算关系如下。

$$1kcal = 4.18kJ \qquad 1kJ = 0.239kcal$$

（二）产能营养素

食物来源的糖类、脂类和蛋白质在体内氧化后能产生能量，营养学上将这三种营养素称为"产能营养素"。

糖类是体内的主要供能物质，是为机体提供能量最多的营养素。一般来说，机体所需能量的55%~65%都是由食物中的糖类提供的。

脂肪也是人体重要的供能物质，是单位产能量最高的营养素，机体所需能量的20%~30%是由脂肪提供的。脂肪还构成了人体内的储备能量，在体内的全部储备脂肪中，一部分是来自食物的外源性脂肪，另一部分则是来自体内糖类和蛋白质转化成的内源性脂肪。当体内能量不足时，储备脂肪可被动员并释放能量以满足机体的需要。

蛋白质在体内的主要功能是构成人体蛋白，而供给能量并不是它的主要生理功能。人体每天所需要能量的10%~15%由蛋白质提供。

————· 知 | 识 | 拓 | 展 ·————

生理有效能量

营养学中，将每克产能营养素在体内氧化分解后为机体供给的净能量称为生理有效能量或能量系数。

糖类和脂肪在体内完全氧化生成 CO_2、H_2O 和能量，与在体外燃烧相同；但蛋白质在体内进行不完全氧化分解，其终产物除 CO_2、H_2O 和能量外，还有含氮有机物，这些含氮有机物在体外还可继续燃烧产生能量。采用体外测热试验推算体内氧化产生的能量值时，1g 糖类、脂肪、蛋白质在体内完全氧化时平均产生能量分别为 17.15kJ、39.5kJ、18.2kJ。

一般混合膳食中，糖类的消化吸收率为98%、脂肪为95%、蛋白质为92%。因此，营养学在实际应用时，将产能营养素产生能量的多少按以下关系换算。

> 1g 糖类产生能量：17.15kJ×98%＝16.81kJ（4.0kcal）
>
> 1g 脂肪产生能量：39.54kJ×95%＝37.56kJ（9.0kcal）
>
> 1g 蛋白质产生能量：18.2kJ×92%＝16.74kJ（4.0kcal）

二、人体能量消耗

能量的来源
与消耗

人体的能量消耗主要用于维持基础代谢、食物热效应、体力活动等。其中体力活动消耗的能量所占的比重较大。另外，孕妇的能量消耗还包括子宫、乳房、胎盘、胎儿的生长及体脂储备所需能量，哺乳期妇女还包括合成乳汁的能量。情绪、精神状态、身体状态等也会影响人体对能量的需要。在理想的能量平衡状态下，机体的能量需要等于其能量消耗。

（一）基础代谢

基础代谢（basal metabolism，BM）是人体为了维持生命，各器官进行最基本生理功能的最低能量需要，即机体处于安静和松弛的休息状态下，空腹（进餐后 12～16 小时）、清醒、静卧于 18～25℃ 的舒适环境中维持心跳、呼吸、血液循环、某些腺体分泌、维持肌肉紧张度等基本生命活动时所需的能量。其能量代谢不受精神紧张、肌肉活动、食物和环境温度等因素的影响。

单位时间内的基础代谢，称为基础代谢率（basal metabolic rete，BMR），一般是以每小时所需要的能量为指标，即机体处于基础代谢状态下，每小时每平方米体表面积的能量代谢率。

影响基础代谢的因素主要有以下几方面。

1. 体表面积　人的身材大小不同，基础代谢与人的体表面积基本上呈正比关系。基础代谢率如果以单位体表面积表示，则比较恒定。因此，用单位体表面积为标准来衡量基础代谢率是比较合适的。

2. 年龄　在人的一生中，婴幼儿阶段是整个代谢最活跃的阶段，也包括基础代谢率，以后在青春期又出现一个较高代谢的阶段。成年以后，随着年龄的增加代谢缓慢降低，其中也有一定的个体差异。因而，相对来说，婴幼儿和青少年的基础代谢比成人要高。

3. 性别　实际测定表明，在同一年龄、同一体表面积的情况下，女性的基础代谢率低于男性。

4. 环境　环境温度对基础代谢有明显影响，在舒适环境（18～25℃）中，代谢最低；在低温和高温环境中，代谢都会升高。环境温度过低，可能引起身体不同程度的颤抖而使代谢升高；环境温度较高，因为散热而需要出汗，呼吸及心跳加快，致使代谢升高。另外，在寒冷气候下，基础代谢率比温热气候下的高。

5. 激素　激素对细胞的代谢及调节都有较大的影响，如甲状腺素可以增强所有细胞的全部生化反应的速率，因此，甲状腺素的增多可引起基础代谢率的升高。甲状腺功能亢进者，基础代谢率可比正常平均值增加 40%～80%，甲状腺功能低下者，可比正常值低 40%～50%。

6. 其他因素　影响人体基础代谢率的还有生理状况、病理状况、食物等，在不同劳动强度人群中也存在一定的差别。

（二）食物热效应

人体在摄食过程中，由于需要对食物中的营养素进行消化、吸收、代谢转化等，因此需要额外消耗能量，同时引起体温升高和散发能量。这种由于进食而引起的能量额外消耗的现象，称为食物热效应，也叫食物特殊动力作用（specific dynamic action，SDA）。

食物热效应与进食的总热量无关，而是与食物的种类有关。进食糖类与脂肪对代谢的影响较小，持续时间也只有 1 小时左右。糖类的食物热效应为其本身所产生能量的 5%～6%，脂肪的食物热效应为其本身所产生能量的 4%～5%。但进食蛋白质对代谢的影响则较大，持续时间也长，有的可达 10～12 小时。蛋白质的食物热效应为其本身所产生能量的 30%～40%。一般混合膳食，其食物热效应约占基础代谢能量的 10%。

（三）体力活动

除基础代谢外，体力活动是人体能量需要的主要因素。因为生理情况相近的人，基础代谢消耗的热能是相近的，而体力活动情况却相差很大。体力活动的能量消耗也称为运动的生热效应，通常各种体力活动所消耗的能量占人体总能量消耗的 15%～30%。但随着人体活动量的增加，其能量的需要也将大幅度增加。这是人体能量需要量变化最大，也是人体保持能量平衡、维持健康最重要的部分。

人体从事体力活动所消耗的能量主要与劳动强度和劳动持续时间有关。体力活动一般包括社会活动、职业活动、家务活动和休闲活动等，其中以职业活动消耗的能量差别最大。

三、膳食能量推荐摄入量与食物来源

人体所需的能量来源于食物中的糖类、脂肪和蛋白质。粮谷类和薯类食物中含糖类较多，是膳食能量最经济的来源；油料作物富含脂肪；动物性食物一般比植物性食物含有更多的脂肪和蛋白质，但大豆和坚果类除外；蔬菜和水果一般含能量较少。

三大产能营养素在人体代谢过程中既有各自特殊的生理功能，又相互影响。在膳食中，机体除对总能量有需要以外，还对这三种产能营养素各有一定的需要量，并且三大产能营养素之间必须保持一定的比例，才能保证膳食平衡及能量平衡。若按其各自提供的能量占总能量的百分比计，则蛋白质占 10%～15%，脂肪占 20%～30%，糖类占 55%～65%。如打破这种适宜比例，将对人体产生不利的影响。年龄越小，蛋白质供能占总能量的比重越高，但成人脂肪摄入量不宜超过总能量的 30%。

各类人群不同年龄阶段的能量参考摄入量参见中国营养学会编写的《中国居民膳食营养素参考摄入量》。

任务二　蛋白质

—————·案|例|导|入·—————

【案例】

李女士，49岁，最近出现身体消瘦、皮肤弹性下降、下肢水肿、指甲变脆、头发分叉、贫血、受伤部位不易愈合等临床表现。经医院检查，确诊为蛋白质缺乏症，医生建议患者积极进行治疗。首先可以进行饮食调理，多吃富含蛋白质的食物，如鸡蛋、牛奶、瘦肉等食物。其次，患者还要坚持进行体育锻炼，提高机体的免疫力，增强自身抗病能力。

【问题】

如何评价蛋白质的营养价值，引导公众合理摄入，满足人体正常生理需要？

一、蛋白质的组成和分类

（一）蛋白质的组成

蛋白质（protein）是化学结构复杂的一大类有机物质。氨基酸是组成蛋白质的基本单位，组成人体蛋白质的氨基酸有20种。营养学上将氨基酸分为必需氨基酸和非必需氨基酸两类。

1. 必需氨基酸（essential amino acid） 指的是人体自身不能合成或合成速度不能满足人体需要，必须从食物中摄取的氨基酸。成人的必需氨基酸有8种，分别是赖氨酸、色氨酸、苯丙氨酸、甲硫氨酸、苏氨酸、异亮氨酸、亮氨酸、缬氨酸。此外，组氨酸和精氨酸为幼儿生长发育期间的必需氨基酸。必需氨基酸是决定食物蛋白质营养价值高低的关键。人体对必需氨基酸的需要量随年龄的增长而不断下降，儿童对蛋白质和必需氨基酸的需要量比成人要高，主要是用以满足其生长发育的需要。

2. 非必需氨基酸（nonessential amino acid） 是人体可以自身合成或由其他氨基酸转化而得到，不一定必须从食物中直接摄取。这类氨基酸包括谷氨酸、谷氨酰胺、丙氨酸、精氨酸、甘氨酸、天门冬氨酸、天门冬酰胺、胱氨酸、脯氨酸、丝氨酸等。

另外，半胱氨酸和酪氨酸在体内可分别由蛋氨酸和苯丙氨酸转变而成，如果膳食中能直接提供这两种氨基酸，则人体对蛋氨酸和苯丙氨酸的需要量可分别减少30%和50%。所以半胱氨酸和酪氨酸称为条件必需氨基酸（conditional essential amino acid）或半必需氨基酸（semi-essential amino acid）。因此，当膳食中半胱氨酸和酪氨酸供给充足时，可以减少人体对蛋氨酸和苯丙氨酸的需要量。在计算食物必需氨基酸组成时，往往将半胱氨酸和蛋氨酸、酪氨酸和苯丙氨酸合并计算。

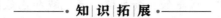

———— • 知 | 识 | 拓 | 展 • ————

氨基酸模式

　　某种蛋白质中各种必需氨基酸的含量和构成比例称为氨基酸模式。构成比例的计算是根据蛋白质中必需氨基酸的含量，以含量最少的色氨酸为1，其他氨基酸与其比值即为构成比例。

　　从食物中摄入的蛋白质经消化吸收后的必需氨基酸的模式，越接近机体蛋白质的模式，即越接近人体的需要，其蛋白质实际被利用的效果越高，营养价值也就越高。而如果食物蛋白质中的一种或几种必需氨基酸数量不足，在合成人体组织蛋白时，只能进行到这一种氨基酸用完为止，即使其他氨基酸含量非常丰富，其利用也被限制。所以，食物蛋白质中必需氨基酸必须种类齐全、数量充足、比例适当才能维持人体健康，才具有较高的营养价值。

（二）蛋白质的分类

　　食物蛋白质的营养价值取决于其所含蛋白质的氨基酸模式，所以在营养学上可根据食物蛋白质中必需氨基酸的种类和数量将其分为完全蛋白质、半完全蛋白质、不完全蛋白质三类。

　　1. 完全蛋白质（complete protein）　这是一类优质蛋白质，它们所含的必需氨基酸种类齐全，数量充足，比例适当。这一类蛋白质不但可以维持成人的健康，还可以促进儿童的生长发育。如奶类中的酪蛋白和乳白蛋白、蛋类中的卵白蛋白及卵黄蛋白、肉类中的白蛋白和肌蛋白、大豆中的大豆蛋白、小麦中的麦谷蛋白和玉米中的谷蛋白等，都是完全蛋白质。

　　2. 半完全蛋白质（semicomplete protein）　这类蛋白质所含氨基酸虽然种类齐全，但其中某些氨基酸的数量不能满足人体的需要或比例不适当，它们作为膳食中唯一的蛋白质来源时可以维持生命，但不能促进机体正常的生长发育。例如，小麦中的麦胶蛋白含赖氨酸很少，是半完全蛋白质。

　　3. 不完全蛋白质（incomplete protein）　这类蛋白质所含必需氨基酸种类不齐全，若作为膳食中唯一的蛋白质来源，既不能维持生命，也不能促进机体正常生长发育。如玉米中的玉米胶蛋白、动物结缔组织和肉皮中的胶原蛋白、豌豆中的豆球蛋白等。

———— • 知 | 识 | 拓 | 展 • ————

限制氨基酸

　　鸡蛋蛋白质和人乳蛋白质与人体氨基酸模式最为接近，常用作参考蛋白来测定其他蛋白质质量。食物蛋白质中一种或几种必需氨基酸含量相对降低，会导致其他的必需氨基酸在体内不能被充分利用而使蛋白质营养价值降低，这些含量相对较低的氨基酸称为限制氨基酸。其中，含量最低的称为第一限制氨基酸，以此类推。在植物蛋白质中，赖氨酸、蛋氨酸、苏氨酸和色氨酸的含量往往相对较低。在谷类蛋白质中，赖氨酸含量多半较少，所以，它们的第一限制氨基酸是赖氨酸。小麦、大麦、燕麦和大米中苏氨酸的含量也较低，为第二限制氨基酸，而玉米的第二限制氨基酸是色氨酸。蛋氨酸则是大豆、花生、牛乳和肉类蛋白质的第一限制氨基酸。

二、蛋白质的生理功能

1. 构成和修复机体组织　正常成人体内含蛋白质16%～19%，蛋白质是组成机体所有组织和细胞的主要成分。人体内各种组织细胞的蛋白质始终在不断更新。成人体内每天约有3%的蛋白质更新，借此完成组织修复。

2. 构成体内各种重要的活性物质　生命活动有条不紊地进行，有赖于机体中多种活性物质的调节。如绝大多数酶是蛋白酶；有些激素是蛋白质，如胰岛素、生长激素、甲状腺素等；有些可溶性蛋白质可维持体液和电解质平衡，调节酸碱平衡；蛋白质可作为物质运输的载体，如血红蛋白运输氧，脂蛋白运输脂类，有些蛋白质运输维生素和矿物质；包括抗体和细胞因子在内的各种免疫物质可以抵御外来微生物和其他有害物质的入侵；血液的凝固和视觉形成等重要的生理活动，都与蛋白质密切相关。

3. 供给能量　蛋白质作为三大产能营养素之一，在体内降解成氨基酸后，经脱氨基作用生成的 α-酮酸，当机体需要时，可以经三羧酸循环氧化分解，释放能量。

一般情况下，主要利用脂肪和糖类氧化供能，但当机体所需能源物质供给不足时，如长期不能进食或消耗过大时，体内的糖原和储存脂肪已大量消耗后，将依靠组织蛋白质分解产生氨基酸来获得能量，以维持必要的生理功能。

三、蛋白质的营养评价

评价一种蛋白质的营养价值有多种方法，但总的来说，都是从"量"和"质"两个方面来评价。"量"即食物中蛋白质的含量多少；"质"即必需氨基酸的含量及模式。此外，还应考虑人体对该食物蛋白质的消化、吸收和利用程度。任何一种方法都是以某种现象为观察评价指标，具有一定的局限性。

蛋白质的代谢、营养学意义及评价

（一）蛋白质的含量

蛋白质的含量是影响食物蛋白质营养价值的基本因素。人们的摄食量主要取决于满足能量的需要，而不是为了满足蛋白质的需要。评价食物蛋白质时，绝不能离开含量而单纯谈质量。即使营养价值高，但如果含量低，既不能满足人体氮的平衡，也不能发挥优质蛋白质应有的作用和满足人体的需要。

（二）蛋白质的质量

蛋白质的质量也就是蛋白质的生物价，它是人体利用蛋白质效率的指标，反映了生物蛋白质在消化吸收后，被机体利用的程度。人体利用氨基酸来合成自身蛋白质，如果食物中的氨基酸组成越接近人体合成蛋白质的氨基酸组成，其利用率越高，反之利用率越低。从各种食物蛋白质的必需氨基酸模式可以看出，蛋类、奶类、鱼、肉类和大豆的蛋白质质量优于一般的植物性蛋白质。

（三）蛋白质消化率

蛋白质消化率（digestibility of protein）是食物中蛋白质能够被肠道消化吸收的程度。蛋白质消化率越高，被人体吸收利用的可能性越大，其营养价值也越高。一般来说，动物性蛋白质的消化率比植物性蛋白质高，这是因为植物性蛋白质被纤维素包围，使其与消化酶接触的程度较差，所以消化率低。

蛋白质消化率通常以蛋白质中被消化吸收的氮的数量与该种蛋白质的含氮总量的比值来表示。食物蛋白质消化率除受人体因素影响之外，主要还受食物因素的影响，如食物的品种、加工和烹调方法、其他营养素的存在等。例如，大豆整粒食用时，其蛋白质消化率仅为60%，如将大豆加工成豆浆或豆腐，蛋白质消化率可提高到90%。

──────· 知 识 拓 展 ·──────

蛋白质互补作用

为了提高食物蛋白质的营养价值，往往将两种或两种以上的食物混合食用，以相互补充其必需氨基酸不足，提高膳食蛋白质的营养价值，这称为蛋白质互补作用。

例如，大豆、玉米、小米单独食用时，其生物价分别为64、60、57，若将它们按52%、23%、25%的比例混合食用，蛋白质的生物价可提高到73。面粉、小米、大豆、牛肉单独食用时，其蛋白质的生物价分别为67、57、64、76，若将它们按39%、13%、22%、26%的比例混合食用，蛋白质的生物价可提高到89。

为充分发挥食物蛋白质的互补作用，膳食调配时应遵循的原则：①食物的生物学种属越远越好。②搭配的种类越多越好。③食用时间越近越好，同时食用最好。

四、蛋白质的推荐摄入量和主要食物来源

1. 蛋白质的需要量　蛋白质的需要量包括生理需要量和供给量两个方面。生理需要量是维持生命和保证生长发育需要的蛋白质量。供给量是在生理需要量的基础上再加上50%~200%的安全系数，以消除个体差异和食物中营养素的质、量区别，维

持高健康水平和工作能力。

蛋白质的需要量与许多因素有关,如个体年龄、各国标准、蛋白质优劣程度等。

理论上成人每天摄入约30g蛋白质就可满足零氮平衡,但从安全性和消化吸收等因素考虑,成人按0.8g/(kg·d)摄入蛋白质为宜。我国以植物性食物为主,成人推荐蛋白质摄入量为1.16g/(kg·d)。中国推荐的RNI值在1.0~1.2g/kg,按能量计算,蛋白质摄入占膳食总能量的10%~14%。1岁以内的婴儿需要蛋白质的摄入量为1.5~3.0g/kg;14岁的男性青少年每日蛋白质需要量较多,应达到85g;孕妇和哺乳期妇女每日需要摄入100g蛋白质。

2. 蛋白质的食物来源 蛋白质广泛存在于动、植物性食物中。根据蛋白质的食物来源,可分为植物性蛋白质和动物性蛋白质两大类。中国人的膳食蛋白质主要从肉类(畜、禽肉)、蛋类、奶类、鱼类、豆类、坚果类、薯类及谷类等食物中取得。

动物性食物有各种肉类,包括畜、禽、鱼类,蛋白质含量一般为10%~20%;奶类1.5%~4.0%,奶粉25%~27%;蛋类12%~14%。动物性食物蛋白质含量丰富,生物价高,多为优质蛋白质。

植物性食物中,豆类含蛋白质较高,干豆类含20%~40%,且含有各种必需氨基酸,可以与动物性蛋白质媲美,但含硫氨基酸含量略低。

谷类食品蛋白质的含量虽然不高,但谷类食品每日摄入量大,成人每日摄入量一般达500g,故谷类蛋白质是我国人民膳食蛋白质的重要来源,但由于谷类蛋白质多为不完全蛋白质,所以要适当增加动物和大豆蛋白质的比例,以补充其缺乏和不足。谷类含蛋白质6%~10%,赖氨酸和色氨酸含量低,而硫氨基酸含量较高,可与豆类互补。

薯类含蛋白质2%~3%。蔬菜水果类蛋白质含量极低。坚果类,如花生、核桃、葵花籽等含蛋白质15%~25%,可作为蛋白质来源的一个很好补充。

鉴于我国人民的膳食以谷类为主食,植物性蛋白质是人们膳食蛋白质的主要来源。因此,合理利用植物性蛋白质日益受到关注。在此基础上,注意蛋白质互补,适当进行搭配是非常重要的。

五、蛋白质的营养保健与健康

蛋白质摄入必须适量。蛋白质营养失调通常是营养不足与营养过剩,它们都对人体健康有不良影响。

1. 膳食中蛋白质长期摄入不足 蛋白质缺乏可使机体生理功能下降,抵抗力降低,消化功能障碍,伤口愈合缓慢,精神不振,并出现贫血、脂肪肝、组织中酶活力下降等。幼儿则出现生长发育不良、皮肤和毛发异常变化,并因为免疫力低下而易感染或继发疾病等。引起蛋白质缺乏的原因多为食物来源不足,个别人也可由于某些特殊生理状况使需要量增加(如哺乳期妇女、应激状态等),或某些疾病使体内蛋白质排出量增加或消耗量增加(如肾炎、慢性失血等)所致。

2. 膳食中蛋白质摄入过高 摄入蛋白质过多,尤其是动物性蛋白质,也对人体有害。一方面膳食中蛋白质摄入过高，会增加饱和脂肪酸和胆固醇的摄入、钙的丢失及肝、肾的负担。摄入较多的动物脂肪和胆固醇，会加重肾脏的负荷，造成含硫氨基酸摄入过多，加速骨骼中钙质的丢失，导致骨质疏松症。如大量蛋白质在肠道中由肠内细菌引起腐败过程，可产生大量胺类，对机体不利。另一方面，大量蛋白质会增加食物特殊动力作用，使机体增加额外的能量消耗。

此外，膳食中蛋白质含量过高（占能量的 26%），在体内不能贮存，机体无法吸收，造成蛋白质的浪费，一般以占能量的 14% 为最佳。

任务三 糖 类

------ · 案│例│导│入 · ------

【案例】

李阿姨，65 岁，高血糖 8 年，血压偏高，伴有肾功能不全。平时李阿姨很注意自己的饮食，从来不吃特别甜的食物。有一天，家里包了水饺，她自己吃了一大盘。结果饭后半个多小时，李阿姨就觉得口干舌燥，不一会儿就出现了意识模糊、眩晕的症状。家人马上将其送医检查，发现其血糖急剧升高。医生询问了李阿姨的饮食和药物使用情况，断定李阿姨血糖急剧升高是由于饮食控制不合理造成的。

【问题】

现代社会，高血糖已经成为困扰老年人生活的重要病症，请问在日常生活中应该如何合理控制饮食，让血糖水平保持稳定呢？

一、糖类的分类

根据化学结构及生理作用，在营养学上一般将糖类（carbohydrate）分为单糖（3~6 个碳原子）、双糖（2 个单糖）、寡糖（3~9 个单糖）、多糖（≥10 个单糖）。

1. 单糖 是糖类的基本构成单位，易溶于水。

（1）葡萄糖：葡萄糖（glucose）是在人类空腹时唯一存在的单糖。人体的血糖就是指血液中葡萄糖的含量。葡萄糖主要由淀粉水解而来。此外，还可来自蔗糖、乳糖等的水解。

（2）果糖：果糖（fructose）存在于蜂蜜和许多水果中，为白色晶体，人工制作的玉米糖浆中含果糖可达到 40%~90%，是饮料、冷冻食品、糖果蜜饯生产的重要原料。

（3）半乳糖：半乳糖（galactose）是乳糖的重要组成成分，很少以单糖的形式存在于食品中。

糖的分类与营养学意义

2. 双糖 又叫二糖，由二分子的单糖通过糖苷键形成。

（1）蔗糖：蔗糖（sucrose）是从糖料作物甜菜或甘蔗中提取出来的。因此，蔗糖是天然食品，是安全的营养型甜味剂。

（2）麦芽糖：麦芽糖（maltose）又称饴糖，为蔗糖的同分异构体。一般植物含量很少，但种子发芽时可因酶的作用分解淀粉生成，尤其在麦芽中含量较多。动物体内除淀粉水解外不含麦芽糖。

（3）乳糖：乳糖（lactose）是哺乳动物乳汁的主要成分，其含量依动物的不同而异。

（4）异构乳糖：异构乳糖（isomeric lactose）是乳糖的异构体，它在自然界不存在。例如原乳中就没有异构乳糖。但是，经过不同加工处理后所得到乳制品可含有一定量的异构乳糖。

———— · 知 识 拓 展 · ————

异构乳糖的作用

由于机体内没有异构乳糖酶，故异构乳糖不能被消化、吸收。但它却有利于肠道双歧杆菌的生长、发育，从而抑制肠道中碱性腐败菌的生长等，对人体健康有利。

关于异构乳糖的作用主要有以下几点：①促进肠道有益菌——双歧杆菌的增殖，抑制腐败菌的生长。这主要是双歧杆菌的代谢产物——乳酸、己酸等有机酸降低肠道 pH 所致。②促进肠中双歧杆菌自行合成维生素 B_1、维生素 B_2、维生素 B_6、维生素 B_{12}、烟酸、泛酸以及维生素 E、维生素 K 等，尤以维生素 B_1 的合成更显著。③促进肠蠕动、排便等作用。

3. 寡糖 又称低聚糖，是由 3～9 个单糖以糖苷键聚合而成的糖类。目前已知的几种重要寡糖有低聚果糖、低聚乳糖、低聚半乳糖、低聚异麦芽糖、低聚甘露糖、大豆低聚糖等，其甜度通常只有蔗糖的 30%～60%。

4. 多糖 多糖是由单糖聚合形成的一类天然高分子化合物，它是维持生命机器正常运转的基本物质之一。现发现的多糖化合物有数百种，广泛分布于植物、动物和微生物中。组成多糖的单糖可以相同也可以不同。由相同的单糖组成的多糖称为均多糖，如淀粉、纤维素和糖原；以不同的单糖组成的多糖称为杂多糖，如阿拉伯胶是由戊糖和半乳糖等组成。多糖不是一种纯粹的化学物质，而是聚合程度不同的物质的混合物。

二、糖类的生理功能

1. 提供和储存能量 糖类的主要生理功能是提供能量。1g 糖类在体内氧化可以产能 1681kJ（4kcal）的能量。在三大产能营养素中，糖类比蛋白质和脂肪更易消化吸收，且能量产生的速度更快，能在较短的时间内满足人体对能量的需求。

2. 构成组织及重要生命物质　糖类是构成机体组织并参与细胞组成和多种生命活动的重要物质。糖类是机体重要的构成成分之一，如结缔组织中的黏蛋白、神经组织中的糖脂及细胞膜表面具有信息传递功能的糖蛋白。另外，在核糖核酸和脱氧核糖核酸这两种重要生命物质中也含有大量的核糖，在遗传中起着重要作用。在每个细胞中都有糖类，其含量为2%~10%，主要以糖脂、糖蛋白和蛋白多糖的形式存在。一些具有重要生理功能的物质，如抗体、酶和激素的组成，也需要糖类参与。

3. 节约蛋白质作用　食物中供给充足的糖类则可以使蛋白质免于作为机体的能量来源消耗，使蛋白质用于最适宜发挥其特有生理功能的地方，糖类的这种作用为节约蛋白质作用，也称为蛋白质的保护作用。

4. 抗生酮作用　脂肪酸分解所产生的乙酰基需要与草酰乙酸结合才能进入三羧酸循环而最终被彻底氧化，产生能量。若糖类不足，则草酰乙酸生成不足，脂肪酸不能被彻底氧化而产生大量酮体。尽管肌肉和其他组织可利用酮体产生能量，但如果酮体生成过多，可引起酮血症，破坏机体的酸碱平衡，导致酸中毒。故摄入足够的糖类可预防体内酮体生成过多，即起到抗生酮作用。人体每天至少需要50~100g糖类，才可有效预防酮血症的发生。

5. 解毒功能　机体肝糖原丰富时，对某些有害物质如细菌毒素的解毒作用增强。肝糖原不足时，机体对酒精、砷等有害物的解毒作用显著下降。肝中的葡萄糖醛酸能结合一些外来的化合物，以及细菌产生的毒素等，然后共同排出体外，起到解毒作用。

三、糖类的消化吸收和血糖指数

（一）糖类的消化吸收

单糖可直接被人体吸收利用，双糖、寡糖、多糖分解为单糖后才能被吸收。

葡萄糖是机体最易被吸收、利用的单糖。

机体内的果糖是由蔗糖分解而来，吸收时部分果糖进一步被肠黏膜细胞转变成葡萄糖和乳酸。人体的肝脏可以将果糖迅速转化，是实际利用果糖唯一的器官，其他部位果糖含量极低。因此，果糖作为肌肉运动的能源提供能量不如葡萄糖及时，但作为运动后的恢复糖原储备较为有利。果糖的代谢不受胰岛素制约，故糖尿病人可适当食用果糖。须注意，一次性大量摄入果糖，容易出现恶心、呕吐、上腹部疼痛及不同血管区血管扩张现象。

半乳糖吸收后在肝内转变成肝糖原，然后分解为葡萄糖被机体利用。此外，半乳糖的吸收速度较快，以葡萄糖的吸收速度为100，则果糖为43，半乳糖为130。

异麦芽酮糖在进入口腔后，唾液并不能将其水解，只有到达肠内以后，才能经肠内微生物缓慢分解。尽管分解十分缓慢，但它仍是一种能源物质（只相当于普通糖类一半的能量），使人体对糖的吸收和利用达到平衡，不会使血糖浓度提高。此外，由于它的分解需要微生物参与，因此可以刺激肠道内有益菌群的生长和繁殖，优化人体的消化系统。

乳糖是婴儿主要食用的糖类物质。随着年龄的增长，肠道中的乳糖酶活性下降，因而很多成人食用大量乳糖后不易消化，即乳糖不耐症。食物中乳糖含量高于15%时可导致渗透性腹泻。

（二）食物的血糖指数

食物的血糖指数（glycemic index，GI）是反映食物类型和糖类消化水平的一个参数，是衡量某种食物或膳食组成对血糖浓度影响的重要指标。GI 指在一定时间内，人体食用含50g 有价值的糖类食物与相当量的葡萄糖后，2 小时后体内血糖曲线下面积的百分比，具体计算公式为：

$$GI = （试验餐后 2 小时血浆葡萄糖曲线下面积/等量葡萄糖餐后$$
$$2 小时血浆葡萄糖曲线下降的总面积） \times 100$$

GI 值高的食物进入胃肠道后，消化快、吸收完全，葡萄糖进入血液后峰值高，也就是血浆葡萄糖升得高；GI 值低的食物在胃肠道停留时间长，释放缓慢，葡萄糖进入血液后峰值低。相同量的糖类食物，可产生不同的血糖反应和相应不同的 GI 值。

四、糖类的推荐摄入量和主要食物来源

（一）膳食参考摄入量

根据我国居民膳食糖类的实际摄入量，参考国际上对糖类的推荐量，2023 年由中国营养学会修订的《中国居民膳食营养素参考摄入量》标准中建议，除了 2 岁以下的婴幼儿以外，糖类应提供 55%~65% 的膳食总热量。

（二）食物来源

糖类主要来源于植物性食物，如粮谷类、薯类和根茎类食物中都含有丰富的淀粉。粮谷类一般含糖类 60%~80%，薯类中含量为 15%~29%，豆类中为 40%~60%。单糖和双糖除一部分存在于水果、蔬菜等天然食物中外，绝大部分是以加工后的食物食用，其主要来源有甜味水果、蜂蜜、蔗糖、糖果、甜食、糕点和含糖饮料等。各种乳及乳制品中的乳糖是婴儿最重要的糖类。

五、糖类的营养保健与健康

1. 血糖指数不同的食物在肥胖中的作用　含糖食物血糖指数高低与食物成分、食物加工程度等因素相关。深加工的低纤维淀粉（如单糖）消化快，进入血液的速度较快（升糖指数高），而高纤维未精制的复杂糖的消化慢，可最大限度地限制血糖的迅速升高。摄入精制加工的淀粉可使血糖迅速升高，增加胰岛素的需要量，刺激胰

腺产生过剩的胰岛素。这样会增加肥胖的危险。

胰岛素是促合成类激素，它的作用：①促进葡萄糖进入细胞；②促进肝糖原转化成甘油三酯，然后变成脂肪储存在脂肪组织中。人体摄入血糖指数高的糖时，血糖可迅速升高，刺激胰岛素分泌增加，会异常地降低血糖。低血糖会发出饥饿信号从而导致暴饮、暴食。这种高血糖伴随的低血糖重复出现的情况，会严重影响有久坐习惯的人，长此以往必然会导致肥胖，这类人常伴有很强的胰岛素抵抗。为了降低肥胖和2型糖尿病的风险，摄入吸收更缓慢的粗制糖，如糙米、小米、全麦面包等，则不会引起血糖的迅速波动。

2. 高血糖指数食物与糖尿病的关系 长期进食高血糖指数食物最终会降低人体对胰岛素的敏感性（加重胰岛素抵抗），导致需要不断增加胰岛素生成来控制血糖水平，当机体的胰腺不能产生足够的胰岛素来调节血糖时就会发生2型糖尿病。本身体脂过高的个体长期摄入高血糖指数食品，可能会改变新陈代谢功能并增加患2型糖尿病的风险。例如，与较瘦的男性相比，超重的男性摄入高糖低脂肪的膳食会减少脂肪分解和增加脂肪合成。"妇女膳食模式"6年的随访调查结果显示，那些摄入高血糖指数膳食（土豆、加工的低纤维白米饭、面食和白面包及没有营养的软饮料）的女性患糖尿病的风险，是摄入较少以上食物而多食入含有全麦谷物食物纤维、水果和蔬菜女性的2.5倍。经常摄入升糖指数高的食品还会增加心血管疾病的风险，因为血糖升高会促进氧化损伤和炎症反应，导致血压升高，刺激血凝块形成，并降低血液流速。

相反，进食高纤维、低血糖指数的膳食后，可降低血糖和胰岛素的反应，改善血脂组分并增加胰岛素敏感性。需要外源性胰岛素的1型糖尿病患者，摄入升糖指数低的食物更有利于血糖控制，升高 HDL-C 浓度、血清瘦素水平，增加能量消耗，增强自我控制食物摄入量及氮平衡的生理良性变化。

———— • 知 | 识 | 拓 | 展 • ————

糖类与死亡率

发表在《柳叶刀·公共卫生》杂志上的一项研究为我们揭示了糖类与死亡率的关系。

美国研究者对糖类与死亡率的关系进行了前瞻性队列研究和荟萃分析。研究对象是美国四个社区 15 428 名 45~64 岁人群，跟踪研究 25 年。研究者调查了糖类摄入的能量百分比与全因死亡率之间的关系，并参考了相关的 7 项跨国前瞻性研究，对其中的糖类摄入量数据进行了荟萃分析。最后，研究者还评估了动物或植物脂肪和蛋白质替代糖是否影响死亡率。得出结论：糖类消耗与死亡风险率呈U 形关系，糖类摄入的能量百分比为 50%~55% 时死亡率最低，糖类消耗过高或过低都将导致死亡率上升。

任务四 脂 类

———— •案│例│导│入• ————

【案例】

刘女士的女儿秀秀（化名），11岁，是一名五年级的学生，身高139cm，体重54kg。据刘女士介绍，秀秀从小胃口就好，平时外公、外婆不断变着花样做饭，特别是经常用煎炸的方式做鸡、鸭、鱼、肉等可口的肉食。周末，爷爷、奶奶还会带秀秀吃汉堡、炸鸡。尽管如此，秀秀身高还是比同龄人低，家人心里有些着急，又给秀秀增加了以牛肉为主的菜肴。没想到，一年过去了，秀秀的身高只增加了2cm，体重却增加了6kg。

【问题】

现如今，儿童肥胖情况日益增多，由高脂肪饮食引发的心脑血管疾病也成为危害儿童健康的第一大诱因。因此，学习脂类相关营养知识，学会合理摄入脂类，才能真正提高身体健康水平。

1. 请对秀秀的营养做出正确评价。

2. 您对秀秀的营养建议是什么？

一、脂类的分类及生理功能

脂类的分类与
营养学意义

（一）脂类的分类

脂类（lipids）主要由碳、氢、氧三种基本元素组成，有些脂类还含有少量的磷和硫等元素。脂类包括脂肪（fat）及类脂（lipoid）。

1. 脂肪 又称三酰甘油（triglyceride，TG），是由一分子甘油和三分子脂肪酸组成。人们通常所说的脂肪就是指油和脂，常温下呈固体状态的称为脂，呈液体状态的称为油，常见的如豆油、花生油等。

2. 类脂 是一类在结构上与脂肪相似的物质，主要包括磷脂（phospholipid）、糖脂（glycolipid）、胆固醇（cholesterol）及胆固醇酯（cholesteryl ester）。

（二）脂类的生理功能

1. 储存和提供能量 脂肪是人体三大产能营养素之一。1g脂肪在人体内氧化能产生37.6kJ（9.0kcal）的能量，比蛋白质和糖类的产能都高。一般合理膳食的总能量中，有20%~30%是由脂肪提供的。另外，当人体摄入的能量不能及时被利用或能量过多时，无论是蛋白质、脂肪还是糖类都会以脂肪的形式储存下来。当人体内能量不足时，脂肪可以被动释放出能量以满足机体的需要。

2. 构成机体的组成成分 人体中的绝大部分脂肪以甘油三酯的形式储存于脂肪组织内，分布于腹腔、皮下、肌纤维之间。另外，类脂如磷脂、胆固醇也是构成人体细胞、脑细胞和神经组织的重要成分。

3. 提供脂溶性维生素并促进其吸收 食物脂肪中同时含有各种脂溶性维生素，如维生素 A、维生素 D、维生素 E、维生素 K 等。脂肪不仅是这些脂溶性维生素的重要食物来源，还可以促进这些维生素在肠道内的吸收。

4. 供给必需脂肪酸 脂类可以为机体提供必需脂肪酸，以满足机体的正常生理需要。

5. 改善食物感官、性状，增加饱腹感 脂肪作为食品烹调、加工的重要原料，可以改善食物的色、香、味，起到使食物更美味和促进食欲的作用。脂肪由胃进入十二指肠时可刺激其产生肠抑胃素，使肠蠕动受到抑制，食物在胃中停留时间增长，消化吸收的速度相对缓慢，从而易产生饱腹感。

6. 维持正常体温 脂肪不仅可为人体直接提供能量，而且皮下脂肪组织还是热的不良导体，可以起到冬天隔热保温，夏天为组织体表散热的作用。

7. 保护内脏 脂肪作为填充衬垫，保护和固定人体的组织和器官，避免机械摩擦和移位，使手掌、足底、臀部等部位能够更好地承受压力。

二、脂类的推荐摄入量和主要食物来源

（一）脂肪推荐摄入量

脂肪的摄入可受民族、地区、饮食习惯，以及季节、气候条件等影响，变动范围很大。至于脂肪的摄入量，各个国家大都以脂肪供能所占总能量的百分比计算，并多限制在 30% 以下。

《中国居民膳食营养素参考摄入量（2023 版）》推荐，脂肪能量所占总能量的百分比，儿童为 25%~35%，成人为 20%~30%。

关于脂肪推荐摄入量中不同脂肪酸的组成比例问题，各国均很重视。不同脂肪酸的组成比例包括两个方面：一方面是饱和脂肪酸、单不饱和脂肪酸与多不饱和脂肪酸之间的比例；另一方面是多不饱和脂肪酸中 ω-6 和 ω-3 多不饱和脂肪酸之间的比例。

关于饱和脂肪酸（s）、单不饱和脂肪酸（m）和多不饱和脂肪酸（p）之间的比例，大多认为以 s∶m∶p＝1∶1∶1 为宜，而对 ω-6 和 ω-3 多不饱和脂肪酸之间的比例认识不一。中国营养学会根据我国实际情况，参考国外资料提出不同年龄阶段建议膳食脂肪适宜摄入量（表 2 - 1）。

表 2-1　中国居民膳食脂肪适量摄入量

年龄/岁	脂肪	饱和脂肪酸	单不饱和脂肪酸	多不饱和脂肪酸	(ω-6)∶(ω-3)	胆固醇/mg
0～	45%～50%	—	—	—	4∶1	—
0.5～	35%～40%	—	—	—	4∶1	—
2～	30%～35%	—	—	—	(4～6)∶1	—
7～	25%～30%	—	—	—	(4～6)∶1	—
13～	25%～30%	<10%	8%	10%	(4～6)∶1	—
18～	20%～30%	<10%	10%	10%	(4～6)∶1	<300
60～	20%～30%	6%～8%	10%	8%～10%	(4～6)∶1	<300

注：表中的百分比为脂肪、饱和脂肪酸、单不饱和脂肪酸、多不饱和脂肪酸占总能量的百分比。

此外，近年来由于人们对二十碳五烯酸（EPA）和二十二碳六烯酸（DHA）认识的不断深入，认为也有必要控制其在人类膳食中的适宜比例，特别是由于农业现代化致使植物油和畜牧饲养业发展很快，人类膳食结构发生显著变化。膳食脂肪酸中ω-6多不饱和脂肪酸增加，相对主要来自水产（尤其是海鱼）的 ω-3 多不饱和脂肪酸下降，致使多不饱和脂肪酸中（ω-6）∶（ω-3）的比例显著上升，并可使二者之比高达10～20，故应当适量增加鱼类（尤其是海鱼）的消费，以降低二者之间的比例，中国营养学会建议二者之比为（4～6）∶1。

（二）脂肪的食物来源

膳食中脂肪的主要来源是植物油、动物性食物和油料作物的种子。必需脂肪酸的最好食物来源是植物油类，所以在脂肪的供应中，要求植物来源的脂肪不低于总脂肪量的50%。胆固醇只存在于动物性食物中，畜肉中的胆固醇含量大致相近，肥肉比瘦肉高，内脏比肥肉高，脑中含量最高。磷脂含量丰富的食物有蛋黄、瘦肉、脑、肝、肾、大豆、麦芽和花生等。

三、脂类的营养保健与健康

膳食中脂类的主要来源为植物油和动物脂肪，我国广大居民常食用的植物油是菜籽油、豆油、花生油、芝麻油，有些地方食用棉籽油等，基本可满足人体对必需脂肪酸的需要，不会造成必需脂肪酸的缺乏。动物类食品依来源和部位不同，脂类含量和种类差异很大，脂肪组织含有大量的饱和脂肪酸，脑、心、肝、肺含较多的磷脂，奶类及蛋黄是婴幼儿脂类的良好来源；水产品的多不饱和脂肪酸含量高。深海鱼如鲱鱼、鲑鱼的油富含 EPA 和 DHA，它们属 ω-3 系的多不饱和脂肪酸。粮谷类、蔬菜、水果脂肪含量很少，不作为油脂的来源。

随着我国经济的不断发展和人民生活水平的提高，脂肪在膳食中的比例有逐渐增高的趋势。一些经济发达地区，因脂类摄入太高而出现各种疾病的人数不断增多，应引起重视。

· 知 | 识 | 拓 | 展 ·

反式脂肪酸

人造奶油中存在的反式脂肪酸对健康有害已被人们所熟知。近日，中国消费者协会呼吁蛋糕店要标明奶油成分，让大家知道蛋糕奶油中是否含这种有害物质。

不仅是蛋糕中有反式脂肪酸，在夹心饼干、蛋黄派、薯片等零食中，以及巧克力派、咖啡伴侣、起酥点心、方便食品等中均含有相当数量的反式脂肪酸。有统计显示，各类油脂食物中反式脂肪酸的含量为：人造奶油 7.1%~31.9%、起酥油 10.3%~38.4%、奶油面包 9.3%、奶酪 5.7%、油炸土豆片 0.8%~19.5%、人造黄油 4.1%。

消费者不禁发出疑问：难道这些零食都不能吃了吗？营养专家认为，反式脂肪酸确实不能过量食用，但也不必太过恐慌，少量食用反式脂肪酸并不会对健康造成太大影响。

任务五　维生素

· 案 | 例 | 导 | 入 ·

【案例】

王先生，长期酗酒，饮食结构极其不合理，且因为有高血压而长期服用利尿药，最近经常出现皮肤瘙痒、溃疡，牙龈肿痛等症状。医生建议，戒酒，同时补充维生素 B_2，多吃富含维生素 B_2 的食物。

【问题】

维生素是维持人体生命七大营养素中的一种，长期缺乏维生素会导致多种疾病发生。请问，我们应该如何评价维生素的营养价值，引导公众合理摄入，满足人体正常生理需要？

一、概述

（一）维生素的共同特点

1. 维生素（vitamin）是人体代谢不可缺少的成分，均为有机化合物，都是以本体（维生素本身）的形式或可被机体利用的前体（维生素原）的形式存在于天然食物中。

2. 维生素在体内不能合成或合成量不足，也不能大量储存于机体的组织中，虽然维生素需要量很小，但必须由食物供给。

3. 维生素在体内不能提供热量，也不能构成机体组织，担负着特殊的代谢功能。

4. 人体一般仅需少量的维生素就能满足正常的生理需要。若供给不足就会影响相应的生理功能，严重时会产生维生素缺乏病。

由此可见，维生素与其他营养素的区别在于，它既不供给机体能量，也不参与机体组成，只需少量即可满足机体需要，但绝对不能缺乏，如果缺乏维生素中的任何一种，都会影响正常的生理功能，甚至引起疾病。

（二）维生素的命名及分类

维生素的种类很多，根据其溶解性可分为两大类，即脂溶性维生素和水溶性维生素（表2-2）。①脂溶性维生素：包括维生素 A、维生素 D、维生素 E、维生素 K；②水溶性维生素：主要包括维生素 C 和 B 族维生素。

表2-2　各种维生素一览表

名称	日需要量	食物来源	生理功能	缺乏症
维生素 A	80μg	动物的肝、肾、蛋类及奶类；绿色蔬菜及红黄色蔬菜与水果中含有类胡萝卜素	构成视紫红质、维持上皮组织完整与分化、促进生长发育	夜盲症、眼干燥症、皮肤干燥、毛囊丘疹
维生素 D	5~10μg	海水鱼（如鲱鱼、鲑鱼和沙丁鱼）、动物的肝、蛋黄、牛肉、黄油等动物性食品及鱼肝油制剂；植物性食物如蘑菇、蕈类中也含有一定量	调节钙磷代谢、促进钙磷吸收，促进骨盐代谢与骨的生成	佝偻病（儿童）、软骨病（成人）
维生素 E	8~10mg	只有植物中有	抗氧化、保护生物膜、维持生殖功能、促进血红蛋白合成	尚未发现
维生素 K	60~80mg	肠道细菌合成；广泛分布于植物性食物和动物性食物	促进肝合成凝血因子	皮下出血、肌肉及胃肠道出血
维生素 B_1	1.2~1.5mg	广泛存在于天然食物，主要是谷物种子的外皮及胚芽	α-酮酸氧化酶的辅酶、抑制胆碱酯酶活性、转酮醇酶的辅酶	脚气病、末梢神经炎
维生素 B_2	1.2~1.5mg	广泛存在于动、植物食物	构成黄素酶的辅酶，生物氧化过程的递氢体	口角炎、阴囊炎、唇炎、舌炎
烟酸	15~20mg	广泛存在于食物中。主要为动物性食物	构成多种脱氢酶的辅酶，生物氧化过程的递氢体	癞皮病
维生素 B_6	2mg	动物性食物中维生素 B_6 的生物利用率要优于植物性食物	氨基酸转氨酶和脱羧酶的辅酶、ALA 合成酶的辅酶	尚未发现
泛酸	5mg	广泛存在于动物性食物和植物性食物	构成酰基转移酶的辅酶	尚未发现

续　表

名称	日需要量	食物来源	生理功能	缺乏症
生物素	$5 \sim 30 \mu g$	广泛存在于各种动、植物食物中，人体的肠道细菌也能合成	构成多种羧化酶的辅酶，参与 CO_2 的固定	尚未发现
叶酸	$200 \sim 400 \mu g$	广泛存在于动物性食物和植物性食物	以 FH_4 的形式参与一碳单位的转移	巨幼细胞贫血
维生素 B_{12}	$2 \sim 3 \mu g$	主要来源于动物性食物，主要食物来源为肉类、动物内脏、鱼禽、贝壳类及蛋类，尤其是肝	促进甲基转移、促进 DNA 合成、促进红细胞成熟	巨幼细胞贫血
维生素 C	60mg	新鲜植物中维生素 C 的含量较多	参与体内羟化反应、参与氧化还原反应、促进铁吸收	坏血病

二、脂溶性维生素及其功能

（一）维生素 A

脂溶性维生素的膳食摄入与保健

维生素 A 又称视黄醇，是人类最早发现的维生素，指含有视黄醇结构，并具有其生物活性的一大类物质。由维生素 A_1 和维生素 A_2 两种，维生素 A_1 为视黄醇，主要存在于哺乳动物和海洋鱼类的肝脏中；维生素 A_2 为脱氢视黄醇，主要存在于淡水鱼中。

1. 维生素 A 的理化性质　维生素 A 与胡萝卜素在高温和碱性环境中比较稳定，在一般的烹调和加工过程中不易被破坏。但维生素 A 对酸不稳定，且容易被空气中的氧所氧化，尤其是在高温条件下，紫外线对维生素 A 的氧化有促进作用。因此，维生素 A 或富含维生素 A 的食物应在避光及低温环境下保存较好。当脂肪酸败时，其中所含的维生素 A 和胡萝卜素将受到严重破坏。食物中所含有的磷脂、维生素 E 和维生素 C 或其他抗氧化物质，均有助于维生素 A 与胡萝卜素的稳定性。

维生素 A 末端的 $-CH_2OH$ 在体内氧化后成为 $-CHO$，称为视黄醛，或者在进一步氧化成 $-COOH$，即视黄酸。视黄酸是维生素 A 在体内吸收代谢后最具有生物活性的产物，维生素 A 的许多生理功能实际上都是通过视黄酸的形式发生作用的。

2. 维生素 A 的生理功能

（1）维生素 A 与视网膜上的感光物质视紫红质的合成和再生有关。人体视觉暗适应的速度快慢与体内维生素 A 的营养水平有密切关系。由于在明暗视觉转换过程中，有部分视黄醛变成视黄醇被排泄，所以必须不断地补充维生素 A，才能维持视紫红质的合成和整个暗视觉过程。

———— · 知 | 识 | 拓 | 展 · ————

暗适应

视网膜上有两种高度特异的感光视细胞，即视杆细胞与视锥细胞。视锥细胞与明视觉及色觉有关，视杆细胞与暗视觉有关，两者的感光物质不同，视锥细胞为视紫蓝质，视杆细胞为视紫红质，在人体中后者数量多。视紫红质由维生素A醛与视蛋白结合而成，为暗视觉的必需物质，在黑暗中非常稳定。当视网膜接受光线时，视紫红质经过各种中间构型的改变而引发神经冲动，传入大脑形成视觉，此称光适应。由于在光亮处对光敏感的视紫红质被大量消耗，一旦由亮处到暗处，不能看到暗处物质，但若视网膜处有充足的视黄酸，可被存在于细胞中的视黄醛异构酶异构化，并与视蛋白结合再次形成视紫红质，从而恢复对光的敏感性，以致能在微弱光亮下的暗处看见物质，这一过程称为暗适应。

（2）维生素A维护上皮细胞的完整和健全，增强抵抗力。维生素A对上皮细胞起稳定作用，参与维持上皮细胞的形态完整和功能健全，增强抵抗力。维生素A营养良好时，人体上皮组织黏膜细胞中的糖蛋白的生物合成正常，分泌黏液正常，而维生素A缺乏时上皮不分泌糖蛋白，导致上皮组织萎缩，皮肤干燥、粗糙，毛囊角质化，汗腺和皮脂腺萎缩。

（3）维生素A促进生长发育和维护生殖功能，并维持和促进免疫功能。维生素A参与细胞RNA、DNA的合成，对细胞分化、组织更新有一定影响。维生素A参与调节机体多种组织细胞的生长和分化，包括神经系统、心血管系统、眼、四肢等。维生素A通过调节细胞免疫和体液免疫来提高免疫功能，这与增强巨噬细胞和自然杀伤细胞的活力及改变淋巴细胞的生长和分化有关。维生素A还参与软骨内成骨，缺乏时长骨的形成和牙齿的发育均会受到影响。

3. 维生素A的吸收与代谢 维生素A与胡萝卜素的吸收过程是不同的。植物组织中的各种类胡萝卜素在小肠中以扩散方式吸收，吸收量与摄入量的多少相关，吸收时必须有胆盐协助。类胡萝卜素与油脂共存时吸收最好，磷脂有助于形成微胶粒溶液而利于其吸收。类胡萝卜素在肠黏膜上皮细胞中被类胡萝卜素双氧化酶作用裂解为视黄醛，进而转化成维生素A。食物中的维生素A主要以酯的形式存在，在消化吸收过程中，先被肠道中的视黄酯水解酶水解，游离出维生素A，再很快被肠黏膜吸收。维生素A的吸收为主动吸收，需要能量，也需要胆盐，摄入维生素A 3~5小时后，维生素A吸收达到高峰，其吸收速率比胡萝卜素快7~30倍。维生素A的吸收率也明显高于胡萝卜素，膳食中β-胡萝卜素只有1/6左右转变为维生素A。

维生素A在体内主要储存于肝中，占总量的90%~95%，少量储存于脂肪组织中。当组织需要维生素A时，肝内储存的维生素A酯可经酯酶水解为醇式，与肝合成的视黄醇结合蛋白结合而释放入血，再与血液中的蛋白结合而被运至组织以供利用。

高蛋白膳食可增加维生素A的利用，加速维生素A储存的消耗。蛋白质营养不良会影响维生素 A 的吸收及胡萝卜素转变为维生素 A 的能力，并降低肝中维生素 A 的储存量。此外，足够量的脂肪、抗氧化剂和卵磷脂都有利于维生素 A 的吸收；而服用矿物油、肠道有寄生虫等情况，均会妨碍维生素 A 的吸收。

4. 维生素 A 的缺乏与过量 维生素 A 缺乏的最早症状是暗适应能力下降，严重时可导致夜盲症。缺乏维生素 A 可使细胞过度角质化，对所有器官均有影响，使其功能发生障碍。

儿童维生素 A 缺乏的发生率远高于成人，这是由于孕妇血中的维生素 A 不易通过胎盘屏障进入胎儿体内，故新生儿体内维生素 A 储存量低。儿童维生素 A 缺乏最主要的症状是眼结膜毕脱氏斑。该斑为脱落细胞的白色泡沫状聚积物，是正常结膜上皮细胞和杯状细胞被角化细胞取代的结果。另外，维生素 A 缺乏时，会造成血红蛋白合成代谢障碍、免疫功能低下、儿童生长发育迟缓。

由于维生素 A 为脂溶性维生素，故其在体内的排泄率不高，食入过量可在体内蓄积而导致中毒。主要表现为厌食、恶心、呕吐、肝脾大、长骨变粗及骨关节疼痛、过度兴奋、肌肉僵硬、皮肤干燥、瘙痒、毛囊角化、脱发等。

5. 维生素 A 的供给量及食物来源 在计算膳食中维生素 A 的供给量时，除了应考虑维生素 A 本身外，还应考虑其前体物质类胡萝卜素（以 β-胡萝卜素为主）。膳食或食物中全部具有视黄醇活性物质常用视黄醇当量（retinol equivalent，RE）来表示，包括已形成的维生素 A 和维生素 A 原的总量。《中国居民膳食营养素参考摄入量（2023版）》指出，维生素 A 的推荐摄入量为男性 770μg RAE/d，女性 660μg RAE/d，孕中晚期 730μg RAE/d，哺乳期妇女 800~1000μg RAE/d。

维生素 A 在动物性食物如动物的肝、肾、蛋类及奶类中含量丰富，尤其以肝中最为丰富。在绿色蔬菜及红黄色蔬菜与水果中，如西蓝花、胡萝卜、豌豆苗、红心甜薯、菠菜、苋菜、油菜、橘子、枇杷等类胡萝卜素含量比较丰富。满足人体中维生素 A 需要量的主要食物来源是这些有色蔬菜，动物性食物中所占的比例较少，单纯只靠动物性食物并不能完全满足人体对维生素 A 的需要，故人体每天都要摄入大量的有色蔬菜。

（二）维生素 D

维生素 D 是一组存在于动植物组织中的类固醇衍生物，因其有抗佝偻病作用，也称为抗佝偻病维生素。目前已知的维生素 D 至少有 10 种，但最重要的是维生素 D_2（麦角钙化醇）和维生素 D_3（胆钙化醇）。麦角固醇和 7-脱氢胆固醇分别是维生素 D_2 和维生素 D_3 的前体。麦角固醇主要存在于植物油、酵母菌和麦角中，在人体中不存在，消化道也不能吸收，但经紫外光照射后可转变为维生素 D_2，并且能为人体吸收，但麦角固醇在自然界中的存量很少。7-脱氢胆固醇存在于人体的皮肤和皮下脂肪中，经紫外线照射可转变为维生素 D_3。维生素 D_2 和维生素 D_3 的生理功能和作用机制是完全相同的，二者都具有维生素 D 的生理活性，常被统称为维生素 D。1,25-$(OH)_2$-D_3 是维生素 D 的活性形式，具有类固醇激素的作用。

1. 维生素 D 的理化性质 维生素 D 为白色晶体，溶于脂肪及脂溶剂，对热、碱较稳定。在130℃加热90分钟，其活性仍能保存，故通常的烹调、加工不会造成维生素 D 的损失。维生素 D 油溶液中加入抗氧化剂后更稳定。维生素 D 在酸性环境中易分解，故脂肪酸败可引起维生素 D 的破坏。过量射线照射可使维生素 D 形成少量具有毒性的化合物。

2. 维生素 D 的生理功能　维生素 D 最主要的生理功能是促进钙、磷在人体肠道中的吸收，维持血清中钙、磷浓度的稳定，促进骨骼和牙齿的钙化，保证正常的生长发育。

3. 维生素 D 的吸收与代谢　人体中的维生素 D_2 是由从食物中摄取的维生素 D，以及由皮肤和皮下脂肪中的7-脱氢胆固醇经日照转化的维生素 D_3 而来。

从食物中摄取的维生素 D，进入小肠后，在胆汁的作用下与其他脂溶性物质一起形成胶团，被动吸收入小肠黏膜细胞中。食物中有50%~80%的维生素 D 是在小肠吸收。吸收后的维生素 D 经淋巴进入血液，部分与血液中的维生素 D 结合蛋白结合，并由其携带输送至全身各组织、器官中发挥生理作用。脂肪吸收受干扰时，如慢性胰腺炎、脂肪痢及胆道阻塞，都会影响维生素 D 的吸收。

在皮肤中产生的维生素 D，会缓慢扩散进入血液，由维生素 D 结合蛋白携带运输。在血浆中，约有60%的维生素 D 与维生素 D 结合蛋白结合运输。

维生素 D 主要储存在脂肪组织与骨骼肌中，其次是肝，少量存在于大脑、脾、皮肤、肺中。维生素 D 的分解代谢主要在肝，在其转化为极性较强的代谢产物后，随胆汁进入肠中随粪便排出，仅有少量从尿液中排出。

4. 维生素 D 的缺乏与过量　膳食供应不足或人体日照不足是维生素 D 缺乏的主要原因。若日照充足、户外活动正常，一般情况下不易发生维生素 D 缺乏。

婴幼儿缺乏维生素 D 可引起佝偻病，以钙、磷代谢障碍为特征，严重者出现骨骼畸形，如方颅、鸡胸、漏斗胸、肋骨串珠，"O"形腿和"X"形腿等。成人维生素 D 缺乏会使已成熟的骨骼脱钙，表现为骨质软化症，特别是孕妇和哺乳期妇女及老年人容易发生，常见的症状是骨痛、肌无力、骨骼变形，活动时加剧，严重时骨骼脱钙而引起骨质疏松症和骨质软化病，发生自发性或多发性骨折。

通过膳食补充的维生素 D 一般认为不会引起中毒，但摄入过量的维生素 D 补充剂或强化维生素 D 的乳制品，有发生维生素 D 过量和中毒的可能。目前认为维生素 D 每日摄入量不宜超过25μg。

维生素 D 中毒表现主要有厌食、恶心、多尿、烦躁、皮肤瘙痒，血钙、血磷增高，尿钙、尿磷也增高，钙可大量沉积在一些软组织，如心、肾、肝、血管中，引起功能障碍，甚至引起肾钙化、心脏及大动脉钙化。严重的维生素 D 中毒可导致死亡。

5. 维生素 D 的供给量及食物来源　由于维生素 D 既可由膳食提供，又可经暴露在日光之下的皮肤自身合成，并且维生素 D 的供给量与食物中钙、磷的供给量相联系，皮肤中合成量的多少又受到地理位置、暴露面积、阳光照射时间、紫外线强度、皮肤颜色等方面的影响，所以维生素 D 的需要量很难确切估计。我国推荐的每日膳食中维生素 D 的参考摄入量为：在钙、磷供给量充足的条件下，儿童、孕妇、哺乳期妇女、老人维生素 D 的适宜摄入量为10μg/d，16岁以上成人为5μg/d。

经常晒太阳是人体获得充足有效的维生素 D 的最好来源，在阳光不足或空气污染严重的地区，也可采用紫外线灯作预防性照射。成人只要经常接触阳光，一般不会发生维生素 D 缺乏症。婴儿若仅暴露面部和前手臂，每天户外活动 2 小时即可预防维生素 D 缺乏症的发生。

维生素 D 主要存在于海鱼（如鲱鱼、鲑鱼和沙丁鱼）、动物的肝、蛋黄、牛肉、黄油等动物性食品和鱼肝油制剂中，以鱼肝和鱼油中的含量最为丰富。植物性食物如蘑菇、蕈类中含有一定的维生素 D。人乳和牛乳中的维生素 D 含量较低，蔬菜、谷类及其制品和水果只含有少量的维生素 D 或几乎不含维生素 D。

由于食物中的维生素 D 来源不足，许多国家均在常用的食物中进行维生素 D 强化，如焙烤食品、乳及乳制品和婴儿食品等，以预防维生素 D 缺乏症。我国不少地区使用维生素 A、维生素 D 对牛乳进行强化，使维生素 D 缺乏症得到了有效控制。

（三）维生素 E

维生素 E 又名生育酚，是所有具有生育酚生物活性化合物的总称。它包括 4 种生育酚和 4 种生育三烯酚，共 8 种化合物。即 α、β、γ、δ 生育酚和 α、β、γ、δ 生育三烯酚。

1. 维生素 E 的理化性质　维生素 E 为黄色油状液体。溶于酒精与脂溶剂，不溶于水。极易被氧化，光照、热、碱及铁或铜等微量元素可加速其氧化过程，所以是极为有效的抗氧化剂。在酸性环境中比在碱性环境中稳定，在无氧条件下比较稳定，酯化维生素 E 要比游离维生素 E 稳定。脂肪酸败可加速维生素 E 的破坏。食物中维生素 E 在一般烹调过程中损失不大，但油炸时可使其活性明显降低。

2. 维生素 E 的生理功能

（1）抗氧化作用：维生素 E 是极为重要的抗氧化剂，它与其他抗氧化物质及抗氧化酶（包括超氧化物歧化酶、谷胱甘肽过氧化物酶等）一起构成了体内抗氧化系统，能清除体内的自由基并阻断其引发的链反应，可防止生物膜（包括细胞膜、细胞器膜）和脂蛋白中多不饱和脂肪酸、细胞骨架及其他蛋白质的巯基受自由基和氧化剂的攻击。维生素 E 还可与过氧化物反应，预防过氧化脂质的产生，从而维持细胞膜的完整性和机体的正常功能。

（2）保持红细胞的完整性：膳食中长期维生素 E 摄入不足，可导致人体中红细胞数量减少，并使其脆性增加、寿命缩短。维生素 E 还可抑制血小板凝聚，降低心肌梗死和脑卒中的危险性。

（3）预防衰老：血及组织中脂类过氧化物（内脂褐质）水平随着年龄的增长而不断增加。脂褐质俗称老年斑，是细胞内某些成分被氧化分解后的沉积物，补充维生素 E 可减少细胞中脂褐质的形成。维生素 E 还可改善皮肤的弹性、延迟性腺萎缩、提高免疫力，在预防和延缓衰老方面具有一定的作用。

（4）与生殖功能有关：维生素 E 缺乏时可使雄性动物精子的形成被严重抑制，但雌性动物孕育异常。在临床上，常用维生素 E 治疗先兆流产和习惯性流产。

此外，维生素 E 还可抑制体内胆固醇合成限速酶，从而降低血浆中胆固醇的水平，抑制肿瘤细胞的生长和繁殖，维持正常的免疫功能，并对神经系统和骨骼具有保护作用等。

3. 维生素 E 的吸收与代谢 生育酚在食物中可以以游离的形式存在，而生育三烯酚则是以酯化的形式存在。生育三烯酚必须经水解后才能被吸收。维生素 E 及其酯的吸收率仅占摄入量的 20%~50%，取决于摄入的水平。当大量摄入时，其吸收率反而降低。维生素 E 于吸收前在肠道中需先被水解，再在胆汁及胰液的作用下被动扩散吸收。它与脂类的消化吸收有着密切关系，故影响脂肪吸收的因素也影响维生素 E 的消化吸收。

维生素 E 主要是储存在脂肪细胞中，少量储存在肝、肺、心脏、血液、肾上腺和大脑。脂肪组织中维生素 E 的储存量，随维生素 E 摄入量的增加而增加，而其他组织中的维生素 E 基本不变。当膳食中维生素 E 缺乏时，机体先从血浆及肝中获得维生素 E，其次为骨骼肌及心脏，而脂肪组织中维生素 E 的消耗最慢，细胞膜上的维生素 E 则不易变动。

4. 维生素 E 的缺乏与过量 维生素 E 缺乏在人类中较为少见，但可出现在低出生体重早产儿、血 β-脂蛋白缺乏症和脂肪吸收障碍的患者中。缺乏维生素 E 时，可出现视网膜退变、蜡样质色素积聚、溶血性贫血、肌无力、神经退行性病变、小脑共济失调和振动感觉丧失等。

在脂溶性维生素中，维生素 E 的毒性相对较小，人体使用大剂量维生素 E 也尚未发现有明显的中毒症状，有可能会出现肌无力、视物模糊、复视、恶心、腹泻及维生素 K 的吸收和利用障碍等现象。人体每天摄入量以不超过 400mg 为宜。

5. 维生素 E 的供给量及食物来源 维生素 E 的需要量因人而异，不同生理时期对维生素 E 的需要量不同。婴幼儿、孕妇、哺乳期妇女、老年人对维生素 E 的需求量较大。一般来说，我国成人维生素 E 的每日摄入量为 14mg，儿童依年龄而有所不同。

维生素 E 只能在植物中合成。植物的叶子和其他绿色部分均含有维生素 E，绿色植物中的维生素 E 含量要高于黄色植物。维生素 E 存在于各种油料种子及植物油中，麦胚油、棉籽油、玉米油、花生油及芝麻油是维生素 E 的良好来源，莴苣叶、柑橘皮中维生素 E 含量也较多，在坚果类及绿叶菜中也含有一定量的维生素 E。维生素 E 还存在于肉类、蛋类、奶类及鱼肝油中。维生素 E 性质不稳定，容易被氧化，在储存、烹调过程中都有损失，加热时损失更大。

（四）维生素 K

维生素 K 也称凝血维生素，是肝中凝血酶原和其他因子合成必不可少的物质。

1. 维生素 K 的理化性质 维生素 K 包括维生素 K_1、维生素 K_2、维生素 K_3、维生素 K_4 等几种形式，其中维生素 K_1、维生素 K_2 属于脂溶性维生素，是天然存在的；而维生素 K_3、维生素 K_4 是水溶性维生素，是通过人工合成的。四种维生素 K 的化学性质都较稳定，能耐酸、耐热，正常烹调中只有很少损失，但对光敏感，也易被碱和紫外线分解。由于天然食物中维生素 K 对热稳定，为脂溶性，在正常烹调过程中只损失很少部分。

2. 维生素 K 的生理功能　维生素 K 控制血液凝结。维生素 K 是血液凝血因子 Ⅱ、Ⅶ、Ⅸ、Ⅹ 在肝内合成必不可少的物质。

3. 维生素 K 的缺乏与过量　缺乏维生素 K 会延迟血液凝固。天然形式的维生素 K 不会产生毒性。

4. 维生素 K 的供给量及食物来源　我国推荐的每日膳食中维生素 K 的参考摄入量为：青少年为 2mg/kg，成人为 120mg/kg。

人体中维生素 K 的来源有两个方面：一方面由肠道细菌合成，占 50%~60%；另一方面来自食物，占 40%~50%。维生素 K 广泛分布于植物性食物和动物性食物中，绿叶蔬菜中的含量最高，其次是奶类及肉类，水果及谷类含量低。因为人体对维生素 K 的需要量低，大多数通过食物摄取基本可以满足机体的需要，人体一般不会缺乏维生素 K。但母乳例外，其中维生素 K 的含量低，甚至不能满足 6 个月以内婴儿的需要，应注意补充。

三、水溶性维生素及其功能

（一）维生素 B₁

水溶性维生素的膳食摄入与保健

维生素 B₁ 因其分子中含有硫和胺，又称硫胺素。因维生素 B₁ 与预防和治疗脚气病有关，故还称为抗脚气病因子、抗神经炎因子。

1. 维生素 B₁ 的理化性质　维生素 B₁ 常以磷酸盐的形式出现。硫胺素磷酸盐为白色结晶，极易溶于水，微溶于乙醇，不溶于其他有机溶剂。气味似酵母，不易被氧化，比较耐热。在酸性环境中比较稳定，加热不易溶解，在 pH < 5 时，加热至 120℃ 仍可保持其生物活性。在 pH 为 3 时，即使高压蒸煮至 140℃，1 小时，维生素 B₁ 破坏也很少，但在中性或碱性环境中很易破坏。加工过程中的高压灭菌、紫外线照射、亚硫酸盐的存在可破坏食物中的维生素 B₁，如亚硫酸盐在中性或碱性煤介中能加速维生素 B₁ 的分解破坏，所以在保存维生素 B₁ 含量较高的食物时，不宜用亚硫酸盐作为防腐剂或以二氧化硫作为熏蒸剂。另外，软体动物、鱼类的肝中含硫胺素酶，它能分解破坏维生素 B₁。含有多羟基酚（如单宁、咖啡酸、绿原酸）的食物可使维生素 B₁ 失活。但在一般的烹调过程中维生素 B₁ 的损失不多。

2. 维生素 B₁ 的生理功能

（1）参加细胞中的糖代谢。维生素 B₁ 是糖代谢中辅酶的重要成分。硫胺素焦磷酸（thiaminpyrophosphate，TPP）是维生素 B₁ 的活性形式，是糖代谢中氧化脱羧酶的辅酶，参与糖代谢中 α-酮酸的氧化脱羧作用。维生素 B₁ 缺乏时，糖代谢至丙酮酸阶段就不能进一步氧化，造成丙酮酸在体内堆积，降低能量供应，影响人体正常的生理功能，并对机体造成广泛损伤。因此，维生素 B₁ 是体内物质代谢和能量代谢的关键物质。

（2）对于神经细胞膜兴奋传导作用起重要作用。维生素 B₁ 对神经生理活动有调节作用。神经组织能量不足时，出现相应的神经肌肉症状，如多发性神经炎、肌萎缩及水肿，甚至会影响心肌和脑组织功能。

此外，维生素 B_1 还与心脏活动有关，也与维持食欲、胃肠道的正常蠕动及消化液的分泌有关。

3. 维生素 B_1 的吸收与代谢　食物中的维生素 B_1 有三种形式：游离形式、硫胺素焦磷酸酯和蛋白磷酸复合物。结合形式的维生素 B_1 需在消化道裂解后才被吸收，浓度高时为被动扩散，浓度低时为主动吸收，且需要钠离子及硫胺素焦磷酸，缺乏钠离子及 ATP 酶可抑制其吸收。叶酸缺乏可影响维生素 B_1 的吸收，长期饮酒可干扰小肠对维生素 B_1 的吸收。

正常成人体内维生素 B_1 的含量为 25~30mg，其中约 50% 在肌肉中。心、肾、肝和脑组织中维生素 B_1 含量也比较高。由于肌肉量大，肌肉组织中储存的维生素 B_1 约占总储存量的 50%。体内的维生素 B_1，约 80% 以硫胺素焦磷酸形式储存，约 10% 以三磷酸盐硫胺素（thiamintriphosphate，TTP）形式储存，其他以单磷酸硫胺素（thiamin monophoshpate，TMP）形式储存。在所有维生素中，维生素 B_1 的储存量是最少的。体内维生素 B_1 的每日转换量为 1mg，膳食中若缺乏维生素 B_1，1~2 周后人体组织中正常的维生素 B_1 含量就会降低。所以，人体需定期摄取维生素 B_1 以维持组织中的正常含量。人体内的肠道菌群能合成维生素 B_1，但不能被人体利用。

维生素 B_1 由肾经尿液排出体外，排出的为游离形式的维生素 B_1，是每日从膳食中吸收而又为机体所不需要的过量维生素 B_1。

4. 维生素 B_1 的缺乏　人体维生素 B_1 缺乏主要是由于维生素 B_1 摄入不足、需求增加或机体的吸收利用障碍所致。如长期大量食用精白米面，同时膳食中又缺乏其他的维生素 B_1 含量高的食物，就容易造成维生素 B_1 缺乏；在煮粥、煮豆、蒸馒头时若加入过量的碱也会大量破坏维生素 B_1；如果膳食中的绝大部分能量来自糖类也易造成维生素 B_1 缺乏；高温环境下、神经高度紧张时、孕妇、哺乳期妇女对维生素 B_1 的需要量也会相应增加；肝损伤、饮酒也会影响体内维生素 B_1 的合成等。

维生素 B_1 缺乏引起的病称为脚气病。长期透析者、完全胃肠外营养者及长期慢性发热者都可发生。初期可有疲乏、淡漠、食欲缺乏、恶心、忧郁、急躁、沮丧、下肢麻木和心电图异常。脚气病一般分成几类：①干性脚气病：以多发性神经炎症状为主，出现上行性周围神经炎，表现为指趾麻木、肌肉酸痛、压痛，尤以腓肠肌为甚。②湿性脚气病：以水肿和心脏症状为主。③婴儿脚气病：多发生于 2~5 月龄的婴儿，且多是维生素 B_1 缺乏的母乳所喂养的婴儿，其发病突然，病情急。初期即表现为食欲缺乏、呕吐、兴奋、心动过速，呼吸急促和困难。④急性暴发性脚气病：以心力衰竭为主，伴有膈神经和喉神经瘫痪症状。

5. 维生素 B_1 的供给量及食物来源　维生素 B_1 是人体能量代谢，特别是糖代谢所必需的物质，故人体对其需要量通常与摄取的能量有关。膳食中维生素 B_1 的供给量与机体能量总摄入量成正比。当人体的能量主要来源为糖类时，维生素 B_1 的需要量最大。一般供给量标准按 0.5mg/4184kJ（1000kcal）计。

我国推荐的每日膳食中维生素 B_1 的参考摄入量为：成年男性 1.4mg，成年女性

1.3mg，孕妇1.5mg，哺乳期妇女1.8mg。

维生素 B_1 广泛存在于天然食物中，但其含量随食物的种类及储存、加工、烹调等条件的影响而有很大的差异。谷物是维生素 B_1 的主要来源，多存在于种子的外皮及胚芽中。此外，黄豆、干酵母、花生、动物内脏、蛋类、瘦猪肉、新鲜蔬菜等中也含有较多的维生素 B_1。粮谷类的精加工会使维生素 B_1 有不同程度的损失。有些食物如淡水鱼、贝类含有硫胺素酶，能分解破坏维生素 B_1，不宜生吃，应使硫胺素酶破坏后再食用。

（二）维生素 B_2

维生素 B_2，又称核黄素。在自然界中主要以磷酸酯的形式存在于黄素单核苷酸（flavin mononucleotide，FMN）和黄素腺嘌呤二核苷酸（flavin adenine dinucleotide，FAD）两种辅酶中。

1. 维生素 B_2 的理化性质　纯净的核黄素为橘黄色晶体，味苦，微溶于水，可溶于氯化钠溶液，易溶于稀氢氧化钠溶液。核黄素水溶性较低，但在碱性溶液中容易溶解，在强酸溶液中稳定，光照及紫外照射可引起不可逆的分解。食物中的核黄素一般为与磷酸和蛋白质结合的复合化合物，对光比较稳定。

2. 维生素 B_2 生理功能　维生素 B_2 在体内是以磷酸酯的形式存在于 FMN 和 FAD 中，参与氧化还原反应，同时也参与维生素 B_6 和烟酸的代谢。

（1）参与体内生物氧化与能量代谢：维生素 B_2 以 FMN 和 FAD 两种形式与特定的蛋白质结合生成黄素酶。黄素酶在物质代谢中起传递氢的作用，参与组织的呼吸过程。

（2）参与维生素 B_6 和烟酸的代谢：FMN 和 FAD 分别作为辅酶参与维生素 B_6 转化为磷酸吡哆醛、色氨酸转化为烟酸的过程。

（3）参与体内的抗氧化防御系统：由维生素 B_2 形成的 FAD 作为谷胱甘肽还原酶的辅酶，被谷胱甘肽还原酶及其辅酶利用，参与体内的抗氧化防御系统。

（4）与体内铁的吸收、储存和动员有关：维生素 B_2 缺乏时，铁的吸收、储存和动员常会受到干扰，严重时可导致缺铁性贫血。

3. 维生素 B_2 吸收与代谢　食物中大部分维生素 B_2 是以 FMN 和 FAD 辅酶形式与蛋白质结合形成复合物，即以黄素蛋白的形式存在。摄入后经过消化道内蛋白酶、焦磷酸酶或磷酸酶水解为游离的维生素 B_2，在小肠近端吸收。其吸收量与肠内胃酸的浓度成正比。维生素 B_2 与其他食物一起摄入时，其吸收可增加。大肠也可吸收维生素 B_2，小剂量时为主动吸收，大剂量是扩散吸收。

储存于体内的维生素 B_2，大部分与专一蛋白结合，作为辅酶发挥它的生物催化作用。只有游离的维生素 B_2 才能通过细胞膜到细胞内。人体在长期摄入大量维生素 B_2 时，体内肝、肾中的含量会常明显增加，其排出量也增加。机体储存维生素 B_2 的能力有限。

机体内的维生素 B_2 主要是经由尿液排出体外，排出量与摄入量成正比。另外，蛋白质的摄入量减少时，尿液中维生素 B_2 的排出量会增加。此外，维生素 B_2 还可通过乳汁、汗液和粪便等排出少量。

4. 维生素 B_2 的缺乏 维生素 B_2 是维持人体正常生长所必需的物质。人体缺乏维生素 B_2 的主要原因为膳食供应不足、食物供应限制、储存和加工不当导致维生素 B_2 的破坏和损失。酗酒、胃肠道功能紊乱，如腹泻、感染性肠炎、过敏性肠综合征等也可引起人体中维生素 B_2 的缺乏。

维生素 B_2 缺乏主要表现在眼、口腔、皮肤的非特异性炎症反应。如角膜血管增生、眼对光敏感并易于疲劳、视物模糊、夜视力降低、眼睑炎，眼部发红、发痒和流泪；口角干裂、口角糜烂、舌炎、舌肿胀并呈青紫色；脂溢性皮炎、轻度红斑、鼻周皮炎、男性阴囊皮炎等。长期缺乏维生素 B_2 还可导致儿童生长迟缓，轻中度缺铁性贫血，妊娠期维生素 B_2 缺乏可导致胎儿骨骼畸形。

5. 维生素 B_2 供给量及食物来源 因为维生素 B_2 参与体内的能量代谢，因此其需要量与能量的需要量、蛋白质的需要量及机体代谢状况有关。生长迅速、创伤恢复、妊娠与哺乳期蛋白质的需要量增加，维生素 B_2 的需要量也应随之增加。

膳食模式对维生素 B_2 的需要量有一定影响，低脂肪、高糖类膳食可使机体对维生素 B_2 需要量减少，高蛋白、低糖类膳食或高蛋白、高脂肪、低糖类膳食可使机体对维生素 B_2 需要增加。

我国推荐的每日膳食中维生素 B_2 的参考摄入量为：1～11 岁为 0.6～1.2mg，成年男性 1.4mg，成年女性 1.2mg，孕妇和哺乳期妇女 1.7mg。

肠道中细菌可以合成一定量的维生素 B_2，但数量不多，维生素 B_2 主要还须依赖于食物的供给。维生素 B_2 广泛存在于动、植物食物中，但由于来源和收获、加工储存方法的不同，不同食物中维生素 B_2 的含量差异较大。奶类、蛋类、各种肉类、动物内脏中维生素 B_2 的含量丰富，主要以 FMN 和 FAD 的形式与食物中蛋白质结合。绿色蔬菜、豆类中也有维生素 B_2。植物性食物中维生素 B_2 的量都不高，粮谷类的维生素 B_2 主要分布在谷皮和胚芽中，碾磨加工可丢失一部分维生素 B_2。我国以植物性食品为主，摄取量偏低，维生素 B_2 的摄入尚不能满足人们身体的需要，较易发生维生素 B_2 的缺乏。

（三）烟酸

烟酸又名尼克酸、维生素 B_5、维生素 PP、抗癞皮病因子，是具有烟酸生物活性的吡啶-3-羧酸衍生物的总称，主要包括烟酸和烟酰胺（也称尼克酰胺），它们具有同样的生物活性。

1. 烟酸的理化性质 烟酸为无色针状晶体，味苦，溶解于水及乙醇，不溶于乙醚。烟酰胺晶体呈白色粉末状，溶解性要明显强于烟酸。烟酸在酸、碱、光、氧或加热条件下都较稳定，在高压下 120℃ 加热 20 分钟也不被破坏，是维生素中最稳定的一种。所以在一般加工烹调时损失极小，但会随水流失。

2. 烟酸的生理功能

（1）构成脱氢酶辅酶Ⅰ及辅酶Ⅱ的组成成分，参与生物氧化还原反应。烟酸的主要生理功能是作为脱氢酶辅酶Ⅰ及辅酶Ⅱ的组成成分，在生物氧化还原反应中作为氢的受体和电子的供体。辅酶 I 为烟酰胺腺嘌呤二核苷酸（NAD$^+$ 或 DPN$^+$），辅酶 II 为烟酰胺腺嘌呤二核苷酸磷酸（NADP$^+$ 或 TPN$^+$）它们都是脱氢酶的辅酶。需要辅酶 I、II 的脱氢酶有数百种，它们在糖类、脂肪及蛋白质的能量释放上起重要作用。

以辅酶 I 为辅酶的脱氢酶主要参与呼吸作用，即参与从底物到氧的电子传递作用的中间环节。而以辅酶 II 为辅酶的脱氢酶类则主要将分解代谢中间物上的电子转移到生物合成反应中所需要电子的中间物上。

辅酶 I 参与蛋白质核糖基化过程，与 DNA 复制、修复和细胞分化有关。辅酶 II 在维生素 B$_6$、泛酸和生物素存在下参与脂肪酸、胆固醇及类固醇激素等的生物化合。

（2）烟酸还是葡萄糖耐量因子（glucose tolerance factor，GTF）的重要组分，具有增强胰岛素效能的作用。GTF 是由三价铬、烟酸、谷胱甘肽组成的一种复合体，具有增强胰岛素效能的作用，可能是胰岛素的辅助因子，有增加葡萄糖利用及促使葡萄糖转化为脂肪的作用。游离的烟酸无此作用。

（3）保护心血管：大剂量的烟酸还能降低血液中甘油三酯、总胆固醇、β-脂蛋白的浓度，以及扩张血管，有利于改善心血管功能。大剂量烟酸对复发性非致命的心肌梗死有一定程度的保护作用，但是烟酰胺无此作用，其原因不清。

3. 烟酸的吸收与代谢 烟酸主要以辅酶 I（NAD）及辅酶 II（NADP）的形式存在于食物中，它们在胃肠道经甘油水解酶水解成游离的烟酰胺。烟酸和烟酰胺均可在胃中被吸收，但在小肠中的吸收速度快。低浓度时为主动方式吸收，高浓度时则通过被动扩散方式吸收。吸收后以烟酸的形式经门静脉入血。通过 ATP 作用形成辅酶 I 及辅酶 II，在肝内未经代谢转化的盐酸或烟酰胺随血液流入其他组织，再形成含烟酸的辅酶。

入血的烟酸主要以烟酰胺的形式存在，机体组织细胞通过简单扩散的方式摄取烟酰胺或烟酸，然后以辅酶 I 或 II 的形式存在于所有的组织中，以肝浓度最高。从食物中摄入的烟酸量与组织中辅酶 I 浓度、肌肉与肝存留的辅酶 I 水平呈正相关关系。

机体组织细胞可利用色氨酸自身合成烟酸，平均 60mg 色氨酸可转化为 1mg 烟酸，其转化过程受维生素 B$_2$、维生素 B$_6$、铁等营养状况的影响，亮氨酸过量也会影响色氨酸转化为烟酸的过程。

4. 烟酸的缺乏 烟酸缺乏可引起癞皮病。癞皮病最早报道与 18 世纪的西班牙，主要发生在与玉米或高粱为主食的人群中，主要损害皮肤、口、舌、胃肠道黏膜及神经系统。癞皮病起病缓慢，常有前期症状，如体重减轻、疲劳乏力、记忆力差、失眠等。如不及时治疗，则可出现皮肤、消化系统、神经系统症状，表现为皮炎、腹泻和痴呆。由于此三系统症状英文名词的开头字母均为"D"字，故又称癞皮病为"3D"症状。其中以皮肤症状最具特征性，主要表现为裸露皮肤及易摩擦部位对称性出现似暴晒过度引起的灼伤、红肿、水泡及溃疡等，皮炎处皮肤会变厚、脱屑、并发色素沉着，也有因感染而糜烂者。口、舌症状表现为杨梅舌及口腔黏膜溃疡，常伴有疼痛和灼烧感。胃肠道症状可有食欲缺乏、恶心、呕吐、腹痛、腹泻等。精神神经症状可表现为失眠、衰弱、乏力、抑郁、淡漠、记忆力丧失，严重时甚至可出现幻觉、神志不清或痴呆。烟酸缺乏常与维生素 B$_1$、维生素 B$_2$ 的缺乏同时存在。

5. 烟酸的供给量及食物来源　烟酸或烟酰胺的来源除食物外，尚可在体内由色氨酸转变为烟酸。一般说来，60mg 色氨酸相当于 1mg 烟酸。食物中烟酸的当量为烟酸及色氨酸转换而得的烟酸之和。但转换能力因人而异，晚期孕妇转换能力 3 倍于正常妇女。雌激素可刺激色氨酸氧化酶，它是色氨酸转为烟酸过程中的限速酶，故孕妇及口服服药者转换能力较强。蛋白质摄入增加时，烟酸的摄入可相应减少。另外，由于烟酸与能量的代谢有着密切的关系，能量增加时烟酸的需要量也增加，所以，在估计人体对烟酸的需要量时应考虑能量的消耗情况及蛋白质的摄入情况。

膳食中烟酸供给量采用烟酸当量（niacin equivalence，NE）表示，我国推荐的每日膳食中烟酸的参考摄入量为：成年男性 14mg NE，成年女性 13mg NE，孕妇 15mg NE。

烟酸及烟酰胺广泛存在于食物中。植物性食物中存在的主要是烟酸，动物性食物中以酰胺酸为主。其良好的食物来源主要为动物性食物，在肝、肾、瘦畜肉、鱼及坚果类中含量丰富。奶类、蛋类中的含量虽然不高，但其所含色氨酸较多，在体内可转化为烟酸。

（四）维生素 B_6

维生素 B_6 又称吡哆醇，它是一组含氮的化合物，属于水溶性维生素，实际包括吡哆醇（pyridoxine，PN）、吡哆醛（pyridoxal，PL）、吡哆胺（pyridoxamine，PM）三种衍生物，均具有维生素 B_6 的生物活性，这三种形式间通过酶可相互转换。它们以磷酸盐的形式广泛分布于动植物体内。

1. 维生素 B_6 的理化性质　维生素 B_6 为白色结晶物质，易溶于水及乙醇，在空气中稳定，在酸性介质中稳定，但在碱性介质中对热不稳定，易被碱破坏。在溶液中，各种形式的维生素 B_6 对光均较敏感，但是降解程度不同，主要与 pH 有关，在中性、碱性环境中易被光破坏。

2. 维生素 B_6 的生理功能

（1）维生素 B_6 作为许多酶的辅酶参与物质代谢：维生素 B_6 是参与体内代谢最多的一种维生素。现已知有上百种酶需要维生素 B_6 作为辅酶而参与物质代谢。

（2）提高机体免疫功能：维生素 B_6 参与了抗体的形成。另外，细胞的增长、DNA 的分裂、RNA 遗传物质的形成都需要维生素 B_6 的参与。它还可以帮助脑及免疫系统发挥正常的功能。这个过程对维持适宜的免疫功能也是非常重要的。

3. 维生素 B_6 的吸收与代谢　不同形式的维生素 B_6 大部分都能通过被动扩散形式在空肠和回肠被吸收。食物中维生素 B_6 以磷酸盐形式存在，吸收速率较慢，须在非特异性磷酸酶作用下分解后才能被吸收。吸收后，维生素 B_6 在体内与血浆白蛋白结合而转运，并蓄积和储存在组织中。体内的维生素 B_6 主要经肝分解代谢后从尿液中排出体外，也可经粪便排出，但排泄量有限，还可经乳汁分泌。

4. 维生素 B_6 的缺乏　维生素 B_6 在动植物性食物中分布较广泛，人体肠道中也可合成一部分，在一般情况下不易发生缺乏。而且单纯的维生素 B_6 缺乏较少见，一般还同时伴有其他 B 族维生素的缺乏。维生素 B_6 缺乏的典型临床症状是脂溢性皮炎，可导致眼、鼻与口腔周围皮肤脂溢性皮炎，并可扩展至面部、前额、耳后、阴囊及会阴处。临床可见口炎、舌炎、唇干裂，个别出现神经精神症状，易激惹、抑郁及人格改变。此外，维生素 B_6 的缺乏还可以导致生长不良、肌萎缩、脂肪肝、惊厥、贫血、生殖系统功能破坏、水肿及肾上腺增大。受维生素 B_6 缺乏影响的孕妇，还会影响胎儿脑细胞的发育。

维生素 B_6 缺乏对儿童的影响较成人大，儿童可出现烦躁、抽搐、癫痫样惊厥及脑电图异常等临床症状。肌内注射补充维生素 B_6 后症状可消失，但其体内色氨酸转化为烟酸的能力恢复很慢。

5. 维生素 B_6 的供给量及食物来源 人体对维生素 B_6 的需要量主要受膳食中的蛋白质含量、肠道细菌合成维生素 B_6 的量、机体生理状况及药物使用状况等因素的影响。我国推荐的每日膳食中维生素 B_6 的参考摄入量为：1～11 岁为 0.5～1.1mg，成人 1.2mg，50 岁后增加到 1.5mg，孕妇和哺乳期妇女为 1.9mg。

维生素 B_6 的食物来源很广泛，动植物性食物中均含有，其中含量最高的食物为白肉，如鸡肉和鱼肉。另外，在肝、谷类、豆类和坚果类中含量也很高，水果和蔬菜中含量较高，尤其是香蕉中的含量非常丰富。大多数维生素 B_6 的生物利用率相对较低，动物性食物中维生素 B_6 的生物利用率要高于植物性食物，且较易吸收。

（五）叶酸

叶酸也称蝶酰谷氨酸，是含有蝶酰谷氨酸结构的一类化合物的统称。因最初是从菠菜叶中分离提取故称为叶酸。

1. 叶酸的理化性质 叶酸为淡黄色结晶粉末，微溶于水，不溶于乙醇、乙醚及其他有机溶剂。叶酸的钠盐易溶于水。叶酸对热、光线、酸性介质均不稳定，在水溶液中易被光解破坏，在酸性溶液中对热不稳定，在 pH 4 以下分解为其组成物：蝶啶、氨基苯甲酸及谷氨酸。而在中性和碱性溶液中却十分稳定。食物中的叶酸经烹调加工后其损失率可为 50%～90%。

2. 叶酸的生理功能 叶酸是人体重要的辅酶，在体内的活性形式为四氢叶酸（tetrahydrogen folic acid，FH_4），四氢叶酸是体内一碳单位转运酶系的辅酶，起着一碳单位传递体的作用。四氢叶酸携带这些一碳单位，与血浆蛋白相结合，主要转运到肝储存。

叶酸携带一碳单位的代谢与许多重要的生化过程密切相关。它参与核酸等重要化合物的合成及氨基酸的代谢，而核酸及蛋白质的合成正是细胞增殖、组织生长和机体发育的物质基础，因此，叶酸对于细胞分裂和组织生长具有极其重要的作用。叶酸不仅可以影响 DNA 和 RNA 的合成，而且还可以通过蛋氨酸代谢影响磷脂、肌酸、神经介质及血红蛋白的合成，在脂质代谢过程中也有一定作用。

————— ·知|识|拓|展· —————

一碳单位

一碳单位是某些氨基酸在分解代谢过程中，产生的只含有一个碳原子的有机基团，又称一碳集团，如甲基（－CH₃）、亚甲基（－CH₂－）、次甲基或称甲烯基（－CH＝）、甲酰基（－CHO）、亚胺甲基（－CH＝NH）等。这些基团不能独立存在于生物体内，通常是由四氢叶酸为载体进行转运和参与各种反应。一碳单位在身体中发挥着重要的生理功能：①作为合成嘌呤和嘧啶核苷酸的原料，在DNA合成和修复等方面发挥着重要作用，是氨基酸和核苷酸联系的纽带。②体内甲基的间接供体。③与新药设计密切相关。

3. 叶酸的吸收与代谢 混合膳食中的叶酸大约有3/4是以碟酰多谷氨酸的形式存在的。这种多谷氨酸叶酸不易被小肠吸收，在吸收之前必须经小肠胃膜细胞分泌的γ-谷氨酸酰基水解酶（结合酶）分解为单谷氨酸叶酸后，才能被吸收。叶酸主要在小肠上部吸收，肠道上皮细胞立即将其还原为四氢叶酸。单谷氨酸叶酸可直接被肠黏膜吸收，而叶酸结构中含谷氨酸分子越多，则吸收率越低。另外，乙醇、抗癫痫药物等可抑制结合酶的活性而抑制叶酸的吸收，若缺乏可引起叶酸结合酶的活性降低。叶酸的吸收率在不同的食物中差异很大，如酵母的吸收率约为10%，橘子汁约为31%，蛋和肝约为80%，香蕉可达82%，在一般膳食中叶酸的吸收率约为50%。

人体叶酸总量为5~6mg，主要储存在肝内，约占50%。叶酸在体内的代谢产物主要通过胆汁和尿液排出体外。

4. 叶酸的缺乏 在正常情况下，人体所需叶酸除从食物摄取外，肠道细菌也能合成部分叶酸，一般不会产生叶酸缺乏。但在一些情况下，如膳食供应不足、吸收障碍、生理需要量增加、酗酒等时，也会造成体内叶酸的缺乏。

叶酸缺乏首先影响细胞增殖速度较快的组织，尤其是更新速度较快的造血系统。叶酸缺乏时红细胞中核酸合成障碍，从而影响红细胞的发育和成熟，表现为红细胞成熟延缓、细胞体积增大、不成熟的红细胞增多，同时引起血红蛋白的合成减少，称为巨幼细胞贫血。另外，还可出现皮炎、腹泻、精神衰弱、萎靡不振等症状，还可诱发动脉粥样硬化及心血管疾病。儿童叶酸缺乏可使生长发育不良。叶酸缺乏还可使同型半胱氨酸向蛋氨酸转化出现障碍，进而导致同型半胱氨酸血症。

孕妇在孕早期缺乏叶酸是引起胎儿神经管畸形的主要原因。神经管闭合是在胚胎发育的第3~4周，叶酸缺乏可引起神经管未能闭合而导致以脊柱裂和无脑畸形为主的神经管畸形。所以孕妇应在孕前1个月至孕后3个月内注意补充叶酸摄入，可通过叶酸补充剂进行补充。但也不宜大剂量服用，叶酸过量会影响锌的吸收而导致锌缺乏，使胎儿发育迟缓、低出生体重儿增加，还可诱发惊厥。

5. 叶酸的供给量及食物来源 我国推荐的每日膳食中叶酸的参考摄入量为：成人400μg，孕妇600μg，哺乳期妇女500μg。一般不超过1mg。

叶酸盐在自然界中广泛存在于动物性食物和植物性食物中。肝、肾、绿叶蔬菜、土豆、麦麸等叶酸含量丰富，但在自然界中为多谷氨结合型。在烹调中，叶酸暴露于空气及光中易被破坏。在长时间烹调或加工过程中，可破坏50%~95%的叶酸。植物的绿叶能合成叶酸，但易被光和热分解，食物经烹调、腌制及热处理后都能使叶酸被破坏。

（六）维生素 B_{12}

维生素 B_{12}，又称钴胺素、抗恶性贫血维生素，为钴胺素类化合物。

1. 维生素 B_{12} 的理化性质　维生素 B_{12} 为红色针状结晶，可溶于水和乙醇，不溶于有机溶剂，在 pH 4.5~5.0 的弱酸条件下最稳定，在强酸（pH<2）或碱性溶液中或有氧化剂、还原剂、二价铁离子存在时则易分解破坏。遇热可有一定程度的破坏，但快速高温消毒损失较小。遇强光或紫外线易被破坏。

2. 维生素 B_{12} 的生理功能

（1）作为蛋氨酸合成酶的辅酶参与蛋氨酸的合成：维生素 B_{12} 在体内以两种辅酶形式即辅酶 B_{12}（即5′-脱氧腺苷钴胺素）及甲基 B_{12}（甲基钴胺素）发挥生理作用，参与体内生化反应。

（2）促进叶酸变为有活性的四氢叶酸：维生素 B_{12} 能促进叶酸变为有活性的四氢叶酸，并进入细胞以促使核酸和蛋白质的合成，有利于红细胞的发育、成熟。所以机体内若缺乏维生素 B_{12}，同样可引起巨幼细胞贫血。

（3）对维持神经系统的功能有重要作用：辅酶 B_{12} 参与神经组织中髓鞘脂的合成，同时它又能保持还原型谷胱甘肽的浓度而有利于糖代谢。缺乏维生素 B_{12} 可引起神经障碍，儿童可出现智力减退。

3. 维生素 B_{12} 的吸收与代谢　食物中的维生素 B_{12} 常与蛋白质相结合形成复合物，进入人体消化道后，在胃酸、胃蛋白酶及胰蛋白酶的作用下，维生素 B_{12} 被游离出来，与胃黏膜细胞分泌的一种糖蛋白"内因子"结合后才能被吸收，且其吸收速率相对于其他水溶性维生素较缓慢。游离的钙离子及碳酸氢盐可促进维生素 B_{12} 的吸收。

体内维生素 B_{12} 的储存量很少，总量2~4mg，主要储存于肝中，占50%~90%，其次分布于肌肉、皮肤和骨组织中，辅酶 B_{12} 为主要储存形式，甲基 B_{12} 为运输形式。每日丢失量大约为储存量的0.1%，主要经尿液排出体外，部分从胆汁排出。在正常情况下，约有一半可被重吸收。因此，体内储存的维生素 B_{12}，可维持不摄取维生素 B_{12} 者的健康达3~6年之久而不出现维生素 B_{12} 缺乏症状。人体的肠道细菌能合成极少量的维生素 B_{12}，但营养意义不大。

4. 维生素 B_{12} 的缺乏　维生素 B_{12} 缺乏主要的原因为膳食中缺乏、"内因子"缺乏及其他慢性腹泻引起的吸收障碍。素食者由于长期不吃肉食而较常发生维生素 B_{12} 的缺乏。老年人和胃切除患者由于胃酸过少，不能分解食物中蛋白-维生素 B_{12} 复合体也可引起维生素 B_{12} 的吸收不良。

维生素 B_{12} 缺乏可影响到体内所有细胞，尤其对细胞分裂快的组织影响最为严重。主要表现为巨幼细胞贫血及神经系统的疾患。巨幼细胞贫血主要表现为血液中出现巨大的有核红细胞，红细胞成熟延缓，细胞体积增大，不成熟的红细胞增多，凝血时间延长，厌食等。神经系统的症状，起初为隐性的，先从周围神经开始，表现为手指有刺痛感，后发展至脊柱后侧及大脑，记忆力减退，易激惹，嗅、味觉不正常，运动也不正常等。维生素 B_{12} 缺乏严重时可导致死亡。

5. 维生素 B_{12} 的供给量及食物来源　维生素 B_{12} 的最低需要量，即维持正常机体正常功能的必须摄入量，为每日 $0.1\mu g$。我国推荐的每日膳食中维生素 B_{12} 的参考摄入量为：成人 $2.4\mu g$，孕妇 $2.6\mu g$，哺乳期妇女 $2.8\mu g$。

由于维生素 B_{12} 只能依靠微生物合成，膳食中的维生素 B_{12} 主要来源于动物性食品，主要食物来源为肉类、动物内脏、鱼、禽、贝壳类及蛋类，尤其是肝，含量可达 $10\mu g/100g$。乳及乳制品中含量较少。植物性食物基本不含维生素 B_{12}。

（七）维生素 C

维生素 C 又名抗坏血酸、抗坏血病维生素，为水溶性维生素，是一种含有 6 个碳原子的酸性多羟基化合物。维生素 C 的结构中虽然不含有羧基，但仍具有有机酸的性质。天然存在的维生素 C 有 L 与 D 两种异构体，自然界存在的具有生物活性的是 L 型，D 型维生素无生物活性。

1. 维生素 C 的理化性质　维生素 C 为无色或白色结晶，无臭，有酸味，极易溶于水，微溶于丙酮和低级醇类，不溶于乙醇，不溶于脂肪和其他脂溶剂。维生素 C 溶液的性质极不稳定，很容易以各种形式进行分解，是最不稳定的一种维生素。维生素 C 极易氧化（特别是有铜离子存在时，可加速维生素 C 的氧化），为强抗氧化剂。加热、暴露于空气中，碱性溶液及金属离子 Cu^{2+}、Fe^{3+} 等都能加速其氧化。在酸性或冷藏条件下稳定。

维生素 C 在组织中有两种形式存在，即还原型抗坏血酸与脱氢型（氧化型）抗坏血酸。这两种形式都具有生理活性，并可以通过氧化还原相互转变。维生素 C 可脱氢转化为脱氢型抗坏血酸，这一反应为可逆的，因此在体内形成氧化还原系统。人体血浆中的抗坏血酸，还原型：氧化型约为 15:1，因此测定还原型抗坏血酸的含量即可了解体内维生素 C 的水平。

2. 维生素 C 的生理功能

（1）参加体内的多种氧化还原反应，促进生物氧化过程：维生素 C 可以氧化型，又可以还原型存在于体内，所以既可作为供氢体，又可作为受氢体，能可逆地参与体内的氧化还原反应。体内具有氧化型谷胱甘肽，可使还原型抗坏血酸氧化成脱氢型抗坏血酸，而脱氢型抗坏血酸又可被还原型谷胱甘肽还原成还原型抗坏血酸，以使维生素 C 在体内氧化还原反应过程中发挥重要作用。

维生素 C 是机体内一种很强的抗氧化剂，可使细胞色素 C、细胞色素氧化酶及分子氧还原，并与一些金属离子螯合，虽然不是辅酶，但是可以增加某些金属酶的活性。维生素 C 可以直接与氧化剂作用，以保护其他物质免受氧化破坏。它也可还原超氧化物、羟基、次氯酸及其他活性氧化剂，这类氧化剂可能影响 DNA 的转录或损伤 DNA、蛋白质或膜结构。维生素 C 是体内一个重要的自由基清除剂，能分解皮肤中的色素，防止发生黄褐斑等，发挥抗衰老作用，并能阻止某些致癌物的形成。

（2）促进组织中胶原的形成，保持细胞间质的完整：胶原主要是存在于骨、牙齿、血管、皮肤等中，使这些组织保持完整性，并促进创伤与骨折愈合。胶原还能使人体组织富有弹性，同时又可对细胞形成保护，避免病毒侵入。在胶原的生物合成过程中，α-肽链上的脯氨酸和赖氨酸要经过羟化形成羟脯氨酸和羟赖氨酸羟基后，才能进一步形成胶原的正常结构。维生素 C 能活化脯氨酸羟化酶和赖氨酸羟化酶，促进脯氨酸和赖氨酸向羟脯氨酸和羟赖氨酸转化。毛细血管壁膜及连接细胞的纤维组织也是由胶原构成，也需要有维生素 C 的促进作用。因此，维生素 C 对促进创伤的愈合、促进骨质钙化、保护细胞的活性并阻止有毒物质对细胞的伤害、保持细胞间质的完整、增加微血管的致密性及降低血管的脆性等方面有重要的作用。

（3）提高机体的抵抗力，并具有解毒作用：维生素 C 作为抗氧化剂可促进机体抗体的形成，提高白细胞的吞噬功能，增强机体对疾病的抵抗力；维生素 C 还与肝内、肝外的毒物及药物的代谢有关；维生素 C 使氧化型谷胱甘肽还原为还原型谷胱甘肽，还原型谷胱甘肽可解除重金属或有毒药物的毒性，并促使重金属或有毒药物排出体外。

（4）与贫血有关：维生素 C 能利用其还原作用，促进肠道中的三价铁还原为二价铁，有利于非血红素铁的吸收，因而对缺铁性贫血有一定作用，缺乏则引起贫血，严重时会引起造血功能障碍。

另外，叶酸在体内必须转变成有生物活性的四氢叶酸才能发挥其生理作用，维生素 C 能促进叶酸形成四氢叶酸，有效降低婴儿巨幼细胞贫血的可能性。

（5）防止动脉粥样硬化：维生素 C 可促进胆固醇的排泄，防止胆固醇在动脉内沉积，并可溶解已有的沉积，有效防治动脉粥样硬化。

（6）防癌：维生素 C 可阻断致癌物亚硝胺在体内的合成，可维持细胞间质的正常结构，防止恶性肿瘤的生长蔓延。

3. 维生素 C 的吸收与代谢 进入人体中的维生素 C 在消化道主要以主动转运的形式被吸收，小部分以被动扩散的形式被吸收。绝大部分的维生素 C 是在小肠上段被迅速吸收，并通过血液循环输送至全身各组织器官中。在口腔和胃中，有少量的维生素 C 吸收。

维生素 C 被吸收后分布到体内所有的水溶性结构中，其中肾上腺和眼视网膜中的含量最多，肝、肾、脾、胰等中也含有一定数量的维生素 C。吸收后的维生素 C 可转运至细胞内并储存，不同的细胞，维生素 C 的浓度相差很大。

维生素 C 主要经尿液排出体外，肾小管可调节其排泄量，并和维生素 C 在血液中的饱和程度有关。维生素 C 摄入量 <100mg 时，尿中无维生素 C 排出；摄入量 >100mg 时，摄入量的约 25% 被排出；摄入量达 200mg 时，摄入量的约 50% 被排出；高剂量摄入时，如 >500mg 时，则几乎所有被吸收的维生素 C 都被排出。

4. 维生素 C 的缺乏 当膳食摄入量减少或机体需要增加又得不到及时补充时，可使体内维生素 C 储存减少，出现缺乏症状。维生素 C 缺乏时，主要是引起坏血病。

坏血病起病较为缓慢，一般历时 4~7 个月。其早期症状是体重减轻、四肢无力、衰弱、急躁、肌肉和关节等疼痛等，继而出现牙龈红肿，牙龈疼痛、出血，皮下渗血、易骨折等。典型症状为牙龈红肿，受压迫时出血，严重时牙龈萎缩，牙齿松动，骨骼变脆，骨质疏松，毛细血管脆性增强，皮下、黏膜、肌肉、关节均可出血，如有创伤则伤口愈合缓慢。婴儿常有易激动、软弱、倦怠、食欲减退、四肢疼痛、肋软骨接头处扩大、四肢掌骨端肿胀及有出血倾向等。全身任何部位可出现大小不等和程度不同的出血、血肿或瘀斑。

维生素 C 虽然较易缺乏，但也不能过量补充。过量的维生素 C 对人体有副作用，如引起恶心、腹部不适、腹泻，红细胞破坏。维生素 C 在体内分解代谢的最终产物是草酸，长期服用过量维生素 C 可出现草酸尿以至造成 pH 下降导致尿路结石。

5. 维生素 C 的供给量及食物来源 人体维生素 C 的供给量可受多种因素的影响，如年龄、环境、体力消耗情况、疾病及加工方法等。我国推荐的每日膳食中维生素 C 的参考摄入量为：1～11 岁为 60～90mg，青少年及成人为 100mg，孕妇及哺乳期妇女为 130mg。

人体内不能合成维生素 C，所需要的维生素 C 必须由食物提供。维生素 C 的主要食物来源是新鲜蔬菜与水果。如青菜、菠菜、豌豆苗、韭菜、辣椒、油菜薹、苋菜、花菜、苦瓜等深色蔬菜中含有丰富的维生素 C；水果中枣（特别是酸枣）、柚、橙、龙眼、无花果、山楂、草莓、柑橘、柠檬等中含量最多，而苹果、梨中的含量较少；在动物性食物中，仅肝、肾含有少量的维生素 C。

在新鲜植物中，维生素 C 的含量较多，是由于植物中的有机酸及其他抗氧化剂可以保护维生素 C 免于破坏，而且在猕猴桃、刺梨、酸枣等水果中，不仅维生素 C 的含量丰富，而且还含有保护维生素 C 的生物类黄酮，是一类值得开发的天然维生素 C 补充剂。但维生素 C 在烹调与储存过程中容易损失，菠菜储存 2 日后损失可达 2/3。按中国的烹饪方法加工后的食物，维生素 C 的保存率为 50%～70%。

———— • 知│识│拓│展 • ————

泛 酸

泛酸，也称遍多酸，人体内的泛酸在半胱氨酸和 ATP 参与下转变成辅酶 A，是体内辅酶 A 的组成部分，参与机体中蛋白质、脂类和糖类的代谢。它可促进细胞的代谢功能，参与类固醇激素、脂肪及氨基酸的合成，制造及更新身体组织，帮助伤口愈合，防止疲劳，帮助抗压，舒缓恶心症状。泛酸还具有制造抗体的功能，能增强人体的抵抗力，缓和多种抗生素的副作用及毒性，并有助于减轻过敏症状。它在维护头发、皮肤及血液健康方面也扮演着重要角色。

《中国居民膳食营养素参考摄入量（2023 版）》推荐 RNI 为：成人 5mg/d，孕妇 7mg/d。动物性食物中以动物肝、肾、肉类、鱼、龙虾、蛋中尤为丰富，植物性食物中的绿色蔬菜、小麦、胚芽米、糙米、面皮、核果类、啤酒酵母、酵母菌、坚果类中的含量很高。

任务六 矿物质

————·案|例|导|入·————

【案例】

小男孩豆豆今年三岁，表现为消瘦，身高偏低，头颅略方，囟门尚未闭合，牙萌出迟缓，"X"型腿，肋呈串珠状，"鸡胸"等症状。经 X 线检查提示：掌、腕骨愈合缓慢，骨质较疏松。

【问题】

1. 该男孩出现这些症状是因为缺少哪种营养素？

2. 你能对该男孩的膳食提供哪些建议？

一、概述

矿物质（mineral）又称无机盐，是构成人体组织和维持正常生理活动的重要物质。人体组织几乎含有自然界存在的所有元素，除碳、氢、氧、氮 4 种元素主要构成蛋白质、脂类、糖等有机物及水外，其余各种元素大部分以无机化合物形式在体内起作用，统称为矿物质或无机盐。这些矿物质根据它们在体内含量的多少分为常量元素和微量元素，体内含量大于体重 0.01%，每日膳食需要量在 100mg 以上者，称为常量元素，有钙、磷、镁、钾、钠、氯、硫 7 种；体内含量小于体重 0.01%，称为微量元素，目前认为铁、铜、锌、硒、铬、碘、钴和钼为维持人体生命活动不可缺少的必需微量元素。

矿物质膳食摄入与保健

矿物质的生理功能主要有以下几项。

1. 构成组织和细胞的成分 矿物质是构成人体组织和细胞的重要成分，如钙、磷、镁等。

2. 调节细胞膜的通透性，维持正常渗透压及酸碱平衡 矿物质在细胞内、外液中具有调节渗透压和酸碱平衡的作用，如钠、钾、氯等。

3. 参与神经活动和肌肉收缩 矿物质在神经传递和肌肉收缩过程中也具有重要作用，如钙、镁等。

4. 其他功能 构成酶的辅基、蛋白质、维生素、激素和核酸等成分，或参与酶系激活。此外，矿物质也可以作为酶的辅基或激活剂，参与人体内的各种生化反应。

二、常量元素

（一）钙

钙（calcium）是人体含量最多的一种矿物质，占人体体重的 1.5%~2.0%。成人体内含钙总量约为 1200g，其中约 99% 集中在骨骼和牙齿，存在形式主要为羟磷灰石。约 1% 的钙以游离或结合的状态存在于软组织、细胞外液中，统称为混溶钙池。混溶钙池与骨骼钙保持动态平衡，以维持体内细胞的正常生理功能。

1. 钙的生理功能

（1）形成和维持骨骼和牙齿的结构：钙是骨骼和牙齿的重要成分。正常情况下，体内的钙约 99% 集中在骨骼及牙齿，主要以羟磷灰石及磷酸钙两种形式存在。骨钙的更新速率随年龄的增长而减慢，儿童的骨骼每 1~2 年更新一次，成人的骨骼每 10~12 年更新一次。40~50 岁以后骨中的矿物质逐渐减少，骨吸收大于骨形成，骨骼中的钙含量和骨密度逐渐下降，可能出现骨质疏松症。

（2）维持肌肉和神经的正常活动：钙与钾、钠、镁等离子共同维持着神经、肌肉的正常兴奋，以及神经冲动的传导与心脏的正常搏动。如血清钙离子浓度降低时，肌肉、神经的兴奋性增高，可引起手足抽搐。

（3）维持细胞组织结构的完整：钙离子是各种生物膜结构的成分之一。在细胞膜，钙与磷脂结合，维持其结构完整与通透性；在细胞内，钙与核酸结合，维持染色体结构的完整；在细胞外液，钙与蛋白结合，在细胞间起粘连作用。

（4）参与调节体内某些酶的活性：钙离子为多种酶的激活剂，对许多参与细胞代谢的大分子合成、转运的酶都有调节作用，如糖原合成酶、琥珀酸脱氢酶、脂肪酶、三磷酸腺苷酶等。

（5）其他：钙除了参与凝血过程、激素分泌、维持体液酸碱平衡及细胞组织结构的完整外，还具有降低毛细血管通透性、防止渗出、控制炎症与水肿的作用。

2. 钙的缺乏与过量 人体中钙缺乏，儿童可导致佝偻病，出现方颅、鸡胸、牙齿缺损等症状。成人会发生骨质疏松症、骨质软化症，并可出现神经紧张、脾气急躁、烦躁不安等症状。老年人更易患骨质疏松症。过量钙的摄入可能增加肾结石的风险。

人体中钙过量可使降钙素分泌增多，以及发生骨硬化。同时，钙过量还会干扰其他矿物质的吸收和利用。如钙可明显抑制铁的吸收；高钙饮食会降低锌的生物利用率。

3. 钙的参考摄入量及主要食物来源 《中国居民膳食营养素参考摄入量（2023版）》建议成人钙适宜摄入量（adequate intake，AI）为 800mg/d，根据不同生理条件适当增加。在选择补充钙元素的食物时，不仅要考虑食物中钙的含量，还要考虑食物的摄入量及钙的吸收率。食物来源中，奶及奶制品含钙量丰富且吸收率高，是钙的理想来源；小虾皮、鱼、海带、坚果类、芝麻酱含钙量也很高；豆类特别是黄豆、黑豆及其豆制品钙含量也很丰富；绿色蔬菜如甘蓝菜、花椰菜也是钙的较好来源，但是蔬菜中的草酸、膳食纤维会阻止钙的吸收；干果含钙量也较多；谷物、肉类和禽类含钙不多；充分磨碎的动物骨粉是一种可利用的钙源，因为其含钙量约为 20%，吸收率约为 70%；蛋壳粉也含大量钙。

不良的饮食习惯包括吸烟、喝酒、喝碳酸饮料、高盐摄食等，能够阻止人体对钙的吸收或促使体内钙的流失增多。

（二）镁

镁（magnesium）是人体必需的常量元素，主要分布于细胞内，细胞外液中的镁不超过 1%。正常成人体内总镁含量约为 25g，其中 60%~65% 分布于骨骼和牙齿，27% 分布于软组织。血清镁含量为 0.75~0.95mmol/L，血清镁含量相当恒定，不能反映体内镁的充足与否。

1. 镁的生理功能

（1）激活多种酶的活性：镁作为多种酶的激活剂，参与 300 余种酶促反应。镁能与细胞内许多重要成分，如三磷酸腺苷等形成复合物而激活酶系，或直接作为酶的激活剂激活酶系。

（2）维持心血管系统的正常功能：镁是心血管系统的保护因子，可维持心肌的正常结构和心脏的正常节律。

（3）维持神经、肌肉的兴奋性及骨骼的生长：镁使神经、肌肉兴奋和抑制的作用与钙相同，其在骨骼肌与平滑肌的收缩中起重要作用。镁是骨细胞结构和功能所必需的元素，使骨骼生长和维持，影响骨的吸收。

（4）维持胃肠道的功能：低浓度的镁具有利胆作用，碱性镁盐可中和胃酸，镁离子在肠道中还具有导泻作用。

2. 镁的缺乏与过量　镁缺乏在临床上主要表现为情绪不安、易激惹、手足抽搐、反射亢进等。正常情况下，由于肾的调节作用，口服过量的镁一般不会发生镁中毒。当肾功能不全时，大量口服镁可引起镁中毒，表现为腹痛、腹泻、呕吐、烦渴、疲乏无力，严重者出现呼吸困难、发绀、瞳孔散大等。

3. 镁的参考摄入量及主要食物来源　《中国居民膳食营养素参考摄入量（2023版）》推荐，成年男性每天约需镁 350mg，成年女性约为 300mg，孕妇及哺乳期女性约为 450mg。

各种膳食中都含镁，但含量差别很大。绿叶蔬菜中镁的含量丰富；糙粮、坚果中镁的含量也比较高；肉类、淀粉类食物及牛奶中的镁含量中等；精致食物中镁含量一般都很低；水及乳制品中镁含量较少。动物性食物中镁的利用率较高，达 30%~40%，植物性食物中镁的利用率较低。

（三）磷

磷（phosphorus）是人体含量较多的元素之一，是细胞膜和核酸的组成成分，也是骨骼的必需构成物质。人体磷的含量约占体重的 1%，有 85%~90% 以羟磷灰石形式存在于骨骼和牙齿中，其余 10%～15% 与蛋白质、脂肪、糖及其他有机物结合，分布在细胞膜、骨骼肌、皮肤、神经组织及体液中。人体内的磷在细胞膜和软组织中的大部分以有机磷脂形式存在，少部分为磷蛋白和磷脂等形式，而骨骼中的磷主要为无机磷酸盐。成人体内磷含量约为 650g。

1. 磷的生理功能

（1）构成骨骼和牙齿：磷是构成骨骼和牙齿的重要原料，骨形成中钙磷比为 2：1。

（2）构成机体组织成分：磷是组织细胞中很多重要成分的原料，是核酸、蛋白质、磷酸、磷脂和辅酶的重要组成成分，参与多种代谢过程。人体内许多辅酶如硫胺素焦磷酸、磷酸吡哆醛、辅酶等都需磷酸的参与。

（3）调节能量释放：磷参与构成 ATP、磷酸肌酸等供能、储能物质，在能量的产生、转移、释放过程中起着重要的作用。

（4）参与物质代谢：磷参与糖和脂肪的吸收及代谢。

（5）调节酸碱平衡：磷酸盐参与组成缓冲体系，调节机体酸碱平衡。

2. 磷的缺乏与过量　几乎所有食物均含有磷，所以磷缺乏较少见。磷缺乏只在一些特殊情况下才会出现。如早产儿仅喂以母乳，因人乳中磷含量较低，不能满足早产儿骨磷沉积的需要，可发生磷缺乏，出现佝偻病样骨骼异常。临床所见磷缺乏的患者大多为长期使用大量抗酸药或禁食者。过量的磷酸盐可引起低钙血症，导致神经兴奋性增强，手足抽搐和惊厥。

3. 磷的参考摄入量及主要食物来源　《中国居民膳食营养素参考摄入量（2023版）》推荐，成人磷的适宜摄入量为 700mg/d。考虑妊娠期因机体对磷的吸收增加及哺乳期无须增加磷的摄入量，所以孕妇和哺乳期妇女磷的适宜摄入量也定为 700mg/d。

磷在食物中广泛存在，瘦肉、禽、蛋、鱼、坚果、油料种子、豆类等均是磷的良好食物来源。谷类食物中的磷主要以植酸磷形式存在，其与钙结合不易吸收，理论上膳食中钙磷比例维持在 1：（1～5）之间比较好，不宜低于 1：2。

（四）钾

钾（potassium）是机体重要的阳离子之一。正常人体内钾总量约为 50mmol/kg，成年男性略高于女性。体内钾主要存在于细胞内，约占总量的 98%，其他存在于细胞外液。正常人血清钾浓度为 3.5～5.5mmol/L。各种体液内都含有钾。

1. 钾的生理功能

（1）维持糖类、蛋白质的正常代谢：葡萄糖和氨基酸经过细胞膜进入细胞合成糖原和蛋白质时，必须有适量的钾离子参与。三磷酸腺苷的生成过程中也需要一定量的钾。

（2）维持细胞内正常渗透压：钾主要存在于细胞内，在细胞内渗透压的维持中起重要作用。

（3）维持神经、肌肉的应激性和正常功能：当血液中钾离子浓度过高时，可使膜电位降低，导致细胞不能复极，可出现肌肉无力、麻痹，严重时可发生瘫痪；当血液中钾离子浓度过低，膜电位上升，细胞膜极化过度时，会发生弛缓性瘫痪。

（4）维持心肌的正常功能：心肌细胞内外的钾离子浓度对心肌的自律性、传导性和兴奋性有密切关系，钾离子浓度过高或钾缺乏均会引起心律失常。

（5）维持细胞内外正常的酸碱平衡。

（6）降低血压：血压与膳食钾、尿钾、总体钾或血清钾呈负相关关系，补钾对高血压及正常血压有降低作用。

2. 钾的缺乏与过量　人体内钾的缺乏可引起心跳不规律和加速、心电图异常、肌肉衰弱和烦躁，最后导致心跳停止。一般而言，身体健康的人，会自动将多余的钾排出体外。但肾病患者则要特别留意，避免摄取过量的钾。

3. 钾的参考摄入量及主要的食物来源　据研究，要维持正常体内钾的储备、血浆及间质中钾离子浓度，每日至少需要摄入 1600mg 的钾。《中国居民膳食营养素参考摄入量（2023 版）》推荐，成人钾的适宜摄入量为 2000mg/d。

在乳制品、水果、蔬菜、瘦肉、内脏、香蕉、葡萄干中都含有丰富的钾，但蔬菜和水果是钾的良好来源。

（五）钠

钠（sodium）是人体不可缺少的重要常量元素。一般情况下，成人体内钠含量为 3200（女）~4170（男）mmol，约占体重的 0.15%，体内钠主要在细胞外液，占总体钠的 44%~50%，骨骼中含量占 40%~47%，细胞内液含量较低，仅占 9%~10%。

1. 钠的生理功能

（1）钠是细胞外液中带正电的主要离子，参与水的代谢，保证体内水的平衡，调节体内水分与渗透压。

（2）维持体内酸和碱的平衡。

（3）钠是胰液、胆汁、汗和泪水的组成成分。

（4）钠对腺嘌呤 ATP 的生产和利用，与肌肉运动、心血管功能、能量代谢都有关系，此外，糖代谢、氧的利用也需要有钠的参与。

（5）维持血压正常。

（6）增强神经、肌肉兴奋性。

2. 钠的缺乏与过量　正常情况下，钠摄入过多并不蓄积，但某些特殊情况下，如误将食盐当食糖加入婴儿奶粉中喂养，则可引起婴儿钠中毒甚至死亡。急性中毒，可出现水肿、血压上升、血浆胆固醇升高、脂肪清除率降低、胃黏膜上皮细胞受损等。

3. 钠的参考摄入量及主要食物来源　人体内钠在一般情况下，不易缺乏，每日摄入的只有一部分是身体所需。钠的适宜摄入量成人为 2200mg/d。

人体钠的主要来源为食盐。钠在小肠上部吸收，吸收率极高，几乎可全部被吸收，故粪便中含钠量很少。钠在空肠的吸收大多是被动性的，在回肠则大部分是主动吸收。钠与钙在肾小管内的重吸收过程发生竞争，故钠摄入量高时，会相应减少钙的重吸收，而增加尿钙排泄。因尿钙丢失约为钙潴留的 50%，故高钠膳食对钙丢失有很大影响。

———— · 知 | 识 | 拓 | 展 · ————

高钠血症

正常情况下，钠不在体内蓄积，但某些疾病可引起体内钠过多，如肾功能受损时易发生钠在体内蓄积，可导致毒性作用。当血浆钠超过150mmol/L时称为高钠血症。心源性水肿、肝硬化腹水期、肾病综合征、肾上腺皮质功能亢进症、某些脑部病变、脑瘤等都能出现高钠血症。血钠过高可出现口渴、面部潮红、软弱无力、烦躁不安、精神恍惚、昏迷，严重者可致死亡。临床以水肿为主，还可见体重增加、血容量增高、血压增高、脉搏加快、心音增强、胃黏膜上皮细胞受损等。

饮食中钠摄入量与Na/K值是影响人群血压水平及产生高血压的重要因素，减少钠或增加钾摄入量对预防高血压有重要意义。

（六）氯

氯（chlorine）是人体必需常量元素之一，是维持体液和电解质平衡中所必需的，也是胃液的一种必需成分。氯在人体含量平均为1.17g/kg体重，总量为82～100g，占体重的0.15%，广泛分布于全身。主要以氯离子形式与钠、钾化合存在。其中，氯化钾主要在细胞内液，而氯化钠主要在细胞外液中。

1. 氯的生理功能

（1）维持体液酸碱平衡。

（2）氯离子与钠离子是细胞外液中维持渗透压的主要离子，二者约占细胞外液总离子数的80%左右，调节与控制着细胞外液的容量和渗透压。

（3）参与血液CO_2运输。

（4）其他：氯离子参与胃液中胃酸形成，促进维生素B_{12}和铁的吸收；激活唾液淀粉酶分解淀粉，促进食物消化；刺激肝功能，促使肝中代谢废物排出；稳定神经细胞膜电位等。

2. 氯的缺乏与过量　正常情况下，由于氯来源广泛，摄入量往往大于需要水平，因此，人体内氯的缺乏很少见。氯的缺乏常伴有钠的缺乏，常可发生肌肉收缩不良，消化功能受损，且可影响生长发育。人体因摄入氯过多引起机体的危害作用并不多见，一般会使体内酸碱失衡，可能还会出现酸中毒、呼吸急迫、血压升高等症状。

3. 氯的参考摄入量及主要食物来源　一般情况下，膳食中的氯总比钠多，但氯化物的摄入和从身体内的流失大多与钠平行，因此，除婴儿外所有年龄的氯需要量基本上与钠相同。

膳食氯几乎完全来源于氯化钠，仅少量来自氯化钾。因此食盐及其加工食品酱油、腌制肉或烟熏食品、酱菜类，以及咸味食品等都富含氯化物。一般天然食品中氯的含量差异较大；天然水中也几乎都含有氯。

三、微量元素

（一）铁

铁（iron）是人体必需微量元素中含量最多的一种，可分为功能性铁和储存铁。功能性铁是铁的主要存在形式，主要存在于血红蛋白中，占60%~75%，还有3%存在肌红蛋白中，1%为含铁酶类。其余为储存铁，约占体内总铁的25%，以铁蛋白和含铁血黄素的形式存在于肝、脾与骨髓中。正常男性的储存铁约为1000mg，女性为300~400mg。

1. 铁的生理功能

（1）铁作为血红蛋白、肌红蛋白、细胞色素α及一些呼吸酶的主要成分，参与体内氧与二氧化碳的转运、交换和组织呼吸过程。

（2）铁与红细胞的形成与成熟有关。铁在骨髓造血组织中进入幼稚红细胞内，与卟啉结合成正铁血红素，再与珠蛋白结合成血红蛋白。

（3）铁可提高机体免疫力，可增加中性粒细胞和吞噬细胞的功能。

（4）其他：铁还具有催化胡萝卜素转化为维生素A，参与嘌呤与胶原的合成、抗体的产生、脂类从血液中转运及药物在肝的解毒等功能。

2. 铁的缺乏与过量　铁缺乏是一种常见的营养性疾病，特别是婴幼儿、孕妇及哺乳期妇女更容易发生。体内缺铁时，血红蛋白降低，出现缺铁性贫血，表现为易于疲劳，劳动能力减低，儿童注意力不集中、学习能力下降等。铁过量可致中毒，急性中毒常见于误服过量铁剂。

3. 铁的参考摄入量及主要食物来源　《中国居民膳食营养素参考摄入量（2023版）》推荐成人铁适宜摄入量男子为15mg/d，女子为20mg/d，可耐受最高摄入量为50mg/d。

铁广泛存在于各种食物中，但是分布极不均衡，吸收率相差也很大。血红素铁主要存在于动物性食物中，吸收率为10%~30%，血红素铁含量丰富的食物有牛肉、羊肉、动物肝、动物血、蛋黄等。非血红素铁主要存在于植物性食物中，吸收率低，一般不到10%，主要食物有蘑菇、黑木耳、芝麻、海带等。

（二）碘

碘（iodine）是人体必需微量元素之一，参与甲状腺素的合成。

1. 碘的生理功能

（1）促进代谢和生长发育。所有的哺乳动物都必须有甲状腺以维持其细胞的分化与生长。发育期儿童的身高、体重、肌肉、骨骼的增长及性发育都必须有甲状腺素参与。

（2）参与能量代谢。通过甲状腺素促进生物氧化，调节蛋白质、糖类、脂肪及能量的代谢。

（3）甲状腺素可促进大脑及神经系统的发育。

2. 碘的缺乏与过量 每天供给人体水和食物中的碘不足，可引起地方性甲状腺肿和克汀病。食物与水中的钙盐、氟过多，钴、钼、维生素 B_1、维生素 B_2、维生素 B_{12} 等不足可加重碘缺乏。含有氰化物的某些食品可促进碘的排出。有些蔬菜的水解产物可抑制碘的有机化。饮食及饮用水中含碘量过高，也可引起甲状腺肿。

3. 碘的参考摄入量与主要食物来源 人体碘的需要量取决于对甲状腺素的需要量。《中国居民膳食营养素参考摄入量（2023 版）》制定的成人碘推荐摄入量为 $150\mu g/d$，可耐受最高摄入量为 $1000\mu g/d$。

人类所需要的碘主要来自食物，其次为饮用水与食盐。碘含量丰富的食物为海产品，如海带、紫菜、海鱼等。

（三）锌

成人机体中平均含锌（zinc）量为 $2.0 \sim 2.5g$，锌在皮肤中的含量占全身含量的 20%，还有部分存在于骨骼、牙齿、肌肉、肝、肾、心、胰、睾丸、肺、脑、肾上腺等器官，血液中的锌主要存在于含锌酶中。

1. 锌的生理功能

（1）酶的组成成分或酶的激活剂：人体约 80 多种酶的活性与锌有关，如碳酸酐酶、碱性磷酸酶、RNA 聚合酶、DNA 聚合酶等。

（2）促进生长发育与组织再生：锌参与核酸和蛋白质的合成及细胞生长、分裂和分化等过程。

（3）增进食欲：锌通过参与构成一种含锌蛋白，对味觉起促进作用，从而增进食欲。

（4）促进维生素 A 代谢，维持其正常的生理功能。

（5）参与免疫功能：锌可直接影响胸腺细胞的增殖，使胸腺素分泌正常，以保证免疫系统的完整性。

2. 锌的缺乏与过量 锌对味觉起促进作用，可增进食欲，儿童缺锌可表现为生理性生长速度缓慢、食欲降低，甚至异食癖。锌对视力和皮肤具有保护作用，缺锌可导致夜盲症，严重时会造成角膜炎。人体缺锌会导致皮肤干燥、粗糙和上皮角化。急性锌缺乏时，以皮肤症状为主，四肢末端、口腔周围、眼睑、肛门周围或外阴部及易受机械刺激的部位可出现糜烂，形成水疱和脓疱，并出现毛发脱落。慢性锌缺乏时，皮肤干燥、粗糙，易发生痤疮，伤口愈合缓慢。

成人一次性摄入 $2g$ 以上的锌会发生锌中毒，其主要特征为上腹部疼痛、腹泻、恶心、呕吐等。长期每天补充 $100mg$ 较大剂量锌可发生贫血、免疫功能下降等。

3. 锌的参考摄入量及主要食物来源 《中国居民膳食营养素参考摄入量（2023 版）》推荐锌的膳食推荐摄入量成人男性为 $15.5mg/d$，女性为 $11.5mg/d$，孕早期为 $11.5mg/d$，孕中晚期为 $16.5mg/d$，哺乳期妇女为 $21.5mg/d$。成年男性锌的可耐受最高摄入量为 $45mg/d$，女性为 $37mg/d$。

锌在食物中的来源很广泛，存在于各种自然食物中，一般情况下完全可以满足人体对锌的基本需求而不会引起缺乏。但一般植物性食物和蔬菜、水果中锌含量较低；贝壳类海产品、红肉和动物内脏都是锌的良好来源，如牡蛎、鲱鱼等海产品含锌丰富，其次是肉、肝、蛋类食物。干果类、谷类胚芽、麦麸、奶酪、虾、燕麦和花生等也富含锌。

（四）硒

硒（selenium）在人体内总量为 14~20mg，广泛分布于组织和器官中，在肝和肾中浓度最高，其次为肌肉、骨骼与血液，脂肪组织中硒的浓度最低。血硒和发硒及末梢神经组织如指甲中的硒，常可反映体内硒的营养状况。体内大部分硒主要以硒半胱氨酸和硒蛋氨酸两种形式存在。硒蛋氨酸在体内不能合成，主要来自膳食；硒半胱氨酸为具有生物活性的化合物。

1. 硒的生理功能

（1）抗氧化作用：硒是构成谷胱甘肽过氧化酶（glutathione peroxidase，GSH-PX）的重要组成成分。GSH-PX 是维护健康、防治某些疾病所必需的酶，在体内具有抗氧化作用，可清除体内脂质过氧化物，阻断活性氧和自由基的损伤作用，使细胞膜和细胞免受过氧化物损害，保证细胞正常分裂过程，维持细胞功能正常。

（2）有毒重金属的解毒作用：硒和部分有毒的重金属（汞、铅、镉等）有较强的亲和力，硒与其形成金属－硒－蛋白质复合物而起到解毒作用，并促进金属排出体外。

（3）保护心血管和心肌的健康：调查发现，心血管疾病的发病与低硒有关，机体缺硒可引起以心肌损害为特征的克山病，还可以引起脂质过氧化反应增强，导致心肌纤维坏死，心肌小动脉和毛细血管损伤。

（4）维持正常免疫功能：适宜硒水平对于保持细胞免疫和体液免疫是必需的。

（5）其他：硒还有促进生长、抗衰老、抗肿瘤作用及保护视觉器官，改善和提高视力等功能。

2. 硒的缺乏与过量　硒缺乏已被证实是发生克山病的重要原因。临床主要症状为心脏扩大、心功能失代偿、心力衰竭或心源性休克、心律失常等。生化检查可见血浆硒浓度下降，红细胞 GSH-PX 活性下降。此外，缺硒与大骨节病也有关。

硒摄入过量可致中毒。主要表现为头发变干、变脆、易断裂及脱落。

3. 硒的参考摄入量及主要食物来源　《中国居民膳食营养素参考摄入量（2023版）》推荐硒的膳食推荐摄入量（recommended nutrient intake，RNI）为 50μg/d，可耐受最高摄入量（tolerable upper intake levels，UL）为 400μg/d。性别、年龄、健康状况及食物中硒的存在形式等都会影响硒在体内的吸收。

硒的良好来源是海洋食物和动物的肝、肾及肉类。谷类和其他种子中硒的含量依赖其生长的土壤，因环境不同而差异较大。蔬菜和水果含硒量甚微。日常生活中，可从海产品、动物内脏中获得硒元素。

（五）铜

铜（copper）是人体必需的微量元素之一，正常人体内铜含量为100~150mg，其中50%~70%在肌肉和骨骼，20%在肝，5%~10%在血液。以肝、肾、心、头发和脑中最高，脾、肺、肌肉、骨次之，腺体如脑垂体、甲状腺和胸腺含量最低。在正常人体血清中铜含量为10~24μmol/L。

1. 铜的生理功能

（1）构成含铜酶与铜结合蛋白的成分。

（2）维持正常造血功能。参与铁的代谢和红细胞生成，促进铁的吸收、转运及储存。

（3）促进结缔组织形成。铜主要是通过赖氟酰氧化酶促进结缔组织中胶原蛋白和弹性蛋白的交联，是形成强壮、柔软的结缔组织所必需。

（4）维护中枢神经系统的正常功能。铜在神经系统中起着多种作用，如细胞色素氧化酶能促进髓鞘的形成。在脑组织中，多巴胺β-羟化酶催化多巴胺转变成神经递质去甲肾上腺素。

（5）促进正常黑色素形成及维护毛发正常结构。酪氨氧化酶（酪氨酸酶）能催化酪氨酸羟基化转变为多巴，进而转变为黑色素，为皮肤、毛发和眼睛所必需。先天性酪氨氧化酶缺乏，引起毛发脱色，称为"白化病"。

2. 铜的缺乏与过量 正常膳食可以满足人体对铜的需求，一般不易缺乏。铜缺乏多见于早产儿、长期腹泻、长期完全肠外营养、代谢障碍等情况。机体缺铜可引起贫血、白细胞减少，血浆铜蓝蛋白和红细胞含铜超氧化物歧化酶含量下降、心律失常、神经变性、胆固醇升高，皮肤、毛发呈驼色和骨质疏松症等症状。

过量铜可引起急、慢性中毒，多为饮用与铜容器或铜管道长时间接触的酸性饮料或误服大量铜盐引起的急性中毒。表现为呕吐、恶心、上腹部不适、腹泻、头痛、眩晕及口中有金属味等，严重者可出现黄疸、溶血性贫血、血尿、尿毒症，甚至死亡。

3. 铜的参考摄入量及主要食物来源 目前我国尚未制定铜的推荐摄入量。参考WHO建议铜的平均摄入量下限为1.25mg/d，结合我国膳食铜摄入量，《中国居民膳食营养素参考摄入量（2023版）》推荐成人铜的适宜摄入量为2.0mg/d，可耐受最高摄入量为8mg/d。

铜广泛存在于各种食物中，牡蛎含量最高，贝类、动物肝、肾及坚果类、谷类胚芽、豆类等含铜丰富，是铜的良好食物来源。植物性食物含铜取决于生长土壤中铜的水平。一般奶类和蔬菜中铜含量较低。

任务七 膳食纤维

————·案|例|导|入·————

【案例】

20 世纪 50 年代末期，欧美国家组织专家团队考察团进入文明病发病率极低的非洲进行考察。有科学家在日记中写道："这里的人们拉的粪便简直像牛粪一样，真是不可思议……"。但是，这里的人们没有便秘，慢性肠炎也很少见，糖尿病、高血压、高血脂、肠癌在这里更是很少见到。

【问题】

20 世纪 50 年代末期，非洲人文明病发病率低的膳食原因是什么？

一、膳食纤维的分类

随着营养学和相关科学的深入发展，人们逐渐发现膳食纤维（dietary fiber）具有相当重要的生理作用。营养学家把膳食纤维列为六大营养素之外的人类第七大营养素。膳食纤维是存在于植物性食物中的一类多糖，根据其水溶性不同，分为可溶性纤维与不溶性纤维。可溶性纤维主要包括部分半纤维素、果胶和树胶等；不溶性纤维素包括纤维素、木质素等。膳食纤维与人体的健康密切相关，在防止心脑血管疾病、糖尿病等慢性病中起着重要作用。

二、膳食纤维的理化特性和生理功能

（一）膳食纤维的理化特性

1. 吸收作用 膳食纤维具有很强的吸水和与水结合的能力。此作用可使肠道中粪便的体积增大，加快其转运速度，减少粪便中有害物质与肠壁接触的时间。

2. 黏滞作用 一些膳食纤维具有很强的黏滞性，能形成黏液性溶液，如果胶、树胶、海藻多糖等。

3. 结合有机化合物 膳食纤维具有结合胆酸和胆固醇的作用。

4. 细菌发酵作用 膳食纤维在肠道内易被细菌酵解，其中的可溶性膳食纤维可完全被细菌酵解，而不溶性膳食纤维则不易被细菌酵解。酵解所产生的短链脂肪酸可作为肠道细胞和细菌的能力来源。

5. 阳离子交换作用 膳食纤维可在胃肠道内与钾、钠、三价铁等阳离子结合形成膳食纤维复合物，影响其吸收。

（二）膳食纤维的生理功能

1. 利于食物的消化 膳食纤维能增加食物在口腔咀嚼的时间，增强牙齿的咀嚼功能，促进肠道消化酶分泌，加速肠道内容物的排泄，有利于食物的消化吸收。

2. 控制体重及减肥 膳食纤维有很强的吸水能力或结合水的能力，可增加胃内容物容积而增加饱腹感，从而减少食物的摄入。

3. 预防结肠癌 膳食纤维可抑制厌氧菌，促进嗜氧菌的生长，使具有致癌性的代谢物减少，同时可缩短粪便在肠道内的时间，减少产生癌变的可能性。

4. 降低餐后血糖，预防糖尿病 可溶性膳食纤维可降低餐后血糖，降低血胰岛素水平或提高机体胰岛素的敏感性。

5. 降低血清胆固醇 膳食纤维可结合胆酸，起到降低血清胆固醇的作用。

三、膳食纤维的缺乏与过量

膳食纤维摄入不足，胃肠道因刺激不足而蠕动缓慢，易患便秘，持续性便秘还有可能诱发痔；有害物质在肠道内停留时间增加，患肠道息肉、肿瘤的概率增加；膳食纤维缺少还会增加肠道对糖、胆固醇等的吸收，易导致肥胖、高脂血症、冠心病、糖尿病等疾病的发生。

膳食纤维摄入过量可导致胃肠道内水分不足，从而导致便秘；膳食纤维过多时，在胃肠道内不能及时被消化或分解，易引起腹胀、腹疼；膳食纤维还是一种结合剂，过量时会影响铁、铜、锌、钙和一些维生素的吸收及利用。

四、膳食纤维的适宜摄入量与食物来源

膳食纤维的
摄入与保健

（一）适宜摄入量

美国食品药品监督管理局（Food and Drug Administration，FDA）推荐的总膳食纤维摄入量为成人每天 20～35g，其中非水溶性膳食纤维占 70%~75%，可溶性膳食纤维占 25%~30%。《中国居民膳食营养素参考摄入量（2023 版）》建议成人膳食纤维的适宜摄入量为 25～30g/d，孕妇和哺乳期妇女的适宜摄入量为在此基础上均增加4g/d。长时期过量摄入膳食纤维可使钙、铁、镁、锌等随粪便排出量增加，从而引起矿物质缺乏症。另外，还会导致脂溶性维生素吸收障碍。

（二）食物来源

膳食纤维主要来源于植物性食物，谷类、薯类、豆类及蔬菜、水果等食物中膳食纤维含量丰富，植物成熟度越高其膳食纤维含量越高。谷类加工越精细，则膳食纤维含量越低。除了天然食物中所含自然状态的膳食纤维外，还有多种粉末状、单晶体等形式从天然食物中提取的膳食纤维产品。

任务八 水

·案|例|导|入·

【案例】

患者，男，40 岁，呕吐、腹泻伴发热、口渴、尿少四天入院。体格检查：T 38.2℃，BP 110/80mmHg，汗少、皮肤黏膜干燥。实验室检查：血 Na^+ 155mmol/L，血浆渗透压 320mmol/L，尿比重 1.02。其余化学检查正常。

【问题】

1. 该患者可能的病因是什么？
2. 如何进行膳食治疗？

水（water）是构成身体的主要成分之一。水是生命之源，没有水，就没有生命。人不吃食物仍可存活数周，但如果不饮水，数日便会死亡。水是人体中含量最多的成分，成年男性含水量约为体重的 60%，成年女性为 50%~55%。

一、水的生理功能与需要量

（一）生理功能

1. 构成细胞体液的组成成分 生物体内的水大部分与蛋白质结合形成胶体，这种结合使组织细胞具有一定的形态、硬度和弹性。水是构成细胞胶态原生质的重要成分，失去了水，细胞的胶态即无法维持，各种代谢就无法进行。

水的平衡与保健

2. 参与物质代谢 水是生物体内物质代谢的主要溶剂。水有很高的电解常数，溶解力强，可使水溶物质以溶解状态和电解质离子状态存在。

3. 促进生化反应 水是促进代谢反应的物质，一切生物的氧化和酶促反应都有水参加。在水解过程中，水是反应底物；在氧化过程中，水是反应产物。在体内的消化、吸收、分解、合成、氧化还原及细胞呼吸等过程中，都有水的参与。

4. 调节人体体温 水的比热容大，热容量也大，蒸发热高，热传导强。因此，水能以呼出潮气或以多汗形式起到调节体温的作用。

5. 润滑器官，减缓磨损 在关节、胸腔、腹腔和胃肠道等部位，都存在一定量的水分，对器官、关节、肌肉、组织起到缓冲、润滑、保护作用。

（二）水的需要量

水的需要量变化很大，受代谢情况、年龄、体力活动、温度、膳食等因素的影响。我国目前尚未制定水的需要量标准，健康成人一般每日约需水 2500ml。人体每获得 1000kcal 热量的食物，就应补充 1000ml 的水，婴儿应为 1500ml。

二、水的摄入与排出

1. 水的摄入　人体水分的摄入主要有饮用水、食物水和代谢水等途径。

一般的成人每日饮用水、茶、汤、乳制品或其他饮料，人体可获得约 1200ml 水。在摄入的食物中含有一定量的水分，成人一般每日从食物中可获得约 1000ml 水。同时，膳食中的蛋白质、脂肪、糖类在体内代谢时氧化产生一定量的水。据测定，每 100g 蛋白质代谢产生 41ml 水，每 100g 脂肪代谢产生 107ml 水，每 100g 糖类代谢产生 60ml 水。每日体内代谢水的总量约为 300ml。

2. 水的排出　人体水分主要通过尿液、粪便、皮肤和呼吸等途径排出体外，其中主要以尿液方式排出。一般成人每日通过尿液排出水分约 1500ml，通过粪便排出水分约 150ml，通过皮肤蒸发的水分 700ml 左右。

通常情况下，人体每日都要摄入和排出一定量的水分，当摄入水分与排出水分的量相当时，机体水分即处于平衡状态。体内水平衡是一个动态平衡。

三、水的缺乏与过量

正常情况下，人体一般不会缺水。当膳食中水分过少或者人体丢失水分过多时，会造成体内水的缺乏，严重时会出现脱水现象，出现皮肤干燥、高热、烦躁、精神恍惚等症状。

当人体摄入过量的水，并且超出人体水的排出量时，会出现水中毒。水中毒会出现头痛、定向力障碍、共济失调、癫痫样发作、嗜睡、呕吐、血压升高、呼吸急促、心率缓慢等症状。

四、水的营养保健与健康

水是生命之源，对机体健康有着特殊意义。机体断食至体脂和蛋白质耗损 50% 才会死亡，而失水 10% 即可危及生命。水可以增加皮肤弹性，起到保护皮肤的作用；水可以促进胃肠道蠕动，软化大便，预防便秘；水可以稀释体内血液黏稠度，促进排汗和体温调节，有助于疾病恢复。

水质不良可以引起健康损害及疾病。如水质硬度过高容易导致结石，受污染的水源能够传播介水传染病等。

────── · 知│识│拓│展 · ──────

水污染

　　水污染，是水体因某种物质的介入，而导致水化学、物理、生物或者放射性等方面特性的改变，从而影响水的有效利用，危害人体健康或者破坏生态环境，造成水质恶化的现象。根据污染杂质的不同，水污染可分为以下几种。

　　1. 化学性污染　无机无毒物质（酸、碱、无机盐类等）、无机有毒物质（重金属、氧化物、氟化物等）、耗氧有机物及有机有毒物质。

　　2. 物理性污染　影响水体的颜色、浊度、温度、悬浮物含量和放射性水平的污染物。

　　3. 生物性污染　细菌、病毒、原生动物、寄生蠕虫，以及大量的繁殖藻类等。

　　面对水资源保护的紧迫性，每个人都应承担起保护水资源的责任。同时加强水资源保护的宣传教育，培养人们珍惜水资源、节约用水的好习惯，减少浪费，保护水资源。

任务九　植物化合物

────── · 案│例│导│入 · ──────

【案例】

　　大蒜为百合科植物，药用其鲜茎。中医药学认为，本品可行滞气、暖脾胃、消癥积、解毒杀虫。主治饮食积滞、脘腹冷痛、水肿胀满、痢疾泄泻、痈疽肿毒、蛀虫咬伤、疟疾、癣疮等病症。

【问题】

　　1. 请问大蒜中含有的对人体有益的主要营养成分有哪些？

　　2. 请问这些营养成分对人体有哪些作用？

一、概述

　　植物食物中除构成植物体内的糖类、蛋白质、脂肪、水分、矿物质等必要物质外，还含有大量萜类、酚类、植物激素、植酸、有机硫化物等物质，这些物质具有广泛的功效和作用，对人类健康起着重要作用，被称为植物化合物（plant compounds）。

　　植物化合物的研究起源较早，早在20世纪50年代，随着发达国家营养缺乏病的消灭和慢性病的发展，科学家们就开始研究食物中自然存在的植物化合物。近年来，越来越多的研究证据表明，蔬菜、水果、坚果、全谷物等富含多种植物化合物，对降低慢性病风险有重要作用。

二、植物化合物的分类

依据植物化合物的化学结构或其功能点，将其分为酚和多酚化合物、有机硫化物、萜类化合物、皂苷类化合物、植物甾醇、类胡萝卜素、植酸等。

（一）酚和多酚化合物

多酚化合物是一组植物中化学物质的统称，因具有多个酚基团而得名。多酚在一些植物中起呈现颜色的作用，如秋天的叶子。常见多酚化合物包括酚酸及类黄酮，后者亦称黄酮类化合物。

黄酮类化合物是广泛存在于植物界的一大类多酚化合物，多以甙类形式存在，也有一部分以游离形式存在。黄酮类化合物可以分为 10 个类别，黄酮类、黄烷醇类、异黄酮类、双氢黄酮类、双氢黄酮醇类、噢呀类橙酮、黄烷酮类、花色素类、查耳酮类、色原酮类等。

（二）有机硫化物

有机硫化物是植物化合物的一类，主要存在大蒜和其他的球根状植物中。以大蒜含量最为丰富，洋葱次之。大蒜中含有机硫化物 30 余种，主要为二烯丙基—硫化物、二烯丙基二硫化物和二烯丙基三硫化物，其中二烯丙基二硫化物的生物活性最强，被称为蒜素，其基本物质是蒜苷。

（三）萜类化合物

萜类化合物是存在于自然界中，分子式为异戊二烯单位倍数的烃类及其含氧衍生物。这些含氧衍生物可以是醇、醛、酮、羧酸、酯等。萜类化合物广泛存在于自然界，是构成某些植物的香精、树脂、色素等的主要成分。如玫瑰油、桉叶油、松脂等都含有多种萜类化合物。另外，某些动物激素、维生素等也属于萜类化合物。

按异戊二烯单位的多少，可将常见萜类化合物分为单萜、倍半萜、二萜、二倍半萜、三萜、四萜和多萜。每类再根据基本碳链是否成环及成环数的多少进一步分类。

1. 单萜类化合物 是由两个异戊二烯单元聚合而成的化合物及其衍生物，为挥发油的组分。多数具有较强的香气和生理活性。如链状单萜香叶醇具有抗菌作用；单环单萜辣薄荷酮具有平喘、止咳、抗菌的作用；双环单萜龙脑（冰片）具有发汗、兴奋、镇痉和驱虫作用。

2. 倍半萜化合物 是由 3 个异戊二烯单元聚合而成的化合物及其衍生物，可存在于挥发油中，多具有香气和生物活性。单环倍半萜青蒿素具有抗恶性疟疾的作用。

3. 二萜类化合物 是由 4 个异戊二烯单元聚合而成的化合物及其衍生物。分子量较大，绝大多数不具挥发性。双环二萜类的银杏内酯为治疗心血管疾病的有效药物，穿心莲内酯具有抗菌、抗炎作用；三环二萜类的雷公藤内酯具有抗癌、抗炎、抗生育等作用；四环二萜类的甜菊苷可用作禁糖病人的甜味剂，其甜度为蔗糖的 300 倍；五环二萜的乌头碱具有镇痛、局部麻醉、降温、消肿的活性。

4. 三萜类化合物 是由 6 个异戊二烯单元聚合而成的化合物及其衍生物。以游离状态存在时称为三萜类化合物或三萜苷元，与糖结合则称为三萜皂苷。

（四）皂苷类化合物

皂苷别称碱皂体、皂素或皂草苷。"皂苷"一词由英文名 Saponin 意译而来，英文名则源于拉丁语的 Sapo，意为肥皂。皂苷是苷元为三萜或螺旋甾烷类化合物的一类糖苷，主要分布在陆地高等植物中，也少量存在于海星和海参等海洋生物中。许多中草药如人参、远志、桔梗、甘草、知母和柴胡等的主要有效成分都含有皂苷。

（五）植物甾醇

植物甾醇是从玉米、大豆中经过物理提纯而得，具有营养价值高、生物活性强等特点。植物甾醇可通过降低胆固醇减少心血管疾病的风险。广泛应用在食品、医药、化妆品、动物生长剂及纸张加工、印刷、纺织等领域，特别是在欧洲作为食品添加剂非常普遍，广泛用于食品中以降低人体胆固醇。

植物甾醇用于预防、治疗冠心病，对治疗消化性溃疡、皮肤鳞癌、宫颈癌等有明显的疗效；此外，植物甾醇还是重要的甾体药物和维生素 D_3 的生产原料。

植物甾醇具有良好的抗氧性，可作为食品添加剂（抗氧化剂、营养添加剂）；也可作为动物生长剂原料，促进动物生长，增进动物健康。

（六）类胡萝卜素

类胡萝卜素是水果和蔬菜中广泛存在的植物次级代谢产物，它们的主要功能之一是使植物显示出红色或黄色。通常将类胡萝卜素分成无氧和含氧两种类型。在自然界存在的 700 多种天然类胡萝卜素中，对人体营养有意义的有 40～50 种。根据个人膳食特点，人类血清中含有不同比例的类胡萝卜素，主要以无氧型类胡萝卜素的形式存在。而有氧型的叶黄素，如黄体素、玉米黄素也少量存在。有氧型和无氧型类胡萝卜素的区别主要在于它们对热的稳定性不同。人体每天摄入的类胡萝卜素大约为 6mg。

（七）植酸

植酸又称肌酸、环己六醇六全－二氢磷酸盐，它主要存在于植物的种子、根干和茎中，其中以豆科植物的种子、谷物的麸皮和胚芽中含量最高。植酸的应用非常广泛。在食品工业中，植酸可用作食品添加剂；在酿酒工业中，可用作除金属剂；在医药工业中，可用于治疗糖尿病、肾结石等病症；在化工、石油、冶金、日用化学工业中，可用作油脂的抗氧剂、食品和水果的保鲜剂、聚氯乙烯聚合釜防粘釜剂、医药上的止渴剂、饲料的添加剂，还可用作防锈、清洗、防静电及金属表面处理剂等，尤其可作为生产肌醇的重要原料之一。

三、植物化合物的功能

植物化合物
的保健作用

1. 抗氧化性作用　现已发现，植物化合物如类胡萝卜素、多酚化合物、植酸和硫化物等具有明显的抗氧化作用，可以防范身体到自由基的损害，保护细胞不受损失。多酚类是植物化合物中抗氧化活性最高的一类物质。某些类胡萝卜素，如番茄红素对单线态氧和氧自由基具有更有效的保护作用。

2. 免疫调节作用　有些植物化合物可以增强人体免疫力，促进免疫细胞的产生和抗体的生产，从而提高对人体的抵抗力。目前，除类胡萝卜素外，对其他植物化学物的免疫调节作用的研究还不多。多项实验研究及干预性研究结果均表明，类胡萝卜素能够调节机体的免疫功能。在离体条件下发现，类黄酮具有免疫调节作用，皂苷、硫化物能增强机体的免疫功能。

3. 抗癌作用　植物中的许多化合物都具有抗肿瘤作用。癌症的发生是一个多阶段过程，植物化合物几乎可以在每一个阶段抑制肿瘤发生。如某些酚酸可与活化的致癌剂发生共价结合并掩盖 DNA 与致癌剂的结合位点；大豆中存在的金雀异黄素和植物雌激素在离体实验条件下，可抑制血管生长和肿瘤细胞的生长和转移。此外，植物化合物中的芥子油甙、多酚、单萜类、硫化物等可通过抑制 I 相代谢酶和诱导 II 相代谢酶来发挥抗癌作用。

4. 降胆固醇作用　临床研究发现，植物中的许多化合物如皂苷、植物甾醇、硫化物等具有降低血清胆固醇水平的作用，从而预防心血管疾病的发生。血清胆固醇降低的程度与食物中胆固醇和脂肪含量有关。植物化学物降低胆固醇的机制可能与抑制胆酸吸收、促进胆酸排泄、减少胆固醇在肠外的吸收有关。此外，植物化合物如硫化物能够抑制肝中胆固醇代谢的关键酶，如羟甲基戊二酸单酰 CoA 还原酶（HMG - CoA）。

5. 抗炎作用　植物化合物中的酚类、有机硫化物、萜类、植物激素等具有强烈的抗炎作用。它们可以抑制炎症物质的合成，降低炎症反应，从而缓解疼痛、红肿和发热等症状。

除以上作用外，植物化合物还具有调节血压、调节血糖、抗血栓和抗微生物及促进消化等作用。

———— ·知|识|拓|展· ————

大蒜素

大蒜素（allicin）是从大蒜头中提取的一种有机硫化物。其生物学作用是：①抗微生物。②预防和治疗感冒。③大蒜素除抑制细菌的生长繁殖之外，还能抑制真菌、病毒及寄生虫的生长和繁殖。④大蒜素能抑制肿瘤。大量细胞实验证明，大蒜素可以抑制肿瘤细胞生长和增殖，并且可诱导肿瘤细胞的凋亡。⑤大蒜素有调节血脂的作用，同时还可减少低密度脂蛋白的氧化，减轻血管壁的胆固醇沉积。⑥大蒜还有抗氧化作用、抑制血小板聚集、降血糖，以及提高免疫力和调节肠道菌群，维护肠道微生态平衡等作用。大蒜素主要存在于大蒜的大蒜头中，其他百合科植物中也能发现大蒜素，如青蒜、大葱、小葱、圆葱、韭菜和韭黄等。某些紫皮大蒜大蒜素的含量高达 1.05mg/100g。

本章小结

本章拓展练习及参考答案

项目三　食物的营养价值与食品卫生保健

───── • 学｜习｜目｜标 • ─────

1. 素质目标　培养学生食品卫生意识和食品安全意识；培养学生形成良好的职业道德修养，促进学生全面发展。

2. 知识目标　掌握食品标签和食品营养标签的概念及规定，生物性污染、化学性污染、物理性污染的特点及预防措施；熟悉食品营养价值的概念、评价指标和评价意义；了解食品污染的概念、分类，食物中毒的概念、特点。

3. 能力目标　具有通过查阅食品标签、食品营养标签中食物成分表，初步评定食品营养价值的能力；能够识别并预防各种食品的污染；能够预防各类食物中毒。能够判断并处理各类食物中毒。

任务一　概　述

───── • 案｜例｜导｜入 • ─────

【案例】

蒋女士，60余岁，12年前被查出糖尿病。自从查出糖尿病，她便开始服用降糖药物，并以素食为主。凭着惊人的毅力，12年来，她几乎没碰过肉。不仅如此，由于自己体型偏瘦，担心体重减轻，她也很少运动。最近1个月，蒋女士出现了体重骤降的情况，20多天内就减重10斤，而且感到浑身乏力不适。去医院检查后，发现她的血糖远高于正常值。医生在仔细询问后得知，蒋女士平日并不监测血糖，喜食面食，且主食量占比过多，早餐以粥和馒头搭配咸菜为主，中、晚餐以吃面条为主，面条里仅搭配少量蔬菜。

【问题】

1. 请指出蒋女士血糖失控的原因。
2. 您对蒋女士的饮食建议是什么？

在日常生活中，我们经常会在食品包装上看到各种食品营养标签，这些信息对于我们选择健康的食品至关重要。科学挑选食品的重要秘诀之一就是阅读标签。然而，很多人对这些标示的含义和解读方法并不了解。下面将详细介绍食品标签和营养标签。

一、食品标签和食品营养标签

1. 食品标签 食品标签（food label）是粘贴、印刷、标记在食品或者其包装上，用以表示食品名称、净含量、食用或者使用方式、生产者或销售者等相关信息的文字、符号、数字、图案及其他说明的总称（图3-1）。食品标签的主要用途是向消费者提供食品的组成、特征等各种相关信息，包括与食品安全和营养相关的信息。其主要作用是通过了解食品标签基本信息、查看营养标示、比较不同产品，以便于消费者可以根据身体的营养需求，选择更健康的食品。

食品的身份
证－食品标签

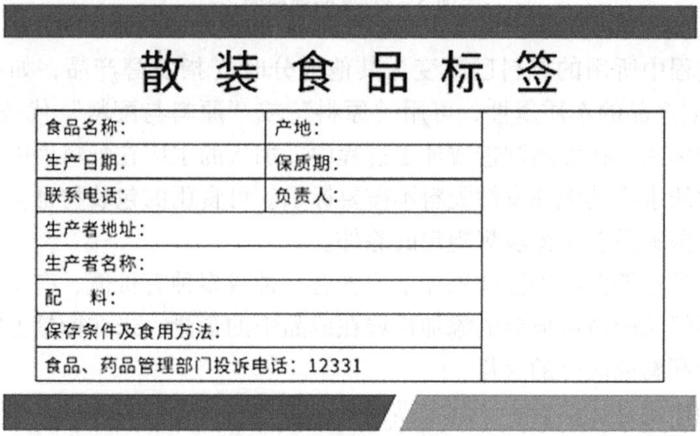

散 装 食 品 标 签

食品名称：	产地：
生产日期：	保质期：
联系电话：	负责人：
生产者地址：	
生产者名称：	
配　料：	
保存条件及食用方法：	
食品、药品管理部门投诉电话：12331	

图3-1 食品标签

预包装食品（prepackaged food）是预先定量包装或者制作在包装材料和容器中的食品。包括预先定量包装及预先定量制作在包装材质和容器中并且在一定量限范围内具有统一的质量或体积标识的食品。

预包装食品上都会有标签。根据我国要求，标签上应该具备以下一些基本要素：食品名称、配料表、净含量和规格、生产者或经营者名称、地址和联系方式、生产日期和保质期、贮存条件、食品生产许可证编号、产品标准代号等。

（1）食品名称：应在食品标签的醒目位置清晰地标示反映食品真实属性的专用名称。当国家标准、行业标准或地方标准中已规定了某食品的一个或几个名称时，应选用其中的一个，或等效的名称。无标准规定的名称时，应使用不使消费者误解或混淆的常用名称或通俗名称。如复原乳、浓缩果汁等。

（2）配料表：配料是在制造或加工食品时使用并存在（包括以改性形式存在）于最终产品中的任何物质，包括水和食品添加剂。除单一配料的食品外，食品标签上必须标明配料表。配料表的标题为"配料"或"配料表"。各种配料必须按加入量的递减顺序一一排列（图3-2）。如果某种配料本身是由两种或两种以上的其他配料构成的复合配料，必须在配料表中标明复合配料的名称，再在其后加括号，按加入量的递减顺序列出原始配料。当复合配料在国家标准或行业标准中已有规定名称，其加入量小于食品总量的 25% 时，则不必将原始配料标出，但其中的食品添加剂必须标出。各种配料必须按标准的规定使用具体名称。食品添加剂必须使用 GB 2760—2024 规定的产品名称或种类名称。

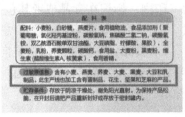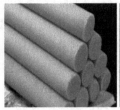

图 3-2 食品配料表

当加工过程中所用的原料已改变为其他成分时（指发酵产品，如酒、酱油、醋等），为了表明产品的本质属性，可用"原料"或"原料与配料"代替"配料"，并按标准的规定标注。在食品制造或加工过程中，加入的水应在配料表中标示。在加工过程中已挥发的水或其他挥发性配料不需要标示。可食用的包装物也应在配料表中标示原始配料，国家另有法律法规规定的除外。

如果在食品标签上特别强调添加了或含有一种或多种有价值、有特性的配料或成分，应标示所强调配料或成分的添加量或在成品中的含量。未在标签上特别强调，不需要标示该种配料或成分的含量。

配料表的作用是让消费者了解食品成分，指导消费者购买食品；也是食品生产者对消费者的质量承诺；还可以是向监管部门提供必要的信息，便于监督管理。

———— · 知 | 识 | 拓 | 展 · ————

分分钟教你看懂食品配料表

一看配料表排列顺序。根据《食品安全国家标准预包装食品标签通则》规定，各种配料应按制造或加工时的加入量进行递减排列。也就是说，在食品配料表中添加量越大的，排名就越靠前。因此可以根据配料表上排名前几位的原料，来判断是否与该产品应有的主要原料相一致。如火腿肠，配料表中第一位的却是淀粉，这样的火腿肠顶多算"粉腿"。

二看配料表中成分种类。一般食品成分可分为食品配料和食品添加剂两大类。根据国家规定，食品添加剂必须全部列出，并且都会标注在同一个食品添加剂括号内。

（3）净含量和规格

1）净含量：食品的净含量标注由"净含量"（中文）、数字和法定计量单位三部分组成（图 3-3）。它表示包装内食品的实际重量或体积。对于固态食品，通常使用质量单位（如克、千克）表示。而对于液态或半固态食品，可以选择使用体积单位（如毫升、升）或质量单位表示。净含量的计量单位应符合法定要求，并且净含量的标示位置应与食品名称在同一展示版面。

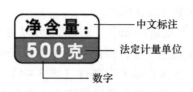

图3-3 净含量的组成

2）规格：通常指的是单件预包装食品的净含量，对于含有多个单件预包装食品的情况，大包装在标示净含量的同时还应标示规格，规格的标示可以包括单件预包装食品的净含量和件数，或者只标示件数，在标示规格时，不强制要求标示"规格"两字。

（4）生产者或经营者名称、地址和联系方式：食品标签上应当标注生产者的名称、地址和联系方式。生产者名称和地址应当是依法登记注册、能够承担产品质量责任的生产者名称、地址。依法承担法律责任的生产者或经销者的联系方式应标示至少一项内容，如电话、传真、网络联系方式等，或与地址一并标示的邮政地址。

进口预包装食品应标示原产国国名或地区区名，以及在中国依法登记注册的代理商、进口商或经销者的名称、地址和联系方式，可不标示生产者的名称、地址和联系方式。

有下列情形之一的，应按下列要求予以标示。①依法独立承担法律责任的集团公司、集团公司的子公司，应标示各自的名称和地址。②不能依法独立承担法律责任的集团公司的分公司或集团公司的生产基地，应标示集团公司和分公司（生产基地）的名称、地址；或仅标示集团公司的名称、地址及产地，产地应当按照行政区划分标注到地市级地域。③受其他单位委托加工预包装食品的，应标示委托单位和受委托单位的名称和地址；或仅标示委托单位的名称和地址及产地，产地应当按照行政区划分标注到地市级地域。

（5）日期标识：食品标签上的日期通常包括生产日期、保质期和保存期（图3-4）。

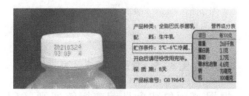

图3-4 食品标签中日期和贮存条件

1）生产日期：是指商品在生产线上完成所有工序，经过检验并包装成为可在市场上销售的成品时的日期和时间。预包装食品的生产日期应在最小销售包装的主要展示版面显著标注。如果最小销售包装是多层的，则需在其最外层包装上标注。生产日期应以清晰明显、描述准确、易于查找的方式标注。应按照年、月、日的顺序明确标注生产日期。

2）保质期：是在标签上规定的条件下，保持食品质量（品质）的期限。在此期限，食品完全适于销售，并符合标签上或产品标准中规定的质量（品质）。超过此期限，在一定时间内食品仍然是可以食用的。

3）保存期：是在标签上规定的条件下，食品可以食用的最终日期。超过此期限，产品质量（品质）可能发生变化，因此食品不再适于销售。

（6）其他：食品标签上还应标示贮存条件（图3-4），例如常温保存、冷藏保存等，以及食品生产许可证号和产品标准代号等信息，并符合相应产品标准的规定。

此外，读食品标签时，还需要注意下面这几点：食品标签是对食品质量特性、安全特性、食用、饮用说明的描述。通过食品标签，可根据个人喜好和营养需求对包装饮食进行选择。食品标签的所有内容，不得以错误的、容易引起误解或欺骗性的方式描述或介绍食品。食品标签所用文字必须是规范的汉字。食品标签不得与包装容器分开，不得在流通环节中变得模糊甚至脱落；必须保证消费者购买和食用时醒目、易于辨认和识读。所有食品生产者，都必须按照《食品标签通用标准》正确地标注各项内容。食品名称必须在标签的醒目位置，且与净含量排在同一视野内。

2. 食品营养标签

食品营养标签（food nutrition labels）是向消费者提供食品营养成分信息和特性的说明，包括营养成分表、营养声称和营养成分功能声称。

（1）营养成分表：营养成分表通常有三项内容，从左到右依次为食品营养成分名称、营养成分含量和营养素参考值（nutrient reference values，NRV）（图3-5）。

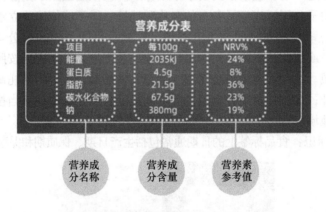

图3-5　食品营养成分表

1）营养成分名称：根据《预包装食品营养标签通则（GB 28050—2011）》的规定，目前强制标示能量及蛋白质、脂肪、糖类和钠4种核心营养素，即"1+4"。其他的营养成分（如维生素、矿物质等），企业可自主选择是否标示。除此以外，如果食品配料中含有或生产过程中使用了氢化和/或部分氢化油脂时，还应标示出反式脂肪（酸）的含量。

2）营养成分含量：国家标准规定营养成分含量可以以每100g、每100ml或者每份作为单位。因此，查看营养成分表时一定要看清营养成分含量是以什么为单位的，以免高估或低估食品的营养价值。

3）营养素参考值：表示每100g该食品中每种营养成分占每日所需营养素参考值

的百分比。一般我们很难从营养成分的含量上直观地看出这一成分的高低，如某坚果营养成分表中脂肪含量为45.5g/100g，即每100g这种食品大概满足了一个人一天所需脂肪的76%，那么其他脂肪含量高的食物就要少吃或者这种食品要少吃。

─────· 知│识│拓│展 ·─────

核心营养素

　　核心营养素是食品中存在的与人体健康密切相关，具有重要公共卫生意义的营养素，缺乏可引起营养不良，影响儿童和青少年生长发育和健康，摄入过量则可导致肥胖和慢性病发生。考虑我国居民营养健康状况和慢性病发病状况，结合国际贸易需要与我国社会发展需求多种因素，目前确定的核心营养素包括蛋白质、脂肪、糖类、钠4种。预包装食品的营养标签上都会附上它的能量、蛋白质、脂肪、糖类、钠的含量与该产品的营养功效。

　　由于不同的人群有着不同的营养需求和饮食习惯，因此，了解不同人群对不同营养元素的需要和补充方法，指导相关人群合理膳食，健康生活，对于提高公众的营养意识和改善大众饮食健康水平具有重要意义。

　　（2）营养声称：是食品营养标签上对食物营养特性的确切描述和声明，包括含量声称和比较声称（图3-6）。

　　1）含量声称：是描述食物中能量或营养成分含量水平的声称。声称用语包括"含有""高""低"或"无"等。例如日常生活中我们常见的"高钙豆粉""无糖口香糖""低胆固醇""含丰富的维生素C"的饮料等都属于含量声称。

　　2）比较声称：指与消费者熟知同类食品的营养成分含量或能量值进行比较后的声称。声称用语包括"增加"或"减少"等。所声称的能量或营养成分含量与基准食品相比差异必须≥25%。例如，"减少脂肪""加钙"等都属于比较声称。

比较声称　　含量声称　　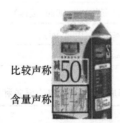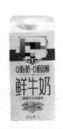

图3-6　营养声称

表3-1　能量和营养成分含量声称的要求和条件

项目	含量声称方式	含量要求	限制性条件
能量	无能量	≤17kJ/100g(固体)或100ml(液体)	其中脂肪提供的能量≤总能量的50%
	低能量	≤170kJ/100g(固体) ≤80kJ/100ml(液体)	

续 表

项目	含量声称方式	含量要求	限制性条件
蛋白质	低蛋白质	来自蛋白质的能量≤总能量的5%	总能量指每100g/ml 或每份
	蛋白质来源,或含有蛋白质	每100g 的含量≥10% NRV(固体) 每100ml 的含量≥5% NRV(液体)或者 每420kJ 的含量≥5% NRV	—
	高或富含蛋白质	每100g 的含量≥20% NRV(固体) 每100ml 的含量≥10% NRV(液体)或者 每420kJ 的含量≥10% NRV	
脂肪	无或不含脂肪	≤0.5g/100ml(固体)或100ml(液体)	—
	低脂肪	≤3g/100g(固体) ≤1.5g/100ml(液体) 脂肪含量≤10%	仅指畜肉类和禽肉类
	脱脂	液态奶和酸奶:脂肪含量≤0.5%; 乳粉:脂肪含量≤1.5%。	其他乳制品应符合相应食品安全国家标准
	无或不含饱和脂肪	≤0.1g/100g(固体)或100ml(液体)	—
	低饱和脂肪	≤1.5g/100g(固体) ≤0.75g/100ml(液体)	饱和脂肪供能比≤10%
	ω-3 多不饱和脂肪酸来源或含有 ω-3 多不饱和脂肪酸	a-亚麻酸≥0.3g/100g 或者 EPA 和 DHA 总和≥40mg/100g	—
	高或富含 ω-3 多不饱和脂肪酸	a-亚麻酸≥0.6g/100g 或者 EPA 和 DHA 总和≥80mg/100g	
胆固醇	无或不含胆固醇	≤5mg/100g(固体)或100ml(液体)	应同时符合低饱和脂肪的声称含量要求和限制性条件
	低胆固醇	≤20mg/100g(固体) ≤10mg/100ml(液体)	
乳糖	无或不含糖	≤0.5g/100g(固体)或100ml(液体)	不包括乳糖
	低糖	≤5g/100g(固体)或100ml(液体)	
	无乳糖	乳糖含量≤0.5g/100g(ml)	仅指乳品类
	低乳糖	乳糖含量≤2g/100g(ml)	

表3-2 能量和营养成分比较声称的要求和条件

比较声称方式	要求	条件
减少能量	与参考食品比较,能量减少 25% 以上	参考食品（基准食品）应为消费者熟知、容易理解的同类或同一属类食品
增加或减少蛋白质	与参考食品比较,蛋白质含量增加或减少 25% 以上	
减少脂肪	与参考食品比较,脂肪含量减少 25% 以上	
减少胆固醇	与参考食品比较,胆固醇含量减少 25% 以上	
增加或减少糖类	与参考食品比较,糖类含量增加或减少 25% 以上	
减少糖	与参考食品比较,糖含量减少 25% 以上	
增加或减少膳食纤维	与参考食品比较,膳食纤维含量增加或减少 25% 以上	
减少钠	与参考食品比较,钠含量减少 25% 以上	

（3）营养成分功能声称：是食品上可以采用规定用语来说明营养成分对维持人体正常生长、发育和正常生理功能等方面的功能作用，如"钙有助于骨骼和牙齿的发育""铁是红细胞形成的重要成分""锌有助于改善食欲"等。凡是进行功能声称的食品，都应在营养成分表中列出相应的营养成分含量，并符合声称条件。营养成分功能声称不是广告，声称是事先制定好的，可选用但不得修改相关用语，任意删改规定声称用语或使用规定以外的声称用语，均被视为违反国家标准，需要根据食品安全国家标准《预包装食品营养标签通则》规范使用。

———— • 知|识|拓|展 • ————

常见营养声称误区

某些商家宣传的"不含蔗糖"或"0蔗糖"，这只能说明食品配料中未使用蔗糖作为原料，但产品配料中是否使用某种食品原料或食品添加剂的描述不属于营养声称的范畴。而且"糖"包括果糖等单糖及蔗糖等双糖，因此"0蔗糖"并不代表"无糖"。

事实上，"0蔗糖"和"0糖"是两码事，"无糖"也并非普通消费者理解的完全没有糖分。日常生活中，许多人把"糖"单纯理解为蔗糖，或者说白糖、冰糖、红糖等。但在食品营养领域，"糖"是各种单糖和二糖的统称，除了蔗糖，还包括果糖、葡萄糖等单糖。

民以食为天，希望食品行业的商家们能从严遵守道德和法律的规范要求，和消费者共同推动食品行业走向科学化、规范化，营造健康放心的食品环境。

二、食品营养价值的评价

1. 食品营养价值的概念 食品营养价值（nutritional value of food）指食品中所含的热能和营养素能满足人体营养需要的程度。食品营养价值的高低，取决于食品中营养素的种类是否齐全、数量的多少、相互比例是否适宜及是否易于被消化和吸收。一种食品如果所提供的热能和营养素越接近人体需要的水平，且易被消化、吸收、利用，那么这种食品的营养价值就越高。不同食品因营养素的构成不同，其营养价值也不同，如谷类对糖类和能量的需要来说营养价值较高，但蛋白质的营养价值较低；蔬菜、水果的维生素、矿物质的营养价值较高，而蛋白质、脂肪的营养价值却很低。因此，食品的营养价值是相对的。即使是同一种食品，由于品种、部位、产地和烹调加工方法的不同，其营养价值也会存在一定的差异。

2. 食品营养价值的评价指标 对食品营养价值的评定主要是从营养素的种类及含量、营养质量指数等方面来进行。

（1）营养素的种类及含量：对某食品进行营养价值评价时，应首先对其所含营养素种类和含量进行分析评价。一般来说，食品中所提供营养素的种类和含量越接近人体需要，该食品的营养价值越高。食物中含有的营养素不全、某些营养素含量很低、各类营养素的比例不当，以及不易被人体消化、吸收等都会影响食物的营养价值，如谷类食物蛋白质中缺乏赖氨酸，从而使谷类蛋白质的营养价值较肉类低。日常生活和餐饮经营中通过查阅食物成分表，可初步评定食物的营养价值。

（2）营养质量指数：在评价某食品或某营养素营养价值时，营养素的质与量是同等重要的。

营养质量指数（index of nutrition quality，INQ）是来判断一种食品营养价值，即营养素密度与能量密度之比。它不仅考虑了食品的营养，还考虑到食品的能量。食品能量密度越低，营养素密度越高，这种食品营养质量指数就越高。

$$营养素密度 = \frac{100g\ 食物提供的某种营养素的含量}{该种营养素的推荐摄入量}$$

$$能量密度 = \frac{100g\ 食物提供的能量}{能量的推荐摄入量}$$

$$INQ = \frac{营养素密度}{能量密度} = \frac{某营养素含量/该营养素供给量}{所产生的能量/能量供给量标准}$$

INQ 的主要优点是可以对食品营养价值的优劣一目了然，是评定食品营养价值的一种简明指标。INQ = 1，表示食品的该营养素与能量含量达到平衡。INQ > 1，说明食品该营养素的供给量高于能量的供给量，故 INQ ≥ 1 为营养价值高；INQ < 1，说明此食品中该营养素的供给量低于能量的供给量，长期食用此种食物，可能发生该营养素的不足或能量过剩，该食品营养价值低。针对不同的人，同一食品的 INQ 值也不一样。我们可以选择对于自己 INQ 值高的食品（表3-3）。

表3-3　鸡蛋、大米、大豆中几种营养素的 INQ

项目		能量/kcal	蛋白质/g	视黄醇/mg	硫胺素/mg	核黄素/mg
成年男子轻体力劳动参考摄入量		2250	65	800	1.4	1.4
鸡蛋 100g	含量	144	13.3	234	0.11	0.27
	INQ		3.2	4.57	1.23	3.01
大米 100g	含量	347	8	—	0.22	0.05
	INQ		0.8	—	1.02	0.23
大豆 100g	含量	359	35	37	0.41	0.2
	INQ		3.37	0.29	1.84	0.9

以成年男子轻体力劳动者的营养素供给量为标准，计算 100g 鸡蛋中主要营养素的 INQ 值（表3-4）。由表中可见，在鸡蛋的几种主要营养素中，除烟酸和抗坏血酸外，INQ 都大于1，说明鸡蛋是一种营养价值较高的食物。

表3-4　100g鸡蛋中几种主要营养素的INQ

项目	能量/kJ	蛋白质/g	钙/mg	铁/mg	视黄醇/mg	硫胺素/mg	核黄素/mg	烟酸/mg	抗坏血酸/mg
含量	710.6	14.7	55	2.7	432	0.16	0.31	0.1	—
供给量标准	10 865	80.0	800	15.0	800	1.3	1.3	13	60
密度/%	6.54	18.4	6.88	18.0	54.0	12.3	23.85	0.77	0
INQ	—	2.81	1.05	2.75	8.26	1.88	3.65	0.12	0

（3）营养素在加工烹调过程中的变化：不少食物的营养素会在加工过程中流失。大多数情况下，过度加工会引起某些营养素的损失，但某些食物如大豆可通过加工制作提高蛋白质的利用率。因此，食物加工处理应选用适当的加工技术，尽量减少食物中营养素的损失。

（4）食品抗氧化能力：食品中抗氧化的成分包括抗氧化营养素和植物化合物，如维生素E、维生素C、硒、类胡萝卜素、番茄红素等。这些物质进入人体后可防止体内自由基产生过多，并具有清除自由基的能力。这类抗氧化营养成分含量高的食物通常被认为营养价值也较高。

（5）食品血糖生成指数：食品血糖生成指数（glycemic indes，GI）是与标准食品（通常指葡萄糖）对比，某一检测食品被人摄入后引起血糖上升的速率。判断标准通常是≤55%为低GI食品，55%～70%为中GI食品，≥70%是高GI食品，可以用来引导糖尿病患者选择食品和控制体重。对于糖尿病患者，可利用GI合理选择饮食并调整饮食结构以达到控制血糖的目的。从这个角度，可以认为食品GI低的食品营养价值较高。

（6）食品中的抗营养因子：有些食品中含有抗营养因子，如植物性食物中所含的植酸、草酸等，可影响矿物质的吸收，大豆中所含的蛋白酶抑制剂及植物红细胞凝血素等。在评价食物营养价值时，还应考虑这些抗营养因子的存在。

3. 食品营养价值的评价意义　主要体现在以下几方面。

（1）全面了解各种食品的天然组成成分，包括营养素、非营养素类物质、抗营养因子等，了解它们的种类、含量和特点，解决抗营养因素问题。指出现有主要食品的营养缺陷，并指出改造或创制新食品的方向，以便趋利避害，有的放矢，充分利用食物资源。

（2）了解食品在收获、贮存、加工、烹调过程中食品营养素的变化和损失，以便于采取相应的有效措施来最大限度地保存食品中营养素含量，提高食品的营养价值。

（3）指导人们科学地选购食品和合理配制营养平衡膳食，以达到增进健康、增强体质及预防疾病的目的。

4. 食品营养评价注意事项　在评价食物的营养价值时，必须注意以下几个问题。

（1）一种食物的营养素含量不是绝对的。不仅不同种食物中能量和营养素的含量不同，同一种食物的不同品种、不同部位、不同产地、不同成熟程度、不同栽培方式之间也有相当大的差别。因此，各国食物成分表中的营养素含量只是这种食物的一个代表值。

食物的营养价值也受贮存、加工和烹调的影响。有些食物经过加工精制后会损失原有的营养成分，也有些食物经过加工烹调后提高了营养素的吸收利用率，或经过营养强化、营养调配而提高了营养价值。

（2）食物营养的评价会随着膳食模式的改变而变化。通常被称为"营养价值高"的食物往往是多数人容易缺乏的那些营养素含量较高或多种营养素都比较丰富的食物。随着经济发展和膳食模式的变化，人们所缺乏和过剩的营养素也在不断变化。因而，对食物营养的评价也会因时代变迁而变化。例如，在缺乏蛋白质的贫困时代，人们认为富含蛋白质的鸡、鸭、鱼肉营养价值高；而在蛋白质供应充足，糖尿病、心脑血管疾病为主要疾病的时代，人们则认为能量低、脂肪少、抗氧化物质丰富的绿叶蔬菜营养价高。

（3）食物的营养价值与人的生理状态有关。每一种食物都有自己的营养素组成特色。即便是同一种食物，不同生理状态的人，对各种营养素的需求也有所不同。对于某种营养素缺乏的人，提供富含这种营养素的食物能够很好地改善其健康状态；而对这种营养素已经摄入过多或因疾病原因需要限制这种营养素的人，提供同一种食物却可能对健康造成损害。例如，对缺铁性贫血的人来说，富含血红素铁的牛、羊肉是有利健康的食物，而对于高血压、冠心病的人来说，过多红肉则不利于疾病的预防和控制。

食品除了满足人的营养需要之外，尚有社会经济、文化、心理等方面的意义。消费者对食品购买和选择动力，除了营养价值之外，还取决于价格高低、口味嗜好、传统观念和心理需要等多种因素。

任务二 植物性食物的营养与保健

———·案|例|导|入·———

【案例】
　　谢女士，25岁，身体BMI属于正常范围。谢女士为了身材管理维持理想体重，日常主食以少量小麦制品和多量玉米为主，并且此习惯已经坚持了一年多的时间。
【问题】
　　1. 请对谢女士饮食中的主食营养做出正确评价。
　　2. 您对谢女士主食搭配有什么建议？

一、谷类

谷类包括稻米、小麦、玉米和杂粮等。杂粮包括高粱、大麦、青稞、荞麦、燕麦、莜麦、小米等。身体能量的主要来源是谷类，谷类在我国人民膳食中占有重要地位，60%~65%的能量、40%~60%的蛋白质和60%的B族维生素，都来自谷类。

粮谷类的
营养与保健

（一）谷粒的构造与营养价值

各种谷粒的结构基本类似，包括谷皮、糊粉层、胚乳和胚芽四部分，谷粒的纵剖面示意见图3-7。

1. 谷皮（麸皮） 于谷粒最外层，占谷粒总重量的13%~15%，以纤维素、半纤维素为主，并有一定量的蛋白质、脂肪和维生素，较多的矿物质。

2. 糊粉层 介于谷皮和胚乳之间的一层厚壁细胞，占谷粒总重量的6%~7%，含较多的纤维素、蛋白质、脂肪、维生素和矿物质。

3. 胚乳 占谷粒总重量的80%~90%，是种子的储藏组织，含有大量的淀粉和较多的蛋白质，少量的脂肪和矿物质。

4. 胚芽 是种子中生理活性最强、营养价值最丰富的部位，富含蛋白质、脂肪、矿物质、B族维生素和维生素E。

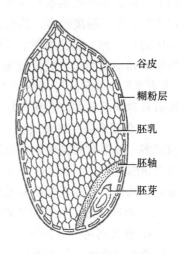

谷皮
糊粉层
胚乳
胚轴
胚芽

图3-7　谷粒的纵剖面示意

（二）谷类的主要营养成分及组成特点

1. 蛋白质 主要由谷蛋白、清蛋白、球蛋白、醇溶谷蛋白组成，含量8%~12%（燕麦高达15%），其中稻谷中的蛋白质含量低于小麦，赖氨酸含量低，为第一限制性氨基酸，因此生物学价值低于动物性蛋白。

2. 脂肪 谷类脂肪含量较低，多数在2%~4%，主要集中在糊粉层和胚芽中，多为不饱和脂肪酸。在小麦胚粉中含量最高，其次为莜面、玉米和小米，稻米类最低。玉米和小麦胚芽油中亚油酸含量60%，亚油酸可降低血清胆固醇，防止动脉粥样硬化。从米糠中可提取与机体健康密切相关的米糠油、谷维素和谷甾醇。

3. 糖类 谷类糖类含量最为丰富，集中在胚乳淀粉细胞。糖类存在的主要形式为淀粉，含量为70%~80%，是我国人民膳食能量的主要来源（50%~65%）。

4. 维生素 谷类中的维生素是膳食中B族维生素的重要来源，主要分布在糊粉层和谷胚中。其中维生素B_1和烟酸含量较多，在黄色玉米和小米中还含有较多的胡萝卜素，在小麦胚粉中含有丰富的维生素E。谷类维生素因为主要分布在糊粉层和胚芽中，因此，其含量的高低与加工精度密切相关，谷类加工越细，维生素损失越多。

此外玉米含烟酸较多，但因为多为结合型，不易被人体吸收利用，所以以玉米为主食的居民容易发生糙皮病。

5. 矿物质 谷类含矿物质 1.5%~3.0%，主要在谷皮和糊粉层，大约有 30 种，主要是钙和磷，但由于谷类中含有较多的植酸，钙和磷的消化吸收较差。

（三）谷类的营养保健利用

1. 合理加工 谷类加工有利于食用和消化吸收，但由于大多营养物质（蛋白质、脂类、矿物质和维生素）主要存在于谷皮和谷胚中，因此加工精度与谷类的营养密切相关，加工精度越高，其营养素损失就越多，营养价值越低。影响最大的是维生素和矿物质。为了使谷类利于消化吸收，并最大限度地保留各种营养素，1950 年我国将稻米和小麦的加工精度规定为"九二米"和"八一粉"，1953 年又将精度降低为"九五米""八五粉"，后者与前者比较，保留了较多的维生素、纤维素和矿物质，在预防营养缺乏病方面起到良好的效果。

2. 合理烹调 烹调过程可使一些营养素损失，表现在以下两方面：一是淘洗次数越多、浸泡时间越长、水温越高、损失越多。如大米在淘洗过程中，维生素 B_1 可损失 30%~60%，维生素 B_2 和烟酸可损失 20%~25%，矿物质损失 70%。二是加碱蒸煮、油炸，营养素会损失更多。

3. 合理储存 谷类应防霉防虫，应采用避光、通风、阴凉、干燥的环境储存。

4. 合理利用 因为谷类食物第一限制氨基酸为赖氨酸，所以宜与赖氨酸含量高的食物混合食用，利用蛋白质互补作用。通常将谷类与豆类、动物性食物混合食用，提高谷类蛋白质的营养价值。

二、豆类

豆类可分为大豆类（黄、青、黑、褐、双色大豆）和其他豆类（蚕豆、豌豆、绿豆、赤豆、芸豆、豇豆、鹰嘴豆、扁豆、菜豆、四棱豆、瓜儿豆等）。

豆类的营养
与保健

（一）大豆类营养价值

1. 蛋白质 大豆类蛋白质含量非常高，占 35% 左右，属于完全蛋白，赖氨酸含量高，甲硫氨酸含量低，是第一限制氨基酸，可与谷类同食，发挥其蛋白质互补作用。大豆制品蛋白质含量差别较大，高者可达 20% 左右，如豆腐干，低者只有 2% 左右，如豆浆、豆腐脑。

2. 脂肪 大豆类脂肪含量 15%~20%，不饱和脂肪酸为主，油酸 32%~36%、亚油酸 51.7%~57.0%、亚麻酸 2%~10%，还有 1.64% 的磷脂。由于大豆类富含不饱和脂肪酸，故大豆类是高血压、动脉粥样硬化的理想食物。

3. 糖类 大豆类的糖类含量为 25%~30%，而蚕豆、豌豆、绿豆、芸豆等其他豆类含糖类 55%~60%，豆制品糖类含量普遍较低，高者为 10%，如豆腐干，豆浆中仅含 1%。大豆类中的低聚糖含量较高，如水苏糖和棉子糖可引起胀气，也可促进肠道双歧杆菌的增殖，因此被称作双歧因子。

4. 维生素　大豆类维生素含量较高，如胡萝卜素、维生素 B_1、维生素 B_2、烟酸等，干豆几乎不含维生素 C，但经发芽做成豆芽后，其含量明显提高，如黄豆芽维生素 C 含量为 8mg/100g。

5. 矿物质　大豆类矿物质含量在 4.0%～4.5%，钙含量高，为 376mg/100g，其他磷、铁、钾、镁等含量也较高。但是大豆类同时含有植酸，可影响矿物质的吸收。豆制品中矿物质多数在 2% 以下。

（二）其他豆类

其他豆类蛋白质含量中等，脂肪含量较低，糖类含量较高。蛋白质含量为 20%～25%，脂肪含量 1% 左右，糖类在 55% 以上。维生素和矿物质的含量也很丰富。

（三）豆制品

豆制品包括豆浆、豆腐脑、豆腐、豆腐干、百叶、豆腐乳、豆芽等。豆制品在加工过程中一般要经过浸泡、细磨、加热等处理，使其中所含的抗胰蛋白酶被破坏，大部分纤维素被去除，因此消化吸收率明显提高。豆制品的营养素种类在加工前后变化不大，但因水分增多，营养素含量相对较少。豆芽一般是以大豆和绿豆为原料制作的，在发芽前几乎不含维生素 C，但在发芽过程中，其所含的淀粉水解为葡萄糖，可进一步合成维生素 C。

（四）豆类的营养保健利用

不同加工和烹调方法，如浸泡、细磨、加热等处理，对大豆蛋白质的消化率有明显的影响。处理后会破坏抗胰蛋白酶、去除大部分纤维素，消化率提高。与豆类相比，豆制品营养素种类变化不大，水分增多，相对含量减少，豆芽可增加维生素 C 的含量。如熟大豆的蛋白质消化率仅为 65%，但加工成豆浆可达 85%，豆腐可提高到 95%。

此外，大豆中还有抗营养因子，如蛋白酶抑制剂，可影响蛋白质的消化吸收；脂肪氧化酶会引起豆腥味；胀气因子（水苏糖、棉子糖）等可被大肠中的微生物发酵产气，但可活化肠内双歧杆菌并促进其生长繁殖；植酸可与钙、锌、镁、铁等结合，影响其吸收；植物红细胞凝集素可凝集红细胞。以上因素会影响大豆的消化吸收，但经过加热后，这些抗营养因子即被破坏，大豆消化率随之提高，所以大豆及其制品须充分加热后再食用。

三、蔬菜

蔬菜的营养
与保健

蔬菜按其结构及可食部分不同，可分为叶菜类、根茎类、瓜茄类、鲜豆类和菌藻类。蔬菜是维生素（维生素 C、胡萝卜素、维生素 B_2 和叶酸）和矿物质（如 Ca、P、Fe、K、Na、Mg）的主要来源，含有较多的膳食纤维、果胶和有机酸，能刺激胃肠蠕动和消化液的分泌，促进人的食欲和帮助消化。

（一）叶菜类

叶菜类食物主要包括白菜、菠菜、油菜、韭菜、苋菜、卷心菜、雪里蕻、蒿菜等。叶菜类是胡萝卜素、核黄素、抗坏血酸、矿物质和膳食纤维的良好来源，绿叶蔬菜和橙色蔬菜维生素含量丰富，还含有维生素 E、维生素 K、泛酸、叶酸等。

（二）根茎类

根茎类食物主要包括萝卜、藕、山药、芋头、马铃薯、葱、蒜、竹笋等。根茎类食物蛋白质含量为 1%~2%，脂肪含量不足 0.5%，糖类含量差异大，范围在 5%~20%，维生素和矿物质丰富，胡萝卜素、硒含量高。

（三）瓜茄类

瓜茄类食物包括冬瓜、南瓜、丝瓜、黄瓜、茄子、番茄、辣椒等。瓜茄类因水分含量高，营养素含量相对较低。蛋白质含量为 0.4%~1.3%，脂肪微量，糖类含量为 0.5%~9.0%，膳食纤维含量在 1% 左右。胡萝卜素含量以南瓜、番茄和辣椒为最高，维生素 C 含量以辣椒、苦瓜较高。番茄是人体维生素 C 的良好来源。辣椒中还含有丰富的硒、铁和锌，是一种营养价值较高的食物。

（四）鲜豆类

鲜豆类食物包括毛豆、豇豆、四季豆、扁豆、豌豆等。与其他蔬菜相比，营养素含量相对较高。蛋白质含量为 2%~14%，平均 4%；脂肪含量不高，在 0.5% 以下；糖类的含量为 4% 左右；膳食纤维的含量为 1%~3%；胡萝卜素含量普遍较高；此外，还含有丰富的钾、钙、铁、锌、硒等。

（五）菌藻类

菌藻类食物包括食用菌和藻类食物。食用菌是供人类食用的真菌，目前栽培的有70 多种，常见的有蘑菇、香菇、银耳、木耳等品种。藻类是无胚、自养、以孢子进行繁殖的低等植物，供人类食用的有海带、紫菜、发菜等。菌藻类食物富含蛋白质、膳食纤维、糖类、维生素和微量元素。蛋白质含量以发菜、香菇和蘑菇最为丰富。香菇有香菇嘌呤，可抑制胆固醇形成和吸收、促进胆固醇分解和排泄降血脂；银耳中的多糖物质，有提高人体免疫力和抗肿瘤功能；金针菇含锌量比较高，有促进儿童智力发育和补益大脑的作用。

（六）蔬菜的营养保健利用

1. 合理选择　蔬菜含丰富的维生素，其维生素含量特点：叶部＞根茎部，嫩叶＞枯叶，深色蔬菜＞浅色蔬菜，因此在选择时应注意选择新鲜、色泽深的蔬菜。

2. 合理加工与烹调　蔬菜所含的维生素和矿物质易在加工时被破坏，所以蔬菜在加工时应注意流水冲洗，不可在水中浸泡，先洗后切，切后即炒、急火快炒、快速蒸煮，现炒现吃，加适量淀粉或醋，用来保护维生素 C 的损失，最好生食或凉拌。

四、水果类

水果类可分为鲜果、干果、坚果和野果。水果与蔬菜一样，主要提供维生素和矿物质。

（一）鲜果的营养成分

鲜果最大的特点是富含汁液，含较多的可溶性糖分、维生素和矿物质，很多还含有挥发性芳香物质，通常生食，可以独立于三餐食用。

1. 水分 多数鲜果的水分高达 85%~90%，营养素含量相对较低。

2. 糖类 鲜果的糖类包括淀粉、膳食纤维、蔗糖和果糖等。含量差异较大，低者为 5%，高者可达 30%。未成熟的果实中含有大量的多糖，随着果实成熟度的提高，会转化为单糖和双糖。

3. 蛋白质和脂肪 鲜果中的蛋白质、脂肪含量较低，一般均不超过 1%。

4. 矿物质和维生素 鲜果是提供矿物质和维生素的主要食物之一。硫胺素和核黄素含量不高，胡萝卜素和维生素 C 含量因品种不同而异，其中柑、橘、杏和鲜枣含胡萝卜素最高；而猕猴桃、鲜枣、草莓、枇杷、橙、橘、柿子等含有丰富的维生素 C。鲜果中的矿物质含量相差不大，约为 0.4%，主要是钾、镁、钠和钙等，其中枣中铁的含量丰富，白果中硒的含量较高。

（二）坚果的营养价值

坚果（nut）是以种仁为食用部分，因外覆木质或革质硬壳，故称坚果。按照脂肪含量的不同，坚果可以分为油脂类坚果和淀粉类坚果，前者富含油脂，包括核桃、榛子、杏仁、松子、香榧、腰果、花生、葵花子、西瓜子、南瓜子等；后者淀粉含量高而脂肪很少，包括栗子、银杏、莲子、芡实等。按照其植物学来源的不同，又可以分为木本坚果和草本坚果两类，前者包括核桃、榛子、杏仁、松子、香榧、腰果、银杏、栗子、澳洲坚果，后者包括花生、葵花子、西瓜子、南瓜子、莲子等。

大多数坚果可以不经烹调直接食用，但花生、瓜子等一般经炒熟后食用。坚果仁经常制成煎炸、焙烤食品，作为日常零食食用，也是制造糖果和糕点的原料，并用于各种烹调食品的加香。

坚果是一类营养价值较高的食品，其共同特点是低水分含量和高能量，富含各种矿物质和 B 族维生素。从营养素含量而言，富含脂肪的坚果优于淀粉类坚果。然而，因为坚果类所含能量较高，虽为营养佳品，亦不可过量食用，以免导致肥胖。

1. 蛋白质 富含油脂的坚果蛋白质含量多在 12%~22%，其中有些蛋白质含量更高，如西瓜子和南瓜子蛋白质含量达 30% 以上。淀粉类干果中，以栗子的蛋白质含量最低，为 4%~5%，芡实为 8% 左右，而银杏和莲子都在 12% 以上，与其他含油坚果相当。坚果类的蛋白质氨基酸组成各有特点，如澳洲坚果不含色氨酸；花生、榛子和杏仁缺乏含硫氨基酸；核桃缺乏甲硫氨酸和赖氨酸；巴西坚果则富含甲硫氨酸；葵花子含硫氨基酸丰富，但赖氨酸稍低；芝麻含赖氨酸不足；栗子虽然蛋白质含量低，但蛋白质质量较高。总的来说，坚果类是植物性蛋白质的重要补充来源，但其生物效价较低，需要与其他食品营养互补后方能发挥最佳的营养作用。

2. 脂肪 是富含油脂的坚果类食品中极其重要的成分。这些坚果的脂肪含量通常高达40%以上，其中澳洲坚果更高，达70%以上，所以绝大多数坚果类食品所含的能量会很高，可达到 500～700kcal/100g。

坚果类当中的脂肪多为不饱和脂肪酸，富含必需脂肪酸，是优质的植物性脂肪。葵花子、核桃和西瓜子的脂肪中特别富含亚油酸，不饱和程度很高。其中，核桃和松子含有较多的 α-亚麻酸，对改善膳食中的 ω-3 和 ω-6 脂肪酸比例有一定贡献。一些坚果脂肪中，单不饱和脂肪酸的比例较大，如榛子、澳洲坚果、杏仁、美洲山核桃和开心果中所含的脂肪酸当中，57%～83%为单不饱和脂肪酸；花生、松子和南瓜子所含脂肪酸中，约有40%为单不饱和脂肪酸；巴西坚果、腰果和榛子中约有1/4的脂肪酸为单不饱和脂肪酸。

温带所产坚果的不饱和脂肪酸含量通常达80%以上，普遍高于热带所产坚果。然而，腰果在热带坚果中不饱和脂肪酸含量最高，达88%。澳洲坚果不仅脂肪含量最高，而且所含脂肪酸种类达10种以上，因而具有独特的风味。

3. 糖类 富含油脂的坚果中可消化糖类含量较少，多在15%以下，如花生为5.2%，榛子为4.9%。富含淀粉的坚果则是糖类的良好来源，如银杏含淀粉为72.6%，干栗子为77.2%，莲子为64.2%。

坚果类的膳食纤维含量也较高，如花生膳食纤维含量达6.3%，榛子为9.6%，中国杏仁更高，达19.2%。此外，坚果类还含有低聚糖和多糖类物质。栗子、莲子、芡实等虽然富含淀粉，膳食纤维含量在0.2%～3.0%，但由于其淀粉结构与大米、面粉不同，其GI也远较精制米面为低，如栗子粉的GI为65。

4. 维生素 坚果类是维生素 E 和 B 族维生素的良好来源，包括维生素 B_1、维生素 B_2、烟酸和叶酸。富含油脂的坚果含有大量的维生素 E，淀粉坚果含量低一些，然而它们同样含有较为丰富的水溶性维生素。杏仁中的维生素 B_2 含量特别突出，无论是美国大杏仁还是中国小杏仁，均是 B 族维生素的极好来源。

很多坚果品种含少量胡萝卜素，如榛子、核桃、花生、葵花子、松子的胡萝卜素含量为 0.03～0.07mg/100g，鲜板栗和开心果达 0.1mg/100g 以上。一些坚果中含有相当数量的维生素 C，如栗子和杏仁为 25mg/100g 左右，可以作为膳食中维生素 C 的补充来源。

5. 矿物质 坚果富含钾、镁、磷、钙、铁、锌、铜等营养成分，其中钾、镁、锌、铜等元素含量特别高。在未经炒制之前，坚果中钠含量普遍较低。一些坚果含有较丰富的钙，如美国杏仁和榛子都是钙的较好来源。富含淀粉的坚果，一般矿物质含量略低，而富含油脂的坚果，矿物质含量更为丰富。

（三）野果的营养价值

野果在我国蕴藏十分丰富，这类资源亟待开发利用。野果含有丰富的维生素 C、有机酸和生物类黄酮，下面简单介绍几种重要野果。

1. 沙棘 又名醋柳，果实含脂肪 6.8%，种子含脂肪 12%，含有较多的维生素 C（每 100g 含 1000～2000mg）、胡萝卜素和维生素 E 等。

2. 金樱子 又名野蔷薇果。盛产于山区，每 100g 含维生素 C 1500～3700mg。

3. 猕猴桃 每 100g 含维生素 C 700～1300mg，最高可达 2000mg，并含有生物类黄酮和其他未知的还原物质。

4. 刺梨 盛产于西南诸省，每 100g 含维生素 C 2585mg，比柑橘高 50～100 倍。含生物类黄酮丰富（6000～12000mg/100g）。

5. 番石榴 每 100g 含维生素 C 358mg，并含有胡萝卜素（0.05mg/100g）和维生素 B_2（0.44mg/100g）。

（四）水果的营养保健利用

水果除含有丰富的维生素和矿物质外，还含有大量的非营养物质，可以防病治病，但也会致病，食用时应予注意。另外，鲜果水分含量高、易腐烂、宜冷藏。

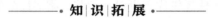

——— • 知｜识｜拓｜展 • ———

蔬菜、水果与癌症预防

新鲜蔬菜和水果已被公认为是最佳的防癌食品。世界癌症研究基金会和美国癌症研究所总结世界各国的研究资料，认为有充分证据表明新鲜蔬菜和水果能降低口腔、咽、食管、肺、胃、结肠、直肠等癌症的危险性，且很可能降低喉、胰腺、乳腺、膀胱等癌症的危险性，有可能降低子宫颈、子宫内膜、肝、前列腺癌的危险性。新鲜蔬菜、水果的防癌作用与它们所含的营养成分，如矿物质、胡萝卜素、维生素 C 等抗氧化剂、类黄酮类化合物、异硫氰酸盐及有机硫化物等活性成分有关，这些物质使 DNA 免受损伤，促进其修复，减少突变。另外，新鲜蔬菜、水果富含膳食纤维，能缩短食物残渣在肠道通过的时间，并可与潜在的致癌物、次级胆汁酸、短链脂肪酸结合，促进其排出。

任务三　动物性食物的营养与保健

———— • 案|例|导|入 • ————

【案例】

　　患儿，女，12个月，因"2个月体重不增"就诊。近2个月患儿出现生长缓慢，体重不增，活动减少，抽搐、晕厥等症状，无体温上升，无呕吐、便血。6月龄前患儿纯母乳喂养，奶量可。后来母亲因"急性乳腺炎"自行停止哺乳，改为人工喂养。但患儿拒绝使用奶瓶，尝试3天不成功后便弃用。此后，患儿白天以米粉、稀饭等淀粉类食品喂养、睡前吸吮少量母乳。6月龄起逐步添加2~3勺菜水、果泥，偶进食少量蛋黄。但至今尚未添加鱼、肉、动物肝脏。患病期间患儿进食明显减少。

【问题】

　　1. 该患儿可能有什么营养问题？

　　2. 改善患儿营养应选取什么食物？

　　动物性食物主要为人体提供优质蛋白、脂肪、脂溶性维生素、B族维生素和矿物质。动物性食物包括畜禽肉、蛋类、水产品和乳类及乳制品。

一、畜禽肉类

　　畜禽肉主要包括畜肉和禽肉，前者为猪、牛、羊等大牲畜的肌肉、内脏及其制品，后者包括鸡、鸭、鹅等的肌肉及其制品。畜禽肉的特点是营养价值高，消化吸收率高，饱腹作用大，可加工烹制成各种美味佳肴。

（一）主要营养成分及组成特点

　　1. 蛋白质　畜禽肉中的蛋白质含量一般为10%~20%，因动物的种类、年龄、肥瘦程度及部位而异。畜禽肉是人类蛋白质的最主要供应食物，属于优质蛋白，氨基酸组成合理。

　　畜禽皮肤和筋腱的结缔组织蛋白质含量35%~40%，为胶原蛋白和弹性蛋白，缺乏色氨酸和甲硫氨酸，为不完全蛋白；血液的蛋白质含量高，氨基酸组成合理。猪肉的蛋白质含量为13.2%；牛肉、羊肉、兔肉、马肉、鹿肉和骆驼肉可达20%。鸡肉、鹌鹑肉的蛋白质含量约为20%；鹅肉约为18%；鸭肉约为16%。一般来说，心、肝、肾等内脏器官的蛋白质含量较高，而脂肪含量较少。

　　2. 脂肪　脂肪含量一般为2%~89%不等，与动物的品种、年龄、肥瘦、部位有关。畜肉中脂肪含量的关系猪肉＞羊肉＞牛肉，且以饱和脂肪酸为主；在禽肉中，火鸡和鹌鹑小于3%，鸡和鸽14%~17%，鸭和鹅20%左右，且亚油酸量高。畜禽肉内脏脂肪的含量在2%~10%，脑最高。必需脂肪酸的含量一般植物脂肪＞动物脂肪，禽类脂肪＞畜类脂肪，因此后者的营养价值低于前者。此外胆固醇的含量一般是内脏＞肥肉＞瘦肉，其中脑最高，约为2000mg/100g。

3. 糖类　畜禽肉的糖类含量很低，0.2%~4.0%，主要以糖原的形式储存于肌肉和肝中。

4. 维生素　畜禽肉可提供多种维生素，畜禽肉以B族维生素和维生素A为主，其中维生素的含量内脏高于肌肉，维生素A的含量以牛肝和羊肝最高，维生素B_2含量则以猪肝最丰富。

5. 矿物质　畜禽肉矿物质的含量一般为0.8%~1.2%，一般内脏＞瘦肉＞肥肉。猪肝含丰富的铁、锌、硒，牛肾和猪肾含丰富的硒，禽畜肉还含较多的磷、硫、钾、铜等，钙的含量虽然不高，但吸收利用率很高。其中铁的最佳来源是肝和血液。

（二）营养保健利用

畜禽肉蛋白质营养价值较高，含有较多的赖氨酸，属优质蛋白，宜与谷类食物搭配食用，以发挥蛋白质的互补作用；畜肉中饱和脂肪酸和胆固醇含量高，摄入过多易引起肥胖和高脂血症；禽肉含不饱和脂肪酸较多，适于老年人与心血管疾病患者；内脏含丰富的维生素（维生素A、维生素B_2）与矿物质（铁、锌、硒）。肉制品的加工制品种类多，如腌腊肉、熏烤肉、肉松、肉干、香肠。

二、蛋类及其制品

蛋类包括鸡蛋、鸭蛋、鹅蛋、鹌鹑蛋等；蛋制品包括咸蛋和松花蛋等。蛋类的营养素含量丰富，是最好的蛋白质来源之一，其供应充足、价格低、食用方便。

蛋类的营养
与保健

（一）蛋的结构

各种禽鸟的蛋结构相似，由蛋壳、蛋白膜、蛋清和蛋黄等四部分组成。蛋壳占11%~13%，由碳酸钙、碳酸镁、磷酸钙和磷酸镁组成。蛋壳表面的水溶性胶状黏蛋白可鉴别蛋的新鲜程度，破坏后蛋容易腐败变质；蛋白膜的作用是阻挡微生物的进入；蛋清为白色半透明黏性溶胶状卵白蛋白，水分80%~90%；蛋黄为富含脂肪的球形微胞。

（二）主要营养成分及组成特点

1. 蛋白质　全鸡蛋蛋白质的含量为12%左右，蛋清中略低，蛋黄中较高。蛋清蛋白主要包括卵清蛋白、卵黏蛋白和黏蛋白等；蛋黄蛋白主要包括与脂类结合的脂蛋白和磷蛋白，乳化性能好，是色拉酱的主要原料。蛋白质属于参考蛋白，氨基酸组成最接近人体氨基酸模式，通常与谷类和豆类食物混合食用，可提高食物的营养价值。

2. 脂类　98%的脂肪存在于蛋黄中，几乎全部以与蛋白质结合的乳化形式存在，消化吸收率高。鸡蛋中的脂类组成中，中性脂肪占 62%~65%，磷脂占 30%~33%，固醇占 4%~5%，其中油酸占 50% 左右，亚油酸 10%。鸡蛋中胆固醇含量极高，主要集中在蛋黄，蛋清中不含胆固醇。

3. 糖类 糖类含量较低，为 1%~3%，蛋黄略高于蛋清，有两种状态，即结合态和游离态。

4. 维生素 鸡蛋维生素含量十分丰富且品种齐全，包括所有的 B 族维生素、维生素 A、维生素 D、维生素 E、维生素 K 和少量的维生素 C，各种维生素多在蛋黄中。鸭蛋和鹅蛋的维生素含量总体而言高于鸡蛋。蛋黄是胆碱和甜菜碱的良好来源：甜菜碱可降低血脂和预防动脉硬化；唾液酸有一定免疫活性，可抑制轮状病毒。

5. 矿物质 鸡蛋矿物质含量为 1.0%~1.5%，主要在蛋黄中，磷最为丰富，为 240mg/100g；钙含量高，为 112mg/100g；此外铁、硫、镁、钾、钠等含量也较高。其中铁以非血红素铁的形式存在，卵黄高磷蛋白对铁的吸收具有干扰作用，铁的吸收率低，只有 3%，所以鸡蛋是贫铁食物。

（三）蛋类的营养保健利用

蛋类的消化率与加工方法有很大的关系，如煮蛋 100%、炒蛋 97%、炸蛋 98%、冲蛋为 92.5%、生吃为 30%~50%。蛋清中含有抗生物素蛋白，可结合生物素，影响其吸收，出现食欲缺乏、全身无力等症状；蛋清中的抗胰蛋白酶可抑制胰蛋白酶的活性，妨碍蛋白质消化吸收，易受沙门氏菌污染，生吃可能引起食物中毒，所以不宜生吃鸡蛋。由于蛋黄中的胆固醇含量很高，因此，吃鸡蛋要适量，否则大量食用会引起高脂血症，是动脉粥样硬化、冠心病等疾病的危险因素。

三、水产品

水产品是鱼、虾、蟹、贝等品种的总称，是膳食中优质蛋白质的来源，可补充谷类氨基酸的不足，提供丰富的维生素和无机盐。鱼类分淡水鱼和海产鱼，基本营养价值与畜肉类相似。

（一）营养成分及特点

1. 蛋白质 水产品中的蛋白质含量一般在 15%~20%，其氨基酸组成与肉类相似，属完全蛋白质，必需氨基酸以赖氨酸、甲硫氨酸、苏氨酸最为丰富，生物价比畜肉蛋白质高，是人体所需蛋白质的良好来源。

2. 脂肪 水产品的脂肪与鱼的种类、鱼龄、季节、食物摄取度、摄食习惯等有关，含量在 1%~10%，是低脂肪食品，但鲫鱼脂肪含量高达 17%。鱼类脂肪分子中多为不饱和脂肪酸，其含量大于 60%，且多是 ω-3 系列的 EPA 和 DHA，熔点低，常呈液态，消化率高（在 95% 左右）且易被人体吸收。但容易被氧化，不容易保存。

3. 矿物质 水产品矿物质含量为 1%~2%，钙、磷、钾、镁、硒含量比畜肉高。虾皮中含钙 20%，是理想的补钙食品。

4. 维生素　水产品的肌肉部分是维生素 B_2、烟酸的良好来源；内脏中富含维生素 A、维生素 D、维生素 B_2 等。

（二）营养保健利用

1. 由于鱼肉富含优质蛋白质，容易被人体消化，应充分利用鱼类营养资源。

2. 防止其腐败变质，变质后蛋白质可降解为硫化氢、氨、腐胺、尸胺、吲哚、组胺等，产生腐败臭气并引起食物中毒（组胺）。

3. 防止食物中毒，如河豚毒素中毒。

四、乳类及乳制品

乳类是动物的乳汁，经常食用的是牛乳和羊乳。乳类经浓缩、发酵、喷雾干燥等工艺可制成乳制品，如乳粉、酸乳、炼乳等。乳和乳制品是营养价值最高的食品之一，其营养价值是其他食物难以替代的，在众多动物食品中，乳类有其特殊性，因为它是所有哺乳动物出生初期唯一的食物，能提供子代生长发育所需的各种营养物质，即使在成年之后，许多国家的居民仍然大量消费乳和乳制品，对强健体质、维持营养平衡起到了重要的作用。

（一）乳类的营养价值

乳类的成分十分复杂，含有上百种化学成分，为水包油的乳状液。主要包括水分、蛋白质、脂肪、糖类、各种矿物质、维生素等。乳类的水分含量为 86%～90%，因此它的营养素含量与其他食物比较时相对较低。

乳及乳制品的
营养与保健

1. 蛋白质　牛乳中的蛋白质含量比较恒定，在 3.0%～3.5%，羊乳 3.5%～3.8%。传统上讲，牛乳蛋白分为酪蛋白（占 80%）和乳清蛋白（占 20%）。牛乳蛋白为优质蛋白，生物价为 85，易于消化吸收，消化吸收率为 87%～89%。乳蛋白有很多优点，其营养价值远高于植物蛋白质。乳蛋白含有人体必需的 8 种氨基酸，消费较少量的牛乳就能满足人体对 8 种必需氨基酸的大部分需要，与其他膳食蛋白尤其是植物蛋白质合用时，可以提高蛋白质的生物学价值。如与谷物混合使用，可以弥补谷物中某些氨基酸的不足。

2. 脂类　乳脂肪是乳的重要组成部分，乳中含量为 3%～5%。100ml 乳中胆固醇含量约为 15mg。与其他动物性食品相比，乳中脂肪含量比较低，而且容易消化吸收，给机体造成的负担小。因此，对患有消化道疾病，肝、肾疾病的患者，乳脂肪优于其他油脂。乳脂肪以微细的脂肪球状态分散于牛乳中，每毫升牛乳中有 20 亿～40 亿个脂肪球，直径 3μm。羊乳脂肪球大小为牛乳的 1/3，更易消化吸收。

3. 糖类　乳类中天然存在的糖类主要为乳糖，牛乳含量 4.6%，人乳 7.0%。由于乳糖能促进钙等矿物质的吸收，也为婴儿肠道内双歧杆菌生长所必需，所以乳类对幼小动物的生长发育具有特殊的意义。但对于部分不经常饮乳的成人来说，体内乳糖酶的活性过低，大量食用乳制品后可能引起乳糖不耐受。用固定化乳糖酶将乳糖水解为半乳糖和葡萄糖可以解决乳糖不耐受的问题，同时增加牛乳的风味及甜度。

4. 矿物质 乳类中含有钙、磷、铁、铜、锌、钾、钴、碘、锰、硫等多种人体必需的矿物质，特别是钙含量丰富、质量好。成人每人每日钙的推荐摄入量为800mg，孕妇、哺乳期妇女、老年人需要更多的钙。每天饮250ml牛乳可以获得大约250mg钙，相当于推荐摄入量的1/3，同时乳中的钙具有较高的生物利用率，为膳食中最好的天然钙来源。

5. 维生素 乳类是维生素的重要来源，几乎含有所有种类的维生素，只是这些维生素含量差异大。总的来说，牛乳是B族维生素尤其是维生素B_2的良好来源。B族维生素主要是牛瘤胃中的微生物产生，环境影响因素少。但叶酸含量受季节影响，维生素D与光照时间有关。维生素A和胡萝卜素含量与饲料关系密切。

6. 其他成分 一种是酶类，主要是水解酶、氧化还原酶和转移酶等。一种是有机酸，乳中有机酸90%为柠檬酸，可促进钙在乳中分散，利于吸收。牛乳中约1/3甘油三酯中含有一个分子的丁酸。丁酸对乳腺癌和肠癌等肿瘤细胞的生长和分化具有抑制作用。牛乳中核酸含量低，痛风患者可以食用。活性肽类是乳蛋白质在人体肠道消化过程中产生的蛋白酶水解产物。乳中还含有免疫球蛋白、共轭亚油酸、激素和生长因子等其他生理活性物质。

（二）乳制品

1. 液态乳类 包括全脂乳、脱脂乳、调制乳和发酵乳四类。生鲜乳未经过消毒和灭菌，完全保留牛乳的天然状态，在我国市场还未普及。消毒乳经过巴氏杀菌处理，但其中的细菌芽孢未灭活，只能在0~4℃保存运输。灭菌乳包括超高温灭菌乳（135℃保持1~2秒）和保持灭菌乳（灌装密闭后，110℃以上保持15~40分钟）两类，达到商业无菌水平，可在室温保存6个月。牛乳的消毒处理对营养价值影响不大，其蛋白质、乳糖、矿物质等营养成分基本上与原料乳相同，仅B族维生素有少量损失，保存率通常在90%以上。超市中供应的消毒牛乳大多强化了维生素A和维生素D，使它成为这两种营养素最廉价、最方便的来源之一。调味乳包括巧克力乳、可可乳、麦芽乳、果汁乳等，添加了调味料、糖和食品强化剂。

2. 奶粉 鲜奶为原料，经脱水干燥制成粉状是为奶粉。根据食用的目的，奶粉可分为全脂奶粉、脱脂奶粉和调制奶粉等。全脂奶粉是保留所有的脂肪成分，将鲜奶浓缩后，经喷雾干燥或热滚筒法脱水制成，脂肪含量不低于26.0%。喷雾干燥法制成的奶粉粉粒小，溶解度高，无异味，营养成分损失少，营养价值较高。

脱脂奶粉是将鲜奶脱去脂肪，浓缩后，经喷雾干燥制成的奶粉，其脂肪含量不超过2.0%，脂溶性维生素有很大的损失且易结块，一般供腹泻婴儿及需要少油膳食的患者食用。

调制奶粉又称母奶化奶粉，是以牛奶为基础，以人乳汁组成成分为标准，进行调整和改善，达到适合婴幼儿的生理特点和需要的目的。主要是减少牛乳粉中酪蛋白、甘油三酯、钙、磷和钠的含量，添加了乳清蛋白、亚油酸和乳糖，强化了维生素和矿物质等。

3. 炼乳　炼乳为浓缩乳的一种。炼乳是一种牛奶制品，是用鲜牛奶或羊奶经过消毒浓缩制成的饮料，其特点是可储存较长时间，是将鲜奶经真空浓缩或其他方法除去大部分的水分，浓缩至原体积 25%~40% 的乳制品，再加入 40% 的蔗糖装罐制成的，分为淡炼乳和甜炼乳。

4. 酸奶　以鲜牛奶或奶粉为原料，经过预处理、巴氏灭菌，然后接种纯培养的发酵剂，并保温一定时间，因产生乳酸而使酪蛋白凝结的成品，称为酸奶。目前市场上酸奶制品多以凝固型、搅拌型和添加各种果汁、果酱等辅料的果味型为多。酸奶不但保留了牛奶的所有优点，而且发酵后游离氨基酸和肽增加、叶酸含量增加、调整肠道菌群等，成为更加适合于人类的食品。

5. 干酪　又名奶酪、乳酪等，有各式各样的味道、口感和形式。奶酪是以奶类为原料，加入适当量的乳酸菌发酵剂或凝乳酶，造成其中的酪蛋白凝结，使乳品酸化，再将固体分离、压制为成品。大多乳酪呈乳白色到金黄色。传统的干酪含有丰富的蛋白质和脂肪、维生素 A、钙和磷。奶酪是具有极高营养价值的奶制品，每千克乳酪制品都是由 10kg 牛奶浓缩而成，所以其营养价值要比牛奶高。

6. 乳饮料　乳饮料、乳酸饮料和乳酸菌饮料均为蛋白质含量≥1.0 的含乳饮料，其中配料为水、糖甜味剂、果汁、有机酸、香精等。乳酸饮料中不含活乳酸菌，但添加有乳酸使其具有一定酸味；乳酸菌饮料中应含有活乳酸菌，为发酵乳加酸和其他成分配制而成。总的来说，乳饮料的营养价值低于液态乳类产品，蛋白含量仅为牛乳的 1/3，不宜作为儿童营养食品食用。但因其风味多样，味甜可口，故为儿童和青少年所喜爱。

（三）营养保健利用

由于鲜奶营养成分齐全，十分有利于微生物的生长，所以必须消毒、灭菌后才可以食用。家庭多用煮沸法，营养成分有一定损失。大规模生产多用巴氏消毒法（62℃，30 分钟）、高温短时灭菌法（80~85℃，10~15 秒）、超高温瞬间灭菌法（135℃，2 秒），除维生素 C 外，其他营养成分影响不大。牛奶应该避光保存，当阳光照射 1 分钟，B 族维生素就会很快消失，而抗坏血酸所剩无几。

──────· 知│识│拓│展 ·──────

三聚氰胺奶粉事件

2008 年，因不法分子在原料奶中添加三聚氰胺发生了婴幼儿奶粉食品安全事件。全国累计报告因食用问题奶粉导致泌尿系统出现异常的患儿 29.4 万人，累计住院患儿 52 019 人，死亡患儿 6 人。在奶粉中添加三聚氰胺是为了提高蛋白质的含量。这种化工原料含有大量的氮元素，当其被添加到食品中时，可以增加蛋白质的检测数值。例如，当奶农为了达到收购标准而稀释牛奶时，他们可以通过加入三聚氰胺以确保其蛋白质含量达标，从而获得更多的利润。然而，食用这种奶粉的幼儿不仅会三聚氰胺中毒，还会因蛋白质摄入不足而引发蛋白质－能量营养不良症。

任务四　其他食物的营养与保健

—————·案|例|导|入·—————

【案例】

有统计显示：目前中国肥胖者已远远超过9000万人，超重者高达2亿人。有专家预测，未来十年中国肥胖人群将会超过2亿。中国的肥胖问题正以"令人担忧的"速度增加，有近15%的人口体重超标，儿童肥胖在15年里增加了28倍。中国医学科学院的武阳丰教授在一篇论文里写道："中国曾是拥有最瘦人口的国家之一，如今它正迅速地赶上西方国家。所以有减肥功效的保健食品应运而生。"

【问题】

1. 有减肥功效的保健食品的原理是什么？

2. 关于这种保健食品您有什么食用建议？

一、调味品

调味品是以粮食等为原料，经过发酵、混合等工艺，能调节食物色、香、味的一些食品，也称调料或作料。调味品的种类繁多，日常生活中最常用的有盐、酱油、酱、醋、糖、味精、姜、辣椒、胡椒等。

（一）调味品的分类

1. 发酵调味品 包括酱油类、食醋类、酱类、腐乳类、豆豉类、料酒类等。

2. 酱腌菜类 包括酱渍、糖渍、糖醋渍、糟渍、盐渍等各类制品。

3. 香辛料类 包括辣椒制品、胡椒制品、其他香辛料干制品及配料制品等，如大蒜、葱、洋葱、香菜等生鲜蔬菜类调味品。

4. 复合调味品类 包括固态、半固态和液态复合调味料。也可以按用途划分为开胃酱类、风味调料类、方便调料类、增鲜调料类等。

5. 其他调味品 包括盐、糖、调味油，以及水解植物蛋白、鲣鱼汁、海带浸出物、酵母浸膏、香菇浸出物等。

6. 各种食品添加剂 包括味精、酶制剂、柠檬酸、甜味剂、酵母、香精香料、乳化增稠剂、品质改良剂、防腐剂、抗氧化剂、食用色素等。

（二）主要调味品的特点和营养价值

1. 酱油和酱类调味品 酱油和酱是以小麦、大豆及其制品为主要原料，接种曲霉菌种，经发酵酿制而成。

（1）蛋白质与氨基酸：酱油和酱的鲜味主要来自含氮化合物，含量高低是其品质的重要标志。优质酱油的总氮含量多在 1.3%~1.8% 。

（2）糖类和甜味剂：含有少量还原糖以及少量糊精，它们也是构成酱油浓稠度的重要成分。

（3）维生素和矿物质：酱油中含有一定的 B 族维生素。酱油和酱的咸味来自氯化钠，为 12%~14%，是膳食中钠的主要来源之一。

（4）有机酸和芳香物质：酱油中的有机酸含量约 2%，其中 60%~70% 为乳酸，还有少量琥珀酸。

2. 醋类　和酱油相比，醋中蛋白质、脂肪和糖类的含量都不高，但却含有较为丰富的钙和铁。

3. 味精和鸡精　味精即谷氨酸单钠结晶而成的晶体，是以粮食为原料，经谷氨酸细菌发酵生产出来的天然物质。"鸡精""牛肉精"等复合鲜味调味品，含有味精、鲜味核苷酸、糖、盐、肉类提取物、蛋类提取物、香辛料和淀粉等成分，调味后能赋予食品以复杂而自然的美味，增加食品鲜味的浓厚感和饱满度，消除硫黄味和腥臭味等异味。

4. 盐　咸味是食物最基本的味道，而膳食中咸味的来源是食盐，也就是氯化钠。钠离子可以提供最纯正的咸味，而氯离子为助味剂。每日食盐摄入量应小于 6g。钾盐、铵盐、锂盐等也具有咸味，但咸味不正，而且具有一定苦味。

5. 糖和甜味剂　食品中天然含有的各种单糖和双糖都具有甜味，其中以果糖最高，蔗糖次之，乳糖甜度最低。木糖醇、山梨醇、甘露醇等糖醇类物质为糖类加氢制成，为保健型甜味剂，不升高血糖，不引起龋齿，但保持了糖类的基本物理性质，已经广泛应用于糖尿病患者、减肥者食用的甜食，以及口香糖、糖果等食品当中。

二、食用油脂

按照来源，食用油脂可分为动物油、植物油和微生物油脂。动物油是从动物体内取得的油脂，如牛油、猪油、鱼油等。植物油是从植物根、茎、叶、果实、花或胚芽组织中加工提取的油脂，如大豆油、菜籽油、棉籽油、花生油、芝麻油、米糠油、葵花籽油、玉米油、油茶籽油、亚麻籽油、红花籽油等。微生物油脂又称单细胞油脂，是从某些微生物包括酵母菌、霉菌和藻类等细胞内提取加工得到的可食用油脂。

（一）油脂的组成特点

油脂是甘油和不同脂肪酸组成的酯。植物油和动物油脂的区别是，前者含不饱和脂肪酸多，常温下呈液态，消化吸收率高；后者以饱和脂肪酸为主，常温下一般呈固态，消化吸收率低于植物油。植物油和动物油脂的脂肪含量通常在 90% 以上，还含有少量的钾、钠、钙和微量元素，植物油脂含有丰富的维生素 E。

（二）油脂的营养价值

植物油是必需脂肪酸的重要来源。动物油的脂肪组成以饱和脂肪酸为主，所以不能摄入过多或过少，长期大量食用，可引起血脂升高，并增加心脑血管疾病的危险性，因此对于高血脂患者要控制食用。油脂摄入量不足也会导致必需脂肪酸的缺乏，一般植物油在膳食中不应低于总脂肪来源的1/2。此外，油脂因含有较多的不饱和脂肪酸，放置时间太久易发生酸败，且产生一些对人体有害的物质，因此油脂不宜长时间存储。

三、酒

酒类的营养
与保健

（一）分类

酒按加工工艺可分为发酵酒、蒸馏酒和配制酒。

（二）酒中成分

1. 酒中的营养成分　每克乙醇可提供7kcal的能量。酒中的营养成分和酒的种类有很大关系。酒中的糖有葡萄糖、麦芽糖、麦芽三糖、麦芽四糖、糊精等，一般发酵酒中糖含量较高；酒中的蛋白质为氨基酸或短肽，一般为发酵酒＞果酒＞蒸馏酒；葡萄酒、黄酒和啤酒中矿物元素含量最多，其中钾的含量更为丰富；啤酒和葡萄酒富含B族维生素等多种维生素，如维生素 B_1、维生素 B_2、维生素 B_6、维生素 B_{12}、烟酸、泛酸、叶酸、生物素及维生素 C 等。

2. 酒中的非营养成分　一般为有机酸、酯类、醇、醛、酮和酚类化合物。

3. 酒类的嫌忌成分　酒类的嫌忌成分一般有甲醇、甲醛和杂醇油。甲醇具有麻醉作用并影响视力；甲醛毒性比甲醇高，可致头晕，严重会导致意识丧失；杂醇油抑制神经中枢，可致头痛、头晕，含量不高于 0.2g/100ml。

四、新型食品

（一）营养强化食品

1. 食品营养强化的概念　食品营养强化是根据各类人群的营养需要，将营养素加到食品中以预防人群营养缺乏病的一种食品深加工措施。所加入的营养素称为强化剂，被强化的食品称为载体，经食品强化深加工的食品称为强化食品。

2. 食品营养强化的意义　食品营养强化的意义主要有以下几个：第一是向食品中添加天然含量不足的营养素，如在谷类食品中添加赖氨酸；第二是补充食品在加工、储藏等过程中损失的营养素，如在精白米、面中添加 B 族维生素，在果汁、果酱、水果罐头中添加维生素 C；第三是使一种食品尽可能满足不同人群全面的营养需要而加入各种营养素，如按照婴幼儿、孕妇、哺乳期妇女、宇航员、高温、高寒地区人员和各种患者的特定要求添加营养素；第四是向原来不含某种营养素的食品中添加该种营养素，如缺碘地区食盐加碘等。

3. 食品营养强化剂

（1）定义：食品营养强化剂是为增强营养成分而加入食品中的天然的或人工合成的属于天然营养素范围的物质。我国允许使用的食品营养强化剂品种已超过100多种，主要有氨基酸及含氮化合物、维生素类、矿物质类、多不饱和脂肪酸等。

（2）管理与使用：依据 GB 14880—2012《食品营养强化剂使用标准》，营养强化食品必须经省、自治区、直辖市食品卫生监督检验机构批准才能进行生产与销售，并在该类食品标签上标注强化剂的名称和含量。

（3）种类

1）第一类是氨基酸与含氮化合物：如赖氨酸是谷类食物中第一限制氨基酸，主要用于谷物制品的营养强化；牛磺酸是人体条件性必需氨基酸，对消化道中脂类的吸收是必需的，且牛磺酸对人类脑神经细胞的增殖、分化及存活具有明显促进作用，而在牛奶中几乎不含牛磺酸，因此应适量强化。

2）第二类是维生素类：维生素 A、维生素 D、维生素 E、维生素 B_1、维生素 B_2、维生素 B_6、维生素 B_{12}、维生素 C、维生素 K、烟酸、肌醇、叶酸、泛酸和生物素等都是允许使用的强化剂品种。如维生素 A 用于强化食用油、人造奶油、婴幼儿食品、奶制品；维生素 D 用于强化乳及乳饮料、人造奶油、婴幼儿食品；维生素 B_2 主要用于强化谷类、饮液、乳饮料、婴幼儿食品；维生素 C 主要用于强化饮料、果泥、糖果、婴幼儿食品；叶酸还可用于孕妇、哺乳期妇女专用食品。

3）第三类是矿物质类：钙、铁、锌、硒、碘、镁、铜、锰等矿物质强化剂常用于食品的强化，而铬、钾、钼、铜和钠一般不作为添加剂使用。

（4）食品强化载体与强化剂的选择：选择营养强化剂的基本要求一般有以下几点：能集中加工；强化的营养素和强化工艺成本低、操作简便；强化过程中不改变食物原有的感官性状；维生素和某些氨基酸等在食品加工及制品的保存过程中损失较少，终产品中微量营养素的稳定性高，储藏过程稳定性良好；终产品中强化剂的生物利用率高；强化剂与载体亲和性高；营养素间不发生不良的相互作用；食品强化的费用尽量低等。

4. 食品营养强化的基本要求
营养强化食品的功能和优点是多方面的，但其强化过程必须从营养、卫生及经济效益等方面全面考虑，并需适合各国的具体情况。进行食品营养强化时应遵循的基本要求归纳起来有以下几个方面。

（1）有明确的针对性：食品营养强化的主要目的是弥补某些营养素的不足，以保证人们的营养平衡。所以在进行食品强化前，必须对本地区人们的膳食结构和营养状况进行认真细致的调查研究，从而确定需要强化的食品（即载体食品）与所需强化剂的数量和种类。例如，我国南方地区以大米为主食，而且由于生活水平的提高，人们喜欢食用精制米而不是标准米，这样就可能导致维生素 B_1 的不足。因此有条件的地区，要对精制米进行适量的维生素 B_1 强化。

（2）易被机体吸收、利用：食品强化用的营养素应尽量选取那些易于吸收、利用的强化剂。例如，可作为钙强化用的强化剂很多，有氯化钙、碳酸钙、硫酸钙、磷酸钙、磷酸二氢钙、柠檬酸钙、葡萄糖酸钙和乳酸钙等。其中，人体对乳酸钙的吸收最好。在强化时，应尽量避免使用那些难溶、也难吸收的物质，如植酸钙、草酸钙等。此外，钙强化剂的颗粒大小与机体的吸收、利用度密切相关。胶体碳酸钙颗粒小（粒径 $0.03 \sim 0.05 \mu m$），可与水组成均匀的乳浊液，其吸收利用比轻质碳酸钙（粒径 $5 \mu m$）和重质碳酸钙（粒径 $30 \sim 50 \mu m$）好。

在钙强化时还可使用某些含钙的天然物质，如肉骨粉及蛋壳粉，它们分别由脱胶骨和鸡蛋壳制成，生物有效性很高。通常，肉骨粉含钙 30% 左右，其钙的生物有效性为 83%；蛋壳粉含钙约 38%，其生物有效性为 82%。

（3）符合营养学原理：人体对营养素的需求，不仅要求种类齐全，而且各营养素在数量之间应有一定的比例关系。在营养学中所强调的营养平衡就是指各营养素在满足人体的需求中要达到量的平衡。这些营养平衡关系包括：必需氨基酸之间的平衡；产热营养素之间的平衡；维生素 B_1、维生素 B_2、烟酸与热能之间的平衡；钙、磷之间的平衡等。在食品营养强化时，应注意满足它们之间的平衡关系。

（4）稳定性高：许多食品营养强化剂遇光、热和氧等会引起分解、转化而遭到破坏，因此，这些食品营养强化剂会在食品的加工及储存等过程中发生部分损失。为减少这类损失，可通过改善强化工艺条件和储藏方法，也可以通过添加强化剂的稳定剂来实现。同时，考虑到营养强化食品在加工、储藏等过程中的损失，进行营养强化食品生产时需适当提高营养强化剂的使用剂量。

（5）保证安全、卫生：食品营养强化的目的是保证营养平衡，促进身体健康。为达到这一目的，一方面要保证食品强化剂的卫生质量符合标准，另一方面要严格控制强化剂的用量，切忌滥用。特别是对于那些人工合成的衍生物，更应通过一定的卫生评价方可使用。

在目前常用的必需氨基酸、维生素、无机盐和功能因子四大类食品营养强化剂中，必需氨基酸过量引起的新的营养不平衡和无机盐过量引起的化学中毒问题已经引起人们的重视。但是维生素过多对人体的不良作用往往被人们所忽视，所以在进行维生素强化时，常出现过量使用的问题。

（6）不影响食品原有的色、香、味等感官性状：食品大多有其美好的色、香、味等感官性状。进行营养强化时，有的会明显影响食品应有的色、香、味等，从而影响食品的感官质量和商品价值。例如，用甲硫氨酸强化食品，容易产生异味，实际中很少应用；用大豆粉强化食品，容易产生豆腥味，实际应用时多采用大豆浓缩蛋白或分离蛋白进行强化。

因此，在食品强化时，要考虑强化剂对强化食品感官性状的影响，要根据强化剂的特性，选择强化对象（载体食品），避免对食品的感官性状产生不利的影响。强化剂选用恰当时，有的可提高食品的感官性状和商品价值。例如，用 β - 胡萝卜素强化奶油、人造奶油、冰淇淋、糖果、饮料等，既有强化营养作用，又可作为着色剂改善色泽；用黑色铁盐强化酱或酱油时，就不会影响食品色泽；用酸味的维生素 C 强化果汁饮料，也不会影响果汁风味等。

（7）经济合理，有利推广：食品营养强化是为了提高人们的营养和健康水平。通常，食品的营养强化需要增加食品的成本，但应注意价格不能过高，否则不易推广，起不到应有的作用。要使营养强化食品经济上合理和便于推广，科学地选择载体食品是关键。食品营养强化时，必须选择大众都用得着、买得起的食品作为载体食品。

5. 常见的营养强化食品

（1）强化面粉：面粉营养强化是国家公众营养改善项目之一。通常强化剂有铁、钙、锌、维生素 B_1、维生素 B_2、烟酸、叶酸、维生素 A（特批后方可添加）。

（2）强化食用油：营养强化食用油等也是国家公众营养改善项目，采取在食用油中强化维生素 A 的方法。有些食用油也同时强化了维生素 E 等。

（3）强化酱油：在酱油中强化铁，即添加乙二胺四乙酸铁钠（EDTA 铁钠），可防治部分人群的缺铁性贫血。

（4）儿童辅助食品：婴幼儿配方乳粉强化牛磺酸、维生素和矿物质等；孕妇、哺乳期妇女专用食品主要是强化叶酸。

（5）奶及奶制品：主要是强化维生素、矿物质及牛磺酸，冰淇淋则主要是强化维生素 A、维生素 D。

（6）饮料、罐头和糖果：饮料主要是强化维生素、矿物质，配制酒主要是强化牛磺酸、维生素，糖果主要是强化维生素和矿物质，果泥和水果罐头主要是强化维生素。

（二）保健食品

1. 定义　保健食品（health food）是具有特定保健功能或者以补充维生素、矿物质为目的的食品。即适宜于特定人群食用，具有调节机体功能，但不以治疗疾病为目的，并且对人体不产生任何急性、亚急性或者慢性危害的食品。其标签、说明书不得涉及疾病预防、治疗功能，应当说明适宜人群、不适宜人群、功效成分或者标志性成分及其含量等；产品的功能和成分必须与标签、说明书相一致。

2. 保健食品的基本要求　保健食品的基本要求应符合以下四点：第一，动物、人体试验证明有明确、稳定的保健作用；第二，各种原料及产品必须符合有关食品卫生要求，应保证对人体不产生任何急性、亚急性或慢性危害；第三，配方组成及用量应有科学依据，有明确的功效成分（原料）；第四，标签、说明书及广告等不得宣传其疗效作用。

3. 保健食品的属性　保健食品必须具有三种属性：①食品属性，保健食品属于食品，其基本属性决定了保健食品必须有营养。②功能属性，保健食品最重要的功能是可以调节人体生理活性，适合于特定人群使用，是与其他食品和物品的重要区别点。③非药品属性，保健食品不能直接用于治疗疾病，它只是人体功能调节剂、营养补充剂，而药品是直接用于治疗疾病的。

4. 保健食品的功效成分　我国《保健食品通用标准》列出的功效成分主要有：多糖类，如香菇多糖、膳食纤维；功能性甜味剂类，如单糖、低聚糖、多元糖醇等；功能性油脂（脂肪酸类），如多不饱和脂肪酸、磷脂、胆碱等；自由基清除剂类，如超氧化物歧化酶（SOD）、谷胱甘肽过氧化物酶类；维生素类，如维生素 A、维生素 E、维生素 C 等；肽与蛋白质类，如谷胱甘肽、免疫球蛋白等；活性菌类，如乳酸菌、双歧杆菌等；微量元素类，如硒、锌等。

5. 各类保健食品简介

（1）改善生长发育的保健食品：目前用于改善儿童生长发育的保健食品主要包括高蛋白食品、维生素强化食品、赖氨酸食品、补钙食品、补锌食品、补铁食品和磷脂食品、DHA 食品等。

其作用原理可归纳为以下几个方面。①促进骨骼生长：大量研究证实，补钙有益于骨骼生长和健康。有研究发现，在 2～5 岁时用高钙配方食品喂养，儿童的骨骼矿物质含量更高。给儿童补钙可使骨量峰值增高。此外，磷、镁、锌、氟、维生素 D、维生素 K 等也是骨骼矿化过程中的重要营养素。②影响细胞分化：胎儿、新生儿期儿童的特点之一是多个器官的分化。大量研究表明，视黄酸可影响胎儿发育。因此，维生素 A、B 族维生素或胡萝卜素缺乏或过多，很可能对组织分化和胎儿发育有很大影响。③促进细胞生长和器官发育：细胞生长和器官发育都需要多种营养素的维护。蛋白质、脂类、维生素 A、参与能量代谢的 B 族维生素及锌、碘等元素，都是人体发育不可缺少的重要营养素。

（2）增强免疫功能的保健食品：与免疫功能有关的保健食品是具有增强机体对疾病的抵抗力、抗感染及维持自身生理平衡的食品。研究表明，蛋白质、氨基酸、脂类、维生素、微量元素等多种营养素，以及核酸、类黄酮物质等某些食物成分具有免疫调节作用。保健食品能够增强机体的免疫功能，主要与含有以上营养素或食物成分有关。

其作用原理大致包括以下几个方面。①参与免疫系统的构成：蛋白质可参与人体免疫器官及抗体、补体等重要活性物质的构成。②促进免疫器官的发育和免疫细胞的分化：体内、体外研究发现，维生素 A、维生素 E、锌、铁等微量营养素通常可通过维持重要免疫细胞正常发育、功能和结构完整而不同程度地提高免疫力。③增强机体的细胞免疫和体液免疫功能：例如，维生素 E 作为一种强抗氧化剂和免疫刺激剂，适量补充可提高人群、实验动物的体液和细胞介导免疫功能，增强吞噬细胞的吞噬效率。许多营养因子还能提高血清中免疫球蛋白的浓度，并促进免疫功能低下的老年动物体内的抗体形成。

（3）抗氧化和延缓衰老的保健食品：人类膳食中含有一系列具有抗氧化活性和有明显清除 ROS 能力的化合物。流行病学研究支持维生素 E、维生素 C 和 β-胡萝卜素是主要的抗氧化营养素，对维持健康和减少慢性病起有益作用。延缓衰老的保健食品是具有延缓组织器官功能随年龄增长而减退，或延缓细胞组织形态结构随年龄增长而老化的食品。研究证实，维生素 E、类胡萝卜素、维生素 C、锌、硒、脂肪酸等多种营养素，以及茶多酚、多糖、葡萄籽原花青素、大豆异黄酮等食物成分均具有明显的抗氧化与延缓衰老功效。

其原理主要包括以下几点：①保持 DNA 结构和功能活性：DNA 的氧化损伤会引起 DNA 链断裂，从而可能导致基因点突变、缺失或扩增。研究表明，维生素 C、维生素 E、类胡萝卜素和黄酮类等具有抗 DNA 氧化损伤的生物学作用。②保持多不饱和脂肪酸的结构和功能活性；动脉壁中低密度脂蛋白的氧化，对动脉脂肪条纹形成的发病机制起重要作用，而动脉脂肪条纹的形成可导致动脉粥样硬化。此外，氧化应激在神经元退行性变过程中可能起重要作用，因为 ROS 能导致所有细胞膜的多不饱和脂肪酸发生过氧化作用。研究表明，上述抗氧化营养素具有抗动脉粥样硬化和神经保护作用。③参与构成机体的抗氧化防御体系，提高抗氧化酶活性：硒、锌、铜、锰为抗氧化酶构成所必需。姜黄素能使动物肝组织匀浆中过氧化氢酶的活性提高，对动物心、肾、脾等组织都有明显的抗氧化作用。

（4）辅助改善记忆的保健食品：科学研究证实，多种营养素或食物成分在中枢神经系统的结构和功能中发挥着重要作用。有的参与神经细胞或髓鞘的构成；有的直接作为神经递质及其合成的前体物质；还有的与认知过程中新突触的产生或新蛋白的合成密切相关。这些营养素或食物成分包括：蛋白质和氨基酸、糖类、脂肪酸、锌、铁、碘、维生素 C、维生素 E、B 族维生素，以及咖啡因、银杏叶提取物，某些蔬菜、水果中的植物化合物等。

（5）辅助降低血糖的保健食品：控制血糖水平是避免和控制糖尿病并发症的最好办法，寻找开发降低血糖的保健食品越来越受到重视。

其作用原理有以下几方面。①改善对胰岛素的敏感性：降低膳食的血糖生成指数（glycemic index，GI）可能改善受体对胰岛素的敏感性。许多研究都观察到，对非胰岛素依赖型糖尿病患者用低 GI 膳食时可改善其对血糖的控制，间接证明低 GI 膳食可以改善其对胰岛素的敏感性，后来在冠心病患者中直接证明有这种作用。②延缓肠道对糖和脂类的吸收：许多植物的果胶可延缓肠道对糖和脂类的吸收，从而调节血糖。另外，糖醇类在人体代谢过程中不会引起血糖值和血中胰岛素水平的波动，可用作糖尿病和肥胖患者的特定食品。③参与葡萄糖耐量因子的组成：铬是葡萄糖耐量因子的组成部分，可协助胰岛素发挥作用，铬缺乏后可导致葡萄糖耐量降低，使葡萄糖不能充分利用，从而导致血糖升高，可能导致 2 型糖尿病的发生。已证明，低 GI 膳食可以改善糖尿病患者的葡萄糖耐量。

（6）辅助调节血脂的保健食品：保健食品调节血脂的原理主要有以下两点。①降低血清胆固醇：膳食纤维能明显降低血清胆固醇，因此燕麦、玉米、蔬菜等含膳食纤维高的食物具有辅助降血脂作用。估计西方国家人群每日摄入植物胆固醇在 $160 \sim 360 mg$，其中最常见的形式为菜油固醇、谷固醇和豆固醇。这些化合物在结构上与胆固醇有一定关系，可以降低胆固醇的吸收，长期以来被认为是降低 LDL-胆固醇的因子。②降低血浆甘油三酯：膳食成分可能影响空腹甘油三酯浓度，主要是通过改变肝脏分泌极低密度脂蛋白胆固醇的速度来实现的。空腹甘油三酯浓度是餐后血脂反应的一个决定因素。因此，在降低空腹甘油三酯浓度的同时餐后高脂血症往往也会降低。

（7）辅助降血压的保健食品：高血压的病因可能与年龄、遗传、环境、体重、食盐摄入量、胰岛素抵抗等有关。

辅助降血压的保健食品可能的功能原理如下。①不饱和脂肪酸的作用：一些流行病学研究观察到膳食中多不饱和脂肪酸可能具有降血压作用，推测原理可能是降低血管收缩素的生成。②控制钠、钾的摄入量：在高血压的发展，摄入钠会使血压升高。尽管有些人对盐更敏感，但对钠的反应存在一定范围，将人群仅仅划分为对盐敏感或不敏感有点过于简单化。钾摄入量与血压呈负相关关系。食用蔬菜和水果有助于预防高血压可能就是基于这种机制。

（8）改善胃肠功能的保健食品：利用有益活菌制剂及其增殖促进因子，可以保证或调整有益的肠道菌群构成，从而保障人体健康，是当前国内外保健食品开发的重要领域。目前，改善胃肠功能的保健食品主要包括调节胃肠道菌群的保健食品、润肠通便的保健食品、保护胃黏膜及促进消化吸收的保健食品等。其作用原理如下。

润肠通便的功能成分主要有膳食纤维、生物碱等。膳食纤维吸水膨胀，可增加内容物体积，促进肠道蠕动，加速粪便排出，同时可促进肠道有益菌的增殖。因此富含膳食纤维的食品是主要的润肠通便的保健食品，如美国 FDA 认可燕麦食品为保健食品。

双歧杆菌和乳杆菌被认为是有利于促进健康的细菌。益生元有助于结肠菌群达到并保持双歧杆菌或乳杆菌占优势的状态，这种情况被认为最有利于促进健康。

以丁酸、乙酸和丙酸等短链脂肪酸形式存在的发酵产物，对结肠健康的重要性已受到越来越多的关注。丁酸是最有意义的短链脂肪酸，因为丁酸除了对黏膜有营养作用外，还是结肠上皮的重要能量来源。

（9）减肥的保健食品：在减肥食品中，各种膳食纤维、低聚糖、多糖都可作为减肥食品的原料。燕麦、螺旋藻、食用菌、魔芋粉、苦丁茶等都具有较好的减肥效果。

脂肪代谢调节肽具有调节血清甘油三酯的作用。脂肪代谢调节肽能够促进脂肪代谢，从而抑制体重的增加，有效防止肥胖的产生。

L-肉碱作为机体内能量代谢的重要物质，在细胞线粒体内使脂肪进行氧化并转变为能量，减少体内的脂肪积累。膳食纤维由于不被消化吸收，可延缓胃排空的时间，增加饱腹感，从而减少食物和能量的摄入量。人们还研制了很多宏量营养素的代用品，减少能量摄入以降低体重或维持正常体重。

咖啡因、茶碱、可可碱等甲基黄嘌呤类物质，以及生姜和香料中的辛辣组分均有生热特性。含有这些"天然"食物组分的食品，可能是促进能量消耗、维持能量平衡，进而维持正常体重的有效途径。

（10）美容的保健食品：皮肤分为三大层，分别是表皮层、真皮层、皮下组织，五小层分别是角质层、透明层、颗粒层、有棘层、基底层。神经酰胺基本上蓄积在角质层，为角质细胞间脂质的主要成分，在发挥角质层屏障功能中起着重要作用。随着年龄增长和皮肤老化，角质细胞间的脂质量会明显减少，其中的主要成分神经酰胺也随之下降，使皮肤容易出现干燥、皱纹、粗糙等现象。因此，经常补充神经酰胺可恢复皮肤的正常结构，从而恢复皮肤原有的屏障功能，提高皮肤的耐应变性。口服神经酰胺能改善全身皮肤的含水量，提高皮肤弹性，减少皱纹。

多种天然物质可通过活血化瘀加速血液循环，促进新陈代谢，有助于排除黑素细胞所产生的黑色素，促进滞留于体内的黑色素分解，使之不能沉淀形成色斑，或使已沉淀的色素分解后排出体外；也可通过抗氧化作用抑制酪氨酸酶的活性来降低黑色素的形成。维生素 C、维生素 E、类黄酮等多种天然物质可通过抑制过氧化脂质的形成以消除黄褐斑，达到增白美容的效果。

（11）增加骨密度的保健食品：如各种钙剂、磷酸盐、维生素 D 等，可通过直接补充钙质而达到增加骨密度的目的。磷酸盐可促进骨形成，抑制骨细胞的破坏降钙素可减少骨质吸收，降低血循环中的钙，增加骨质中的钙含量。

五、茶

茶叶的营养与保健

（一）分类

茶（tea）按生产工艺可分为绿茶、红茶、乌龙茶（青茶）、黄茶、白茶及黑茶。

（二）茶中成分

1. 蛋白质　含量很高（20%～30%），但能利用的只有 1%～2%。

2. 脂肪　占 2%～3%，包括磷脂、糖脂和各种脂肪酸，其中亚油酸和亚麻酸含量较高。

3. 糖类　占 20%～25%，多数为不溶于水的多糖。

4. 维生素　含量丰富，每 100g 中含胡萝卜素 5800μg，B 族维生素、维生素 C 和维生素 E 都有一定含量。

5. 矿物质　有 30 多种，包括钙、镁、铁、钠、锌、铜、磷、硒等。

6. 非营养成分　多酚类物质有儿茶素、类黄酮、黄酮苷类、花青素等，这些物质对防癌、抗癌、心血管疾病有很好的保健作用。色素、咖啡碱、可可碱和茶叶碱，对人体有兴奋和利尿作用。芳香物质有脂肪族醇类、萜烯醇类、酮类、酯类等。绿茶中含有香气物质有 260 余种、红茶中有 400 多种。

六、蜂蜜

蜂蜜（honey）是蜜蜂采集花蜜酿制而成，成分依蜂种和采集时令和花种类不同而有差别。蜂蜜中含有 60 多种有机成分。主要是糖类：果糖 39%、葡萄糖 34%、蔗糖 8%，还有蛋白质、糊精、脂类、多种有机酸、多种酶、多种维生素和多种矿物质。蜂蜜有保健和治病作用。蜂乳（蜂王浆）有促进生长、促进新陈代谢、增加机体抵抗力、刺激生殖功能、促进造血、修复组织、调节神经、扩张冠状动脉、降低血糖及灭菌等作用。

————— • 知｜识｜拓｜展 • —————

一般食品和保健食品的共性与区别

共性：都能提供人体生存必需的基本营养物质，都具有特定的色、香、味、形。

区别：保健食品含一定量功效成分（生理活性物质），能调节人体功能，具有特定功能；而一般食品不强调特定功能。保健食品一般有特定食用范围（特定人群），而一般食品没有。

保健食品与药品的区别

药品是治疗疾病的物质；保健食品的本质仍是食品，虽有调节人体某种功能的作用，但不是人类赖以治疗疾病的物质。食品中还有一类特殊营养食品，是"通过改变食品的天然营养素的成分和含量比例，以适应某些特殊人群营养需要的食品"。如适应婴幼儿生理特点和营养需要的婴幼儿食品、经添加营养强化剂的食品，都属于这类食品。

任务五　食品卫生安全与要求

————— • 案｜例｜导｜入 • —————

【案例】

某地四年级多名学生中午在学校餐厅吃了米饭和豆角炒肉后，下午 3 点出现恶心、呕吐现象。校方及时将学生送至医院观察、治疗。经市疾控中心专家现场流调及征询省专家意见，认定学生呕吐是因学校食堂芸豆（又称四季豆）未炒熟所致。

【问题】

1. 请判断四年级学生是哪种中毒情况？

2. 食物中毒后的应急措施是什么？

一、食品安全

（一）食品安全的概念

食品安全（food safety）指食品无毒、无害，符合应有的营养要求，对人体健康不造成任何急性、亚急性或者慢性危害。食品安全的含义有三个层次：一是食品数量安全，即一个国家或地区能够生产人们基本生存所需的膳食。要求人们既能买得到，又能买得起生存、生活所需要的基本食品。二是食品质量安全，指提供的食品在营养、卫生方面满足和保障人群的健康需要，符合产品标准规定应有的营养要求和相应的色、香、味、形等感官性状。食品质量安全涉及食物的污染、是否有毒，添加剂是否规范、标签是否规范等问题，需要在食品受到污染界限之前采取措施，预防食品的污染和遭遇主要危害因素侵袭。三是食品可持续安全，是从发展角度要求食品的获取需要注重生态环境的良好保护和资源利用的可持续。

（二）食品安全的内容

食品污染导致的质量安全问题，如生物性污染、化学性污染、物理性污染等。食品工业技术发展所带来的质量安全问题，如食品添加剂、食品生产配剂、介质及辐射食品、转基因食品等。滥用食品标识，如伪造食品标识、缺少警示说明、虚假标注食品功能或成分、缺少中文食品标识（进口食品）等。

———————— · 知 识 拓 展 · ————————

食品安全宣传之选购妙招

1. 看包装　产品包装严密无损、商标内容完整，品名、厂名、厂址、净重、主要成分、生产日期和保质期等清晰可见。

2. 看色泽　产品色泽应与品名相符，若其颜色过于鲜艳，失之自然，就有可能是添加了过量色素所致，不要购买和使用。

3. 闻香味　产品香味应与品名相符，应香气柔和、不刺鼻，若有异味，则表明已变质。

4. 品滋味　产品滋味应酸甜适宜，不得有苦味、涩味、酒味（酒精饮料除外）

通过上面实用的经验和方法，帮助大家提升对食品安全的认识和重视程度。只要掌握好这些方法，就可以更好地应对生活中常见的食品安全问题和风险。

（三）食品基本卫生要求

食品基本卫生要求是食品应当在清洁的生产加工环境中，由身体健康的食品从业人员加工食品，防止因微生物污染食品而引发的食源性疾病。同时，使引起食品腐败微生物的繁殖减少到最低程度，即"食品应当对人体无毒、无害，符合营养卫生的要求"。无毒、无害不是绝对的，允许食品中含有少量的有毒有害物质，但是不得超过国家食品卫生标准规定的有毒有害物质的限量。国家食品卫生标准规定，各种食品，食品添加剂，食品容器、包装材料、食品用工具、设备，用于清洗食品和食品用工具、设备的洗涤剂规定，必须达到的卫生质量和卫生条件的客观指标和要求。

二、食品污染

食品污染
及其预防

（一）食品污染的概念

食品污染（food contamination）是食品受到有害物质的污染后使食品的营养性、感官性和安全性发生不利于健康的改变过程。食品污染会引起食品腐败变质，对人健康有很大的危害。

正常食品本身一般不含有毒、有害物质或含量极少，不足以对人体健康造成危害。但食品在生产、加工、贮存、运输和销售等各个环节中，由于不同的原因都有可能使有毒、有害物质进入食品造成污染，导致食品营养价值和卫生质量降低，食用这类食品，就会对人体健康产生不同的危害，甚至危及生命。

（二）食品污染的分类

根据污染物的性质，食品污染可分为生物性污染、化学性污染、物理性污染。

1. 生物性污染　是微生物、寄生虫和昆虫污染食品。食品生物性污染的污染源是含有微生物的土壤、水体、飘浮在空中的尘埃、人和动物的胃肠道、鼻咽和皮肤的排泄物，或直接污染食品，或经由人、鼠、昆虫、加工设备、用具、容器、运输工具等间接污染食品。其中，细菌、真菌及其毒素对食品的污染最常见，也最严重。毒性最强的是黄曲霉毒素。寄生虫和虫卵主要是由患者或病畜的粪便间接或直接污染食品。昆虫污染主要有甲虫、螨类、蛾及蝇、蛆等造成的污染。所以，生物性污染主要以微生物污染为主，危害较大。

──────── • 知 | 识 | 拓 | 展 • ────────

藏在厨房中的致癌物：黄曲霉素

黄曲霉是黄曲霉菌群中的一种，通常呈现出肉眼可见的黄色或黄绿色，最适宜在 $30 \sim 38℃$、pH 5.5 的环境下生存，易长于土壤、有机物、粮谷中。

黄曲霉毒素 B_1 对人体多个组织和器官，尤其是肝组织，有极强的破坏作用，严重时可导致肝癌，甚至死亡，具有致癌性、致畸性、致突变性，是目前所知致癌性最强的化学物质，被国际癌症研究中心列为 Ⅰ 类致癌物。

黄曲霉毒素的毒性是砒霜的 68 倍、氰化钾的 10 倍，1mg 黄曲霉毒素就能诱发癌症，20mg 则会导致人死亡。

黄曲霉毒素广泛存在于土壤、动植物、各类坚果中，特别容易污染粮油制品，其中以玉米、花生及其制品最易受到污染，其次是稻谷、小麦、豆类等。

2. 化学性污染　主要是化学物质所造成的食品污染。造成化学性污染的原因有以下几种：农业用化学物质的广泛应用和使用不当。使用不符合卫生要求的食品添加剂；使用质量不符合卫生要求的包装容器，造成容器上的可溶性有害物质在接触食品时进入食品，如陶瓷中的铅、聚氯乙烯塑料中的氯乙烯单体都有可能转移进入食品。它们都特别容易向富含油脂的食物中迁移溶入；工业的不合理排放所造成的环境污染也会通过食物链危害人体健康。

3. 物理性污染 是除化学性污染物之外的杂物引起的食品污染。污染物来源复杂，种类繁多，并且存在偶然性，可能并不直接威胁消费者的健康，但是严重影响食品应有的感官性状和营养价值，使食品质量得不到保障。因为大多数物理性污染物是肉眼可见的，所以食品物理性污染物的检测是食品企业自身卫生管理的重要内容。根据污染物的性质，物理性污染可分为来自食品生产、储运、销售的污染；食品的掺假使假；食品的放射性污染。

（三）食品污染的特点

食品污染有以下三个特点。

1. 食品被污染日趋严重及普遍，其中化学性污染占主要地位。

2. 污染物从一种生物转移到另一种生物时，浓度可以不断积聚增高，即所谓生物富集作用，以致轻微的污染过程经生物富集作用后，可对人体造成严重危害。

3. 现今食品污染导致的危害，除了以急性毒性作用外，以慢性毒性为多见。由于摄入量少，且生物半衰期又较长，以致食品污染物在体内对 DNA 等发生了作用，可出现致畸、致癌、致突变现象。

（四）食品污染的预防

食品污染的预防，主要涉及以下几个方面。

1. 加强教育和监管 对食品企业从业人员进行卫生知识教育，确保他们了解食品污染的危害，并自觉做好防止污染的工作。

相关部门应对食品企业进行卫生管理与监督，确保食品符合卫生标准。食品生产经营单位要全面贯彻执行食品卫生法律和国家卫生标准；食品卫生监督机构要加强食品卫生监督，把住食品生产、出厂、出售、出口、进口等卫生质量关；加强食品包装和运输管理。执行食品运输和贮存的卫生管理条例，确保食品在处理、运输和贮存过程中不受污染。

定期进行微生物检测。定期对食品、水源、加工环境等进行微生物检测，及时发现并处理可能的污染问题。

2. 控制"三废"排放 确保"三废（废气、废水、废渣）"处理符合环保标准，避免对食品造成污染。

加强农药和添加剂的管理。使用高效、低毒、低残留的化学农药，减少对环境和食品的污染。同时，关注食品添加剂的使用，避免过量摄入。

3. 个人卫生和食品安全知识普及 处理食物前彻底清洁双手，避免生熟食物交叉污染。选择新鲜、无异味的食材，避免选择过期或变质的食品。注意食品的保质期和储存条件。

三、食物中毒

（一）食物中毒的概念

食物中毒（food poisoning）是摄入含有生物性、化学性有毒有害物质的食品或把有毒有害物质当作食品摄入后所出现的非传染性的急性、亚急性疾病。食物中毒属食源性疾病的范畴，不包括因暴饮暴食而引起的急性胃肠炎、食源性肠道传染病和寄生虫病，也不包括一次大量或长期少量摄入某些有毒有害物质引起的以慢性中毒为主要特征（如致癌、致畸、致突变）的疾病。

（二）食物中毒的分类

按照发病原理，食物中毒分为细菌性食物中毒和非细菌性食物中毒两类；按照中毒食品的种类，可把食物中毒分为以下 4 类。

1. 细菌性食物中毒 是摄入被细菌或细菌毒素污染的食物而引起的食物中毒，主要有沙门菌、葡萄球菌、大肠埃希菌、肉毒梭菌等食物中毒，是食物中毒最常见的类型。细菌性食物中毒全年皆可发生，夏秋季节发生较多，发病率较高，病死率较低。一般病程短，恢复快，预后良好。对抵抗力低的人群，如老人、儿童和身体衰弱者，发病的症状较为严重。

2. 有毒动植物食物中毒 有毒动物中毒是食入动物性有毒有害食品引起的食物中毒，如河豚、有毒鱼贝类、牲畜腺体等引起的中毒。其发病率、病死率较高，有一定的地区性。

有毒植物中毒是食入植物性有毒有害食品引起的食物中毒，如四季豆、马铃薯等引起的中毒。植物性食物中毒的季节性、地区性比较明显、发病率较高，病死率因植物种类而异。

3. 化学性食物中毒 是摄入有毒化学物质或被其污染的食品引起的食物中毒。以砷、铅、亚硝酸盐、农药、甲醇等化学物质污染食品引起的中毒较为常见。发病无明显的地区性和季节性，发病率和病死率较高。

4. 真菌性食物中毒 是因食用被真菌及其毒素污染的食品而引起的食物中毒，如黄曲霉毒素和霉变甘蔗等中毒。用一般的烹调方法加热处理不能破坏食品中的真菌毒素。发病率较高，死亡率因菌种及毒素种类而异，发病的地区性和季节性较为明显，发病率和病死率较高，如霉甘蔗中毒常见于北方的初春。

（三）食物中毒的特点

食物中毒的特点因中毒种类不同而有所不同，但无论是细菌性食物中毒还是非细菌性食物中毒，一般都具有以下共同特点。

1. 发病与食物有关 中毒患者在相近的时间内均食用过某种共同的中毒食品，未食用者不发病，停止食用中毒食品后，发病很快停止。

2. 发病多呈暴发性　中毒患者，发病潜伏期短。一般会在食用有毒食物后的 10 分钟至 48 小时内发病。来势急剧，短时间内有多人发病。发病曲线呈突然上升后又迅速下降的趋势。

3. 所有中毒患者的临床表现基本相似　中毒患者病情相似，以恶心、呕吐、腹痛、腹泻等胃肠道症状为主。

4. 中毒患者对健康人无传染性　一般无人与人之间的直接传染。

5. 季节性因素　大多数食物中毒通常发生在夏季和秋季，会有季节性变化。建议出现食物中毒的情况要及时到医院进行诊治。

（四）食物中毒的预防

1. 食品储存温度控制　低温环境可以减缓细菌生长繁殖的速度，从而降低食物变质的风险。将未吃完的食物放置于冰箱中冷藏或冷冻保存。

2. 烹饪彻底加热　高温可有效杀灭大部分致病菌和病毒，确保食品安全。在烹饪过程中，应充分翻炒食材以均匀受热，并使用测温计监测食材内部温度是否达到安全标准。不吃未烧熟、煮透的食物，不喝未经消毒的奶。

3. 避免生食与熟食交叉污染　选择新鲜和安全的食品，要注意查看其感官、性状等，是否有腐败变质。生食可能携带致病菌，避免生食、熟食交叉污染可减少感染风险。生食瓜果和蔬菜要洗净。在准备食物时，应先处理生食再接触熟食；使用不同的切菜板、刀具等工具进行区分。

4. 定期清洁厨房设备　通过定期清洗消毒，可以去除附着在设备上的细菌和其他有害物质，防止食物受到污染。建议每周至少对厨房设备进行一次全面清洁，特别是炉灶、烤箱等常用于烹饪的区域。

5. 注意个人卫生习惯　良好的个人卫生习惯有助于减少病原体传播的机会，降低食物中毒的发生率。在处理食物前后要洗手，不要随地吐痰或乱扔垃圾，保持周围环境整洁干净。

6. 警惕误食有毒有害物质引起中毒　装有消毒剂、杀虫剂或鼠药的容器用后一定要妥善处理，防止误用而引起中毒。不吃霉变的粮食、甘蔗、花生米（粒上有霉点），其中的霉菌毒素会引起中毒。不食用来历不明的食物。不食用不明野生菌及野生植物。

（五）食物中毒的急救及处理

食物中毒发生后，即面临对患者、有毒食品、中毒场所和责任的处理问题，进行各项处理的目的既是为了防止所造成的危害进一步扩大，也是为了预防类似食物中毒的再次发生，是一项技术性很强、政策性也很强的工作。

根据《中华人民共和国食品安全法》的规定，发生食物中毒或者疑似食物中毒事故的单位和接收食物中毒或者疑似食物中毒患者进行治疗的单位，应当及时向所在地人民政府卫生行政部门报告发生食物中毒事故的单位、地点、时间、中毒人数、可疑食物等有关内容。中毒人数超过 30 人的，应当在 6 小时内报告同级人民政府和上级卫生行政部门。中毒人数超过 100 人或死亡 1 人和中毒事故发生在学校、地区性或全国性重要活动期间，应当在 6 小时内上报国家卫生健康委员会，并同时报同级人民政府和上级卫生行政部门。

食物中毒的处理原则包括以下 4 个方面：患者的处理、有毒食品的处理、中毒场所的处理、责任处理。

1. 患者的处理　对患者要采取紧急处理，并及时报告当地卫生行政部门。具体的处理包括：①停止食用有毒食品。②采集患者的标本，以备送检。③对患者的急救治疗，主要包括急救（催吐、洗胃和灌肠）、对症治疗和特殊治疗。

食物中毒以后最有效的措施是立即清除胃内容物，减少中毒症状，可以先自己刺激咽喉部催吐疗法，如无呕吐，亦可用手指或筷子刺激咽喉，引起呕吐。若为肠胃型食物中毒，多数患者有恶心、呕吐症状，部分患者有腹痛，严重者可出现腹泻现象。如果进食后 6 小时内有明显的中毒症状，需要及时到医院洗胃处理，及时检测呕吐物，明确中毒的原因和类别，再选择针对性的解毒药物，以及利尿剂、补液等，促进毒素排泄，严重中毒者可以做血液滤过治疗。食物中毒具体应急处理措施如下。

（1）神志清醒的患者：立即催吐，然后喝水 300 ~ 500ml 后再催吐，直到吐干净或者吐清水为止；呕吐停止后可以服用糖水或盐水，也口服补液盐。

（2）神志不清、有心跳和呼吸的患者：应迅速拨打急救电话，同时处理患者，及时清理口鼻内的呕吐物，患者应采用侧卧位，防止误吸进入气管，从而导致肺炎和窒息。

（3）患者无意识、没有心跳、没有呼吸：应立即拨打 120 急救电话；同时在场人员及时采取胸外心脏按压、人工呼吸的急救措施。

2. 有毒食品的处理　发生食物中毒或者疑似食物中毒事故后，应当采取下列措施：①对可疑中毒食物及有关工具、设备和现场采取临时控制措施。②封存造成食物中毒或者可能导致食物中毒的食品及原料。③封存被污染的食品工具及用具。④追回已售出的有毒食品或疑似有毒食品。⑤对有毒食品进行无害化处理或销毁。

3. 中毒场所的处理　要根据不同的有毒食品，对中毒场所采取相应的消毒措施。处理内容主要包括：①对接触过有毒食品的炊具、食具、容器和设备等，应予煮沸或蒸气消毒，或用热碱水、0.2% ~ 0.5% 漂白粉溶液浸泡擦洗。②对患者的排泄物，用20% 石灰乳或漂白粉溶液消毒。③对中毒环境现场，在必要时进行室内外彻底的卫生清理，以 0.5% 漂白粉溶液冲刷地面。属于化学性食物中毒的，对包装有毒化学物质的容器应销毁或改作非食用用具。

4. 责任处理　食物中毒，尤其是造成重大人员伤残、死亡的食物中毒，要进行严肃处理，追究法律责任。依据《中华人民共和国食品安全法》和各有关具体法规，对造成食物中毒的个人或单位进行相应的处理。在提出处理意见时，要严格依据法律法规条文并有充分的科学依据。

·知│识│拓│展·

食物中毒的解决方法

1. 催吐 人们在食物中毒后会出现许多种症状,如食物还存留在胃中,患者可以用催吐的方法,将胃中的有毒食物吐出来,这样就能够有效减轻毒素对身体的伤害。

2. 导泻 若食用有毒食物时间比较长,患者可以采用导泻的方法将有毒的食物排出,中毒症状就会减轻。

3. 解毒 如果食用了变质的肉类、鱼虾类等食物导致的中毒,患者可以将100ml食醋与200ml水稀释,然后服下。误食了变质的饮料或防腐剂导致的中毒,可以用鲜牛奶解毒。

4. 保留食物样本 食用有毒的食物后,应当保留中毒食物的样本,因为如果中毒严重后,医生须要检测有毒的食物,以确定是哪种毒素所导致的,然后才能够对症治疗。

本章小结

本章拓展练习及参考答案

项目四　合理营养与膳食调配

1. 素质目标　关注民生健康，尊重科学，创新发展；践行社会主义核心价值观，具有全心全意为人民健康服务的奉献精神。

2. 知识目标　掌握合理膳食相关概念，膳食结构的类型，膳食营养素参考摄入量相关概念及其在膳食设计中的应用，《中国居民膳食指南》和"中国居民平衡膳食宝塔"的内容；熟悉营养调查与营养调查评价的方法，营养配餐的要求和步骤；了解营养教育的常用方法与技巧，社区营养需求的评估内容与评估方法。

3. 能力目标　能阐明一般健康人群和特定人群的膳食指南，能根据《中国居民膳食营养素参考摄入量》和《中国居民膳食指南》设计膳食方案，会使用食物交换份法合理配餐。

任务一　合理营养概述

────── •案|例|导|入• ──────

【案例】

　　李女士，45岁，身高162cm，体重65kg。为了减肥，近期饮食安排如下。早餐只喝一杯牛奶；午餐十分丰盛，各种肉类、青菜等调换食用；晚餐几乎不吃任何食物，偶尔吃点黄瓜。3个月下来，身材苗条了很多，体重降到了55kg。她把自己减肥的经验分享给了身边的朋友，她认为每天的食物种类丰富多样，午餐最重要，只要午餐摄入了足够的食物量，早餐和晚餐少吃或不吃就可以达到减肥的效果，并且不会损害身体健康。

【问题】

1. 请分析李女士的饮食安排是否合理。

2. 请根据合理营养的要求对李女士的饮食做出正确评价。

一、合理膳食

（一）合理膳食的相关概念

合理膳食

1. 合理营养（rational nutrition） 即科学营养，不仅要求食物中的营养素种类齐全、数量充足、比例合适，而且要采用合理的膳食制度和烹调方法促进各种营养物质的消化、吸收和利用，从而满足人体对能量和营养素的正常生理需要，达到预防疾病、促进健康的目的。

2. 平衡膳食（balanced diet） 是根据科学营养的原理设计膳食组成中的食物种类和比例，以最大限度满足各类健康人群的营养和健康需求。不同食物含有的营养素各有特点，只有合理搭配各种食物，才能满足个体的营养需要。

3. 合理膳食（rational diet） 是在平衡膳食的基础上，根据机体不同年龄、健康状况、地域资源、生活习惯和信仰等情况而调整的膳食。能较好地满足不同生理状况、不同信仰及不同健康状况人群的营养与健康需要。

（二）合理膳食的基本要求

1. 提供人体充足的营养素和能量 膳食中所提供的营养素和能量应充分满足人体的实际需求，以达到膳食营养素参考摄入量（dietary reference intake，DRI）为宜。

2. 各营养素比例均衡、种类齐全

（1）蛋白质中必需氨基酸比例要适宜：膳食蛋白质的氨基酸模式与人体越接近，越有利于人体消化吸收。如优质蛋白质的氨基酸模式与人体较接近，建议每天摄入的量应达到蛋白质总摄入量的1/3以上。

（2）脂肪酸比例要适宜：脂类中饱和脂肪酸、单不饱和脂肪酸和多不饱和脂肪酸三者的生理功能各不相同，供给比例为1:1:1时对人体最为适宜。

（3）糖类比例要适宜：食物中可消化的糖类与不可消化的糖类的比例要适宜，可消化的糖类主要为人体提供能量、组成细胞结构，不可消化的糖类主要有预防龋齿、保护肠黏膜和改善消化道功能等；食物中多糖和精糖比例也要合适，精糖摄入量不超过总能量的10%。

（4）产能营养素比例要适宜：根据我国居民膳食结构、饮食习惯及营养状况，建议三大产能营养素比例应适当，成人蛋白质供能应占总能量的10%~20%、脂肪占20%~30%、糖类占50%~65%。

（5）矿物质比例要适宜：矿物质之间存在拮抗和协同关系，适当的矿物质比例有促进吸收的作用，同时也能防止因某些矿物质摄入过多而影响其他矿物质的吸收和代谢，如钙、磷比例失调是胫骨软骨营养不良的主要原因，高钙或同时增加钙、磷含量会影响镁的吸收，钠、钾、氯在维持体内离子平衡和渗透压平衡方面具有协同作用。

（6）维生素比例要适宜：某些维生素可以保护或促进其他维生素的吸收利用，

有利于物质代谢，但同时也可能干扰其他维生素的作用，如维生素 E 可以保护维生素 C、维生素 A 两种维生素不被氧化，而对维生素 K 不但没有保护作用，反而会干扰凝血机制，抵消维生素 K 的作用。

（7）能量与维生素比例要适宜：各种维生素尤其是 B 族维生素，参与机体物质代谢和能量代谢。如维生素 B_1 常以硫胺素焦磷酸辅酶形式参与体内的 α-酮酸氧化脱羧反应和磷酸戊糖径转酮醇酶反应，有利于物质代谢及能量合成。

（8）维生素和矿物质比例要适宜：有些维生素有利于某些矿物质的吸收，它们之间比例需适宜，如维生素 C 可促进铁的吸收，维生素 D 可促进钙的吸收，故维生素 C 与铁的比例要适宜、维生素 D 与钙的比例要适宜。

（9）植物性食物与动物性食物比例要适宜：植物性食物摄入过多而动物性食物摄入过少，易导致蛋白质营养不良、铁缺乏等；动物性食物摄入过多而植物性食物摄入过少，则会增加心脑血管、胃肠道等慢性病的发病率。

3. 食物种类多样、合理搭配 不同食物含有不同的营养成分，目前还没发现任何一种食物能满足人体所需的全部营养，因此合理搭配多种食物，有利于营养素的吸收和利用，全面地满足人体需求。

4. 食物安全无毒 要保证食物本身清洁卫生，不受污染，不含对机体有毒、有害的物质。食物被有害物质或致病微生物污染时会引起人体食物中毒，出现急性或亚急性疾病等。因此，膳食应符合国家食品卫生标准，保证对人体无毒无害。

5. 烹调加工要合理 食物应科学加工、烹调，消除食物中的有害微生物及抗营养因子，减少食物中营养素的损失，保证食物良好的色、香、味、形等感官性状，增进食欲，满足饱腹感，提高食物消化吸收率。

6. 合理的进餐制度和良好的进餐环境 合理的进餐制度是根据用餐者的具体情况，如年龄、生理状况、工作性质、环境因素等，制定适合其生理需要的进餐制度，保证食物中营养素被人体充分消化、吸收和利用。

（1）合理安排餐次：一日餐次过多或过少，各餐间隔过长或过短，都会影响食欲或造成消化系统功能紊乱，不利于健康。我国居民习惯将全天食物按一日三餐早、中、晚分别进行。

（2）合理分配热能：我国居民一日三餐早、中、晚的供能比应为 3:4:3。

（3）定时定量进餐：进餐制度一旦确定，用餐者就会形成相对固定的膳食习惯，形成条件反射。到进餐时间时，机体就会产生良好的食欲，并预先分泌消化液，保证食物的充分消化、吸收和利用，所以应做到定时、定量、定质进餐。

（4）保持舒适的进餐环境：环境卫生整洁、布局合理、色调和谐、关系和睦等都会给人以清新、舒适的感觉，有利于增进食欲，促进消化。

二、几种典型的膳食结构

（一）膳食结构的基本概念

膳食结构

膳食结构又称食物结构、膳食模式，是膳食中各类食物的品种、数量、比例及食用的频率。一般可以根据各类食物所能提供的能量及各种营养素的数量和比例来衡量膳食结构的组成是否合理。膳食结构的形成是一个长期的过程，受一个国家或地区的农业生产、食物流通、食品加工、消费水平、饮食习惯、文化传统等多重因素的影响。因此，膳食结构可以用来衡量一个国家或地区的经济发展水平、社会发展程度及膳食质量。

（二）不同类型膳食结构的特点

根据三大产能营养素的供能比例及动物性食物和植物性食物在膳食中的比例，可将世界不同地区的膳食结构分为四种类型：植物性食物为主的膳食结构，动物性食物为主的膳食结构，动、植物性食物平衡的膳食结构，地中海膳食结构。

1. 植物性食物为主的膳食结构　该膳食结构主要集中在经济不发达国家和地区，大多数发展中国家属于此种膳食结构，某些宗教和素食者也多选用此种膳食结构。该膳食结构以植物性食物为主，动物性食物为辅。其膳食特点是粮谷类、薯类蔬菜等植物性食物摄入量较高，而鱼、肉、蛋、奶等动物性食物摄入量较低。动物性蛋白质一般占蛋白质总量的10%~20%，低者不足10%。这种膳食结构基本可以满足人体需求，但是蛋白质、脂肪摄入量均低，并且钙、铁、维生素A等营养素摄入不足。营养缺乏是这一群体的主要营养问题，表现为体质较弱、健康状况不良、劳动生产率较低等。但这一群体膳食纤维摄入充足，动物性脂肪摄入较低，有利于预防高脂血症、冠心病和溃疡性结肠炎等慢性病。

2. 动物性食物为主的膳食结构　该膳食结构是大多数欧美发达国家的典型膳食结构。此膳食结构以动物性食物为主，植物性食物摄入较少，热量摄入较多，属于营养过剩型膳食。该膳食结构饮食特点是三高一低，即高能量、高蛋白、高脂肪、低膳食纤维，该类型的膳食人群易出现严重的营养过剩，易导致肥胖症、高脂血症、高血压、糖尿病、冠心病和恶性肿瘤等慢性病，高脂血症、高血压、糖尿病已成为该膳食人群的三大死亡原因。所以，人们需要减少膳食中能量和动物性食物的比例，增加植物性食物摄入量。

3. 动、植物性食物平衡的膳食结构　该膳食结构又称营养模式，动物性食物与植物性食物比例适宜，该类型以日本为代表。此膳食结构是较为理想的膳食类型，蛋白质、脂肪、糖类比例合理，糖类占57.7%，蛋白质占16.0%，脂肪占26.3%。该膳食结构特点是以粮谷类食物为主，动物性食物比重较适宜，其中海产品占比达到50%，动物性蛋白质占蛋白质总量的42.8%。该膳食结构铁、钙和膳食纤维等均较充足，动物脂肪不高，既能满足人体需要，也有利于预防营养缺乏、营养过剩，有利于预防心脑血管疾病的发生，该膳食结构已成为世界各国调整膳食结构的参考。

4. 地中海膳食结构　该膳食结构是居住在地中海沿岸居民所特有的，该地区居民心脑血管疾病发病率低、死亡率低、平均寿命高，其特点为：①该地区居民以食用当地当季食物为主，食物的加工程度低，新鲜度高。②膳食富含植物性食物，包含新鲜水果、蔬菜、薯类、谷类、坚果、豆类等。每餐摄入新鲜果蔬，水果和蔬菜摄入量远高于东方膳食，每周只摄入几次甜食，豆类摄入量为东方膳食的2倍。③摄入适量的动物蛋白质，如每周食用少量鱼类、禽类、蛋类，每月摄入几次红肉。④每天摄入少量奶酪和酸奶。⑤食用油以橄榄油为主，有利于降低人体低密度脂蛋白，升高高密度脂蛋白，增强心血管功能，抗氧化、抗衰老。脂肪提供能量占25%~35%，饱和脂肪酸占7%~8%。⑥饮用适量红葡萄酒，有降脂、降血糖、强化心功能、抗衰老的功效。

此膳食结构的突出特点是不饱和脂肪酸摄入量高，饱和脂肪酸摄入量低，糖类摄入量高，蔬菜、水果摄入量高。该膳食人群心脑血管疾病发病率很低，已引起世界各国的关注，有很多国家已参照此模式改进国民膳食结构。

另外，东方健康膳食模式（eastern healthy diet pattern）由《中国居民膳食指南（2022）》首次提出，是以我国浙江、上海、江苏、福建等地区为主要代表的膳食模式。该模式以食物多样、清淡少油为主，尤其以丰富的蔬菜水果、多鱼虾等海产品、多乳类和豆类为主要特征。这些地区的慢性病发病率和死亡率较低，预期寿命较高。

———— · 知 | 识 | 拓 | 展 · ————

膳食结构的变革

1. 旧石器时代火的利用，使食物来源更广泛，高纤维、高蛋白、高维生素C。

2. 新石器时代的第一次农业革命，使人类由采集食物转向生产食物。

3. 16—17世纪农作物及家畜在世界范围大交流，使食品资源增加。

4. 18世纪中叶的工业革命及第二次农业革命，丰富了食物的种类和数量，动物性食物的摄入量升高，植物性食物的摄入量降低，人类营养状况改善，寿命延长，但膳食中饱和脂肪酸摄入量明显升高，维生素C和维生素E摄入量降低。

5. 20世纪60年代，发达国家动物性食物摄入量继续升高，维生素C和维生素E摄入量继续降低，反式脂肪酸摄入量升高，慢性病发病率升高，疾病谱发生改变。

面对膳食改变带来的利弊，促进健康研究，人人有责。

三、中国居民膳食结构

（一）中国居民膳食结构特点

中国居民膳食以植物性食物为主，动物性食物为辅。粮谷类、薯类和蔬菜类的摄入量较高，大豆及豆制品总体摄入量不高且因地域不同而相差较大，肉类的摄入量不高，奶类及奶制品摄入量较低。膳食结构特点可概括为两高一低，即高糖类、高膳食纤维、低动物脂肪，具体如下。

1. 高糖类　我国居民糖类的供能比例较大，占总供能的53%左右。我国北方居民习惯以小麦粉为主，我国南方居民多以大米为主，适量摄入薯类食物。

2. 高膳食纤维 我国居民传统膳食中，植物性食物以谷薯类和蔬菜类为主，含有丰富的膳食纤维，有利于保护肠道，预防肠道疾病的发生。

3. 低动物脂肪 我国居民动物性食物的摄入量较低，动物脂肪的供能比例一般在 10% 以下，有利于预防心脑血管疾病。

（二）中国居民膳食结构现状及变化趋势

我国地域辽阔，人口众多，各地区经济发展不平衡，且民族种类多，存在多种饮食文化，造成不同地区和不同人群间膳食结构和营养状况存在较大差异。

随着社会经济的发展，我国居民膳食结构由"温饱型"向"富裕型"即向"以动物性食物为主的膳食结构"方向转变。第 4 次全国营养与健康调查以来，我国居民膳食质量稳步提高，城乡居民能量和蛋白质摄入得到基本满足，肉、蛋等动物性食物消费量明显增加，优质蛋白比例上升。目前，我国居民膳食仍以植物性食物为主，动物性食物为辅。

2015—2017 年我国第 6 次营养调查与健康状况监测结果显示（表 4–1、表 4–2），我国居民每标准人日能量摄入量呈下降趋势，但相对于身体活动状况，我国居民能量摄入量是充足的。蛋白质摄入量总体变化不大，糖类摄入量呈下降趋势，脂肪摄入量呈上升趋势。膳食脂肪供能比在 2010—2012 年达到了 32.9%，2015—2017 年更是达到了 34.6%，已经超过了脂肪合理供能上限值。

表 4–1 我国居民每标准人日膳食三大营养素供能所占比例

	1982 年	1992 年	2002 年	2010—2012 年	2015—2017 年
能量/kcal	2491.3	2328.3	2250.5	2172.1	2007.4
蛋白质/%	10.8	11.8	11.8	12.1	12.1
脂肪/%	18.4	22.0	29.6	32.9	34.6
糖类/%	71.8	66.2	58.6	55.0	53.3

表 4–2 我国居民每标准人日膳食三大营养素平均摄入量

	1982 年	1992 年	2002 年	2010—2012 年	2015—2017 年
能量/kcal	2491.3	2328.3	2250.5	2172.1	2007.4
蛋白质/g	66.7	68.0	65.9	64.5	60.4
脂肪/g	48.1	58.3	76.3	79.9	79.1
糖类/g	447.9	378.4	321.2	300.8	266.7

（三）中国居民膳食结构存在的主要问题

随着膳食结构的转变，我国居民摄入各种食物数量也发生改变，中国统计年鉴（表 4–3）和历次全国营养调查与健康状况监测的数据（表 4–4）均显示，我国居民动物性食物消费量增加，植物性食物消费量降低。2015—2017 年谷类食物提供的能量降低到 51.5%，薯类和奶类少量增加，家庭人均每日烹调用油达 43.2g，超过一半的居民高于每日烹调用油推荐量的上限 30g，优质蛋白摄入量相对稳定，2015 年水果、蔬菜的摄入量仍偏低，应适当加以补充。但表 4-5 中数据显示，动物性食物所占比例偏高，饮用含糖饮料问题已经凸显。我国居民的疾病模式转化为以肿瘤和心脑血管疾病为主。钙、铁、维生素 A 等微量营养素缺乏是我国城乡居民普遍存在的问题，应重点加以改善。

表 4-3　全国居民人均主要食品消费量　　　　　　　　　　　　　单位：g/d

年份	谷物	畜禽鱼蛋类	食用油
1957 年	556.3	33.7	6.6
1965 年	500.9	34.0	4.7
1975 年	522.0	37.2	4.7
1985 年	689.6	72.5	13.9
1995 年	702.0	56.8	15.9
2005 年	572.2	83.3	16.5
2015 年	368.5	151.5	30.4
2019 年	356.4	169.9	26.0

资料来源：中国统计年鉴，并以天计算。

表 4-4　我国平均每标准人日各类食物摄入量　　　　　　　　　　单位：g/d

食物类别	年份				
	1982 年	1992 年	2002 年	2010—2012 年	2015—2017 年
谷类	498.0	439.9	365.3	337.3	305.8
薯类	163.0	86.6	49.1	35.8	41.9
蔬菜	298.0	310.3	276.2	269.4	265.9[①]
水果	28.0	49.2	45.0	40.7	38.1[①]
畜禽鱼蛋类	64.3	98.4	127.2	135.2	132.7
奶类	9.0	14.9	26.5	24.7	25.9
食用油	18.0	29.5	41.6	42.1	43.2

注：①代表 2015 年数据。

表 4-5　全国城乡居民的膳食能量的食物来源比例

食物类别	1982 年	1992 年	2002 年	2010—2012 年	2015—2017 年
谷类/%	71.2	66.8	57.9	53.1	51.5
大豆类/%	2.9	1.8	2.0	1.8	1.9
薯类及杂豆类/%	6.2	3.1	2.6	2.0	2.4
动物性食物/%	7.9	9.3	12.6	15.0	17.2
食用油/%	7.7	11.6	16.1	17.3	18.4
糖/%	—	—	0.1	0.4	0.5
酒/%	—	—	0.6	0.6	0.6
其他/%	4.1	7.4	8.1	9.8	7.5

有研究显示，植物性食物的摄入量与癌症、心脑血管疾病死亡率之间呈明显的负相关，而动物性食物和油脂的摄入量与这些疾病的死亡率呈明显的正相关。

我国居民的膳食结构应在保持以植物性食物为主的同时，经常吃适量的鱼、蛋、瘦肉等动物性食物，增加蔬菜、水果、奶类和大豆及其制品的摄入量，降低食盐的摄入量，降低动物性食物和油脂的摄入量。平衡膳食中植物性食物与动物性食物的比例，满足各地区、各民族的不同需求，达到平衡膳食、合理营养的目的。

────・知│识│拓│展・────

食品加工与 GI 的关系

谷物加工越精细，GI 越高，如小麦面粉 GI 为 82，荞麦面条 GI 为 59，而全麦面条 GI 为 37，精白米饭 GI 为 83，发芽糙米 GI 为 54，玉米糁粥 GI 为 52，燕麦麸 GI 为 55，而加工程度较低的全谷物 GI 相对较低，属于低 GI 食物。

食物的烹调方法不同也影响 GI。研究表明，食用蒸煮较烂的米饭，餐后 0.5～1.0 小时内，血糖水平明显高于干米饭；煮粥时间较长或加碱，在增加米粥黏稠度的同时也升高了 GI。为防止血糖快速升高，糖尿病患者不宜食用熬煮时间较长的精白米粥。

食物搭配对 GI 也有一定的影响。富含蛋白质、脂肪及膳食纤维的食物做成的混合饭菜，均可降低 GI。

所以，烹调美食也要牢记"不忘初心，方得始终"。

（四）我国相关营养政策

1. 中国营养改善行动计划 为响应 1992 年 12 月的《世界营养宣言》，尽快改善我国居民的营养状况，特制定《中国营养改善行动计划（1996—2000 年）》。总目标是通过保障食品供给，落实适宜的干预措施，保障充足的食品供给，减少饥饿和食物不足，降低"能量–蛋白质"营养不良的发生率，预防、控制和消除微量营养素缺乏症；通过正确引导食物消费、优化膳食模式、促进健康饮食、优化膳食比例，改善居民营养状况，预防营养相关慢性病。

2. 中国食物与营养发展纲要（2014—2020 年） 随着我国经济发展，居民生活水平显著提高，消费结构明显变化，对食物的摄入由"吃得饱"逐步向"吃得营养健康"转变。2014 年 2 月 10 日，国务院办公厅正式发布《中国食物与营养发展纲要（2014—2020 年）》（以下简称《纲要》）。针对我国食物生产还不能适应营养需求，居民营养不足和营养过剩并存，营养与健康知识缺乏等主要问题，《纲要》立足保障食物有效供给、优化食物结构、强化居民营养改善，提出发展目标：①食物生产量基本自给、安全。②食品工业年平均增加值保持在 10%。③推广膳食多样化的健康消费模式，控制食用油和盐的消费量。④保证充足的能量和蛋白质摄入量，控制脂肪摄入量，保持维生素和矿物质摄入量充足。⑤基本消除营养不良现象，控制营养缺乏病增长。

3. "健康中国" 2030 规划纲要　2016 年 10 月 25 日，中共中央、国务院印发了《"健康中国 2030" 规划纲要》，推出了未来 15 年中国健康医疗卫生发展愿景和目标，其中论及膳食与营养问题，制订实施国民营养计划，深入开展食物营养功能评价研究，全面普及膳食营养知识，发布适合不同人群特点的膳食指南，引导居民形成科学的膳食习惯，推进健康饮食文化建设，建立健全居民营养监测制度，对重点区域、重点人群实施营养干预，重点解决微量营养素缺乏、部分人群油脂等高能量食物摄入过多等问题，逐步解决居民营养不足与过剩并存问题，实施临床营养干预，到 2030 年，居民营养知识素养明显提高，营养缺乏疾病发生率显著下降，全国人均每日食盐摄入量降低 20%，超重、肥胖人口增长速度明显放缓。

任务二　膳食营养素参考摄入量

————　• 案 | 例 | 导 | 入 •　————

【案例】
　　张某，男性，60 岁。退休工人，轻体力劳动，标准身高和体重。为了更好地了解自己的营养状况，近期对饮食情况做了详细的记录。经过计算一日三餐食物摄入种类和数量得出，该男士食物摄入种类较齐全，每日摄入总能量平均为 2900kcal，其中部分营养素摄入量如下：蛋白质约 97.8g，脂肪约 83.6g，钙 996.5mg。

【问题】
1. 请评价该男士能量的摄入和三大营养素的摄入量。
2. 针对其饮食状况，你能提出哪些建议？

一、营养素需要量与摄入量

（一）营养素需要量的定义和概念

1. 营养素需要量　是机体为维持适宜的营养状况、生理功能、生长发育及日常生活和身体活动所需，在一定时期内平均每天必须获得的某种营养素的最低量。营养素需要量受年龄、性别、身体活动水平等因素的影响。满足营养素需要量，机体将处于良好的营养状况，维持良好的健康状态。

2. 不同水平的营养素需要量　机体摄入某种营养素不足时，首先动用组织中储存的该营养素，维持相关的生理功能。当组织中储存的营养素耗空而得不到补充时，机体可能出现临床上可以察知的功能损害，若缺乏进一步发展，则会出现明显的与该营养素有关的症状、体征，即营养缺乏病。可见，维持"良好的健康状态"有不同的层次标准，对营养素的需要量一般分为三个不同水平（图4-1）。

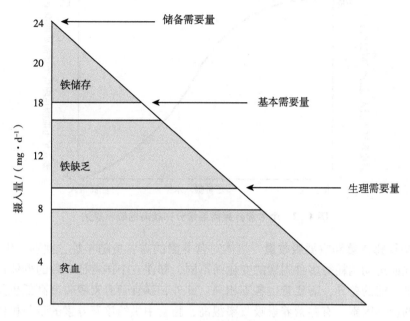

图4-1　不同水平的营养素需要量（以铁为例）

（1）储备需要量：是能满足机体正常生理功能、生长发育和身体活动所需，并能维持组织中储存一定水平的某种营养素的需要量。这种储备可用来满足机体在一定时间内的基本需要，并使机体在一定程度上避免临床上可观察到的功能损害。一般认为，为满足机体在某些特殊情况下的需要，应保持适量的营养素在体内储存。

（2）基本需要量：是机体维持基本的生长发育、体力活动和各项生理功能所需要的营养素最低量。满足此需要，机体则能正常生长、繁殖，不会出现营养缺乏病的显著表现。如果某营养素在组织内没有储备或储备很少，则短期内膳食供给不足即可造成营养素缺乏。

（3）生理需要量：也称预防出现营养缺乏病的需要量，是指预防出现明显营养缺乏病时某些营养素的最低水平需要量。

3. 人群营养素需要量的分布　人群对某种营养素的需要量是通过测定人群内个体的需要量获得的。由于生物学方面的差异，一组年龄、性别、体重和膳食构成都相似的个体，需要量也不尽相同。所以，不可能提出一个适用于人群中所有个体的需要量，只能用人群内个体需要量分布状态的概率曲线来表达摄入量不能满足随机个体需要的概率变化（图4-2）。

为确定一个人群的营养素需要量，首先必须了解该群体中个体需要量的分布状态。在资料充足时，应尽可能以"平均需要量±标准差"来表示。

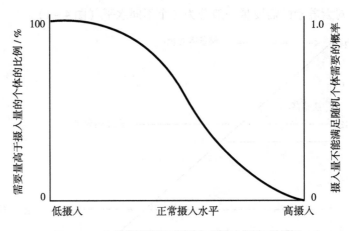

图4-2 个体营养素需要量分布状态的概率表达

4. 需要摄入量和需要吸收量 机体对营养素的需要量随年龄、性别、生理特点、劳动状况或运动消耗等多种因素的变化而不同，即使在个体特征一致的群体内，由于个体生理功能的差异，需要量也各不相同。此外，膳食营养素吸收率高低也是营养素需要量的影响因素，有些营养素吸收率很高，膳食中供给该营养素的量与机体的吸收量相当接近；有的营养素吸收率很低，制定需要量时必须予以考虑，膳食摄入的提供的量远高于机体需要吸收的量，例如铁的吸收率只有膳食摄入量的5%~15%，一个体重65kg的成年男性，每天需要吸收铁0.91mg，而他需要摄入的铁则应为6.1~18.2mg（随膳食类型而异）；有些营养素的吸收率很高，如维生素A、维生素C等，通常可以吸收膳食中摄入量的80%~90%。营养素吸收率高低也是营养素需要量的影响因素，制订需要量时必须给予考虑。

（二）营养素摄入不足或摄入过量的危险性

研究营养素摄入量和摄入范围的目的是避免营养素摄入不足和摄入过量两种风险。人体维持正常的生命活动需要每天从食物中获得所需的各种营养素。不同年龄、性别的不同个体在处于不同的生理状况时，对各种营养素的需要量可能不同。机体长期存在某种营养素摄入不足可能导致相应的营养缺乏病，而长期存在某种营养素摄入过量可能会导致相应的毒副作用。

当日常摄入量为0时，摄入不足的概率为1.0。如果一个人一定时间内不摄入蛋白质，就一定会发生蛋白质缺乏病；如果一群人长期不摄入蛋白质，将全部发生蛋白质缺乏病。随着摄入量的增加，摄入不足的概率相应降低，发生缺乏的危险性逐渐减少。当摄入量达到估计平均需要量水平时，发生营养素缺乏的概率为0.5，即有50%的概率缺乏该营养素；当摄入量达到推荐摄入量水平时，摄入不足的概率变得很小，即绝大多数的个体无发生营养素缺乏病的危险。摄入量达到可耐受最高摄入量水平后，若再继续增加就可能出现毒副作用。推荐摄入量和可耐受最高摄入量之间是一个"安全摄入范围"，日常摄入量保持在此范围内，发生缺乏和中毒的危险性都很小。摄入量超过安全摄入范围继续增加，则产生毒副作用的概率随之增加，理论上摄入量达到某一水平时，机体出现毒副反应的概率等于1.0（图4-3）。

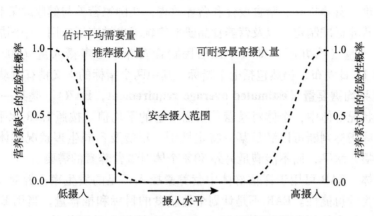

图4-3　营养素摄入不足和过多的危险性图解

此处的摄入量是指一段时间内的平均摄入水平。机体有很强的调节作用，不一定每日都必须准确地摄入每日的需要量。

━━━━・知│识│拓│展・━━━━

营养缺乏的进程

一般经历以下四个阶段：储备不足、生化病变、功能变化、形态改变。

1. 储备不足　由于营养素摄入不足，营养素在体内存储量降低。

2. 生化病变　出现生化异常的转变（这些变化与所缺乏营养素的代谢有关）。

3. 功能变化　出现生理功能的改变。

4. 形态改变　发生器官组织的病理改变，出现临床表现。

疾病的发生不是突然的，而是一个逐渐变化、由量变到质变的过程。所以，饮食需谨记："勿以善小而不为，勿为恶小而为之！"

二、膳食营养素参考摄入量

（一）膳食营养素参考摄入量相关概念

《中国居民膳食营养素参考摄入量》（dietary reference intakes for China，DRIs）是为了保证个体和群体合理摄入营养素、避免缺乏和过量，而推荐的每日平均营养素摄入量的一组科学参考值或标准。DRIs 包含了不同年龄、性别及生理状态人群的膳食营养素参考摄入量，涵盖了不同人群的基本需要量、适宜摄入量和安全摄入量等。DRIs 既是衡量所摄入的营养素是否适宜的尺度，又是帮助个体和人群制订膳食计划的工具。

2023 版 DRIs
介绍

我国早在 1938 年即发布了第一版的大众最低营养素的需要量，主要应用于人体营养状况评价、营养指导、膳食设计和营养改善，在国家营养与健康政策制定，临床营养、食品营养标准制定，以及营养食品研发等领域也被广泛应用。中国居民膳食营养素参考摄入量（第九版）即《中国居民膳食营养素参考摄入量（2023 版）》于 2023 年 9 月 15 日发布，仍然包括七个指标，其中两个指标的含义稍有改动。

1. 估计平均需要量（estimated average requirement，EAR）　是某一特定性别、年龄及生理状况群体中，个体对某营养素需要量的平均值。按照 EAR 水平摄入营养素，根据某些指标判断可以满足某一特定性别、年龄及不同生理状况群体中 50% 个体需要量的摄入水平，而不能满足另外 50% 个体对该营养素的需要。

针对群体，EAR 可用于评估群体中营养素摄入不足的发生率；针对个体，可检查其摄入不足的可能性。EAR 不是计划个体膳食的目标和推荐量，当用 EAR 评价个体摄入量时，如个体摄入量远高于 EAR，则此个体摄入量可能是充足的；如某个体的摄入量远低于 EAR，则此个体的摄入量很可能不足。

2. 推荐摄入量（recommended nutrient intake，RNI）　是可以满足某一特定性别、年龄以及生理状态群体中绝大多数（97%~98%）个体需要的某营养素摄入水平。机体某营养素长期按 RNI 水平摄入，可以满足对该营养素的需要，维持组织中适当的营养素储备和机体健康。RNI 主要作为特定人群体重在一定范围内的个体每日摄入某营养素的目标值，对特殊身高、体重的个体，按照每千克体重的需要量调整其 RNI。

3. 适宜摄入量（adequate intake，AI）　是通过观察或实验获得的健康群体某种营养素的摄入量。当某种营养素的个体需要量研究资料不足而不能制定 EAR，从而无法推算 RNI 时，可使用 AI 代替 RNI。如纯母乳喂养的足月产健康婴儿，从出生至 6 月龄，其营养素全部来自母乳，故摄入母乳中营养素的量即为婴儿所需各种营养素的 AI。AI 的主要用途是作为个体营养素摄入的目标。

AI 和 RNI 的相似之处是，两者都可以作为目标群体中个体营养素摄入量的目标，可以满足该群体中几乎所有个体的需要。但 AI 远不如 RNI 准确，且可能高于 RNI，因此，使用 AI 作为推荐标准时要比使用 RNI 更加谨慎。

4. 可耐受最高摄入量（tolerable upper intake level，UL）　是平均每日可以摄入某种营养素的最高值或其他膳食成分的最高限量。对一般人群来说，如在可耐受水平摄入时机体未出现健康损害，但不表示达到该摄入量对健康是有益的，故 UL 并不是一个建议的摄入水平，制定个体和群体膳食时，营养素摄入量应低于 UL；并且也不能用 UL 来评估群体中营养素摄入过多而产生毒副作用的危险性，因为 UL 对健康人群中最敏感的个体也不会造成健康损害。有些营养素还没有足够的资料来制定 UL，健康人体摄入量超过 RNI 或 AI 水平不一定产生益处，故没有 UL 的营养素并不意味着过多摄入就没有潜在的危险。

5. 宏量营养素的可接受范围（acceptable macronutrients distribution，AMDR）　是脂肪、蛋白质和糖类的理想摄入范围。其摄入在该范围内，可满足这些必需营养素的需要，并且有利于降低慢性病的发生风险，常用能量摄入量的百分比表示，有正常范围值。低于最低值或高于最高值则易发生营养缺乏病和各种慢性病。

6. 降低膳食相关非传染性疾病风险的建议摄入量 慢性非传染性疾病（non-com-munic-able chronic disease，NCD），以肥胖、糖尿病、心血管疾病、恶性肿瘤、呼吸系统疾病等为代表，这些疾病的危险因素相同，如长期膳食模式不合理、身体活动不足及存在其他不良生活方式等，因此也称膳食相关非传染性疾病。

降低膳食相关非传染性疾病风险的建议摄入量（proposed intake for reducing the risk of diet-related non-communicable disease，PI-NCD），简称建议摄入量，是以膳食相关非传染性疾病及预防为目标而提出的必需营养素每日摄入水平。当 NCD 易感人群摄入该营养素的量处于建议摄入量水平时，可降低其发生风险。

7. 特定建议值（specific proposed levels，SPL） 是为了降低成人膳食相关非传染性疾病风险而提出的其他膳食成分的每日摄入量，当膳食中这些成分的摄入量达到建议水平时，有利于维护人体健康，降低疾病的发生风险。

（二）制定膳食营养素参考摄入量

1. 制定膳食营养素参考摄入量的基本原则

（1）循证营养学原则：循证营养学是在循证医学的基础上发展起来的，是营养政策的制定和实践过程中，收集现有最佳证据研究和评价的一种原则和方法。它可以提供一个客观的框架，在这一框架下，所有获得的证据被收集和评价，从而帮助制定营养政策与建议，并且有可能为存在争议的营养问题提供决策性证据。

1）常用的科学证据：第一种是系统综述和 Meta 分析。①系统综述：是针对某一具体问题，进行系统的文献检索和严格评价，对筛选出符合要求的研究报告进行综合归纳和相应统计学处理，以形成统一的科学结论。②Meta 分析：是全面收集所有相关研究并逐个进行严格评价和分析，再用定量合成的方法对资料进行统计学处理得出综合结论的整个过程，即运用定量方法汇总多项研究结果的系统评价。系统综述和Meta 分析已被公认为客观评价和合成针对某一特定问题研究证据的最佳手段，通常被视为最高级别的证据。

第二是随机对照试验，是按随机分配的原则将研究对象分为试验组与对照组，将某种干预措施施予试验组，对照措施施予对照组，然后随访观察，并比较试验结果，以判断干预措施的效果。是仅次于系统评价的高论证强度的资料。

第三是队列研究，是由因到果的研究，研究人群开始均是未患病的个体，但每位进入研究的个体都有可能发生该研究疾病。在研究膳食因素与疾病的因果关系中，由于收集的膳食信息在疾病诊断之前，故论证因果关系的强度较高。

第四是病例对照研究，是将某种疾病患者与未患该病的对照组先前的膳食相关资料做比较，调查各组人群过去暴露于某种或某些可疑危险因素的比例或水平，通过比较各组之间暴露比例或水平的差异，判断暴露因素是否与研究的疾病有关联及其关联程度大小的一种分析性研究方法。由于此研究为回顾性调查研究，不能主动控制病例组和对照组对膳食因素的暴露，因此不能确切地论证病因学因果关系。

第五是专家的观点、评价和意见，是在专家个人学识和经验的基础上产生的科学资料。作为科学证据，其在很大程度上依赖于专家本人的学术修养、知识水平和从事的专业领域，常具有较大的不确定性。

第六是基础性研究，包括动物实验和体外实验等，研究者可以较好地控制营养素摄入水平获得准确的数据，但在营养学需要量研究中对动物和人体需要的相关性并不明确，而且对动物可行的干预剂量水平和给予途径一般不能用于人体，不宜直接用于DRIs 制定。

2）证据评价：人群相关研究的评价是在大量收集国内外科学研究文献的基础上，参照 WHO 指南中证据评价要求及方法，经过科学循证和营养学及流行病专家的讨论，提出的我国证据评价的方法。主要包括：提出问题、收集文献证据形成证据体、证据体强度评价、结论推荐等。动物实验研究的评价一般不用动物实验或体外实验等论证强度较小的资料。

（2）风险评估原则：营养风险评估方法是在确定某种营养素的适宜摄入量时，不仅评价营养素及相关物质过量摄入的健康危害，还要考虑营养素摄入不足导致的健康损害，即需考虑摄入不足或摄入过量两方面的健康风险，进行营养素的风险评估。

2. 研究资料来源和评价

（1）人体代谢研究：营养素代谢是研究营养素需要量的主要方法。在代谢试验室中进行人体研究可以获得有价值的资料，预防营养素缺乏病的人体需要量资料多数是通过此方法获得的。代谢研究可以严格掌握受试者营养素的摄入量和排出量，重复采样来测定营养素摄入量和有关生物标志物间的关系，促进了对营养素代谢过程及其机制的深入了解，并使精准制定营养素膳食参考摄入量成为可能。营养素代谢方法包括平衡法（如氮平衡法）、耗竭法（如能量代谢法）、补充饱和平台法（如补充饱和法）、同位素示踪技术（如用稳定同位素进行示踪）、代谢动力学法等。如用氮平衡法确定蛋白质的需要量，用能量代谢法确定志愿者能量需要量，用补充饱和法确定缺硒人群对硒的需要量，用稳定同位素示踪及代谢动力学法研究叶酸的需要量等。

人体代谢研究在制定 DRIs 中具有重要意义，但也有一定的局限性。第一，试验期限较短，只能维持数日至数周，长时间的结果较难确定；第二，受试者生活受到明显的限制，试验结果不能完全体现生活实际情况；第三，由于耗费资金较大，受试者人数、膳食营养素摄入水平及时间常受到限制。

（2）人群观测研究：对特定人群进行流行病学观测研究能较直观地反映其日常生活的情况，可较有力地证明营养素摄入量与疾病风险的相关性。

首先通过队列研究了解居民对某营养素的最高和最低摄入量，再评估摄入量与某种疾病发生率之间是否存在因果关系。营养干预研究为受试者补充不同剂量的营养素或植物化合物，观察疾病发生或发展的结局。其次，通过随机对照干预试验可以把潜在的混杂因素随机分配到试验组和对照组，从而把这些研究范围之外因素的影响降到最低。最后通过食物干预与代谢组学的关联研究，可寻找特定食物的体内暴露标志物，如血液中异黄酮水平可作为大豆摄入量的体内暴露标志物，甲基黄嘌呤可作为咖啡摄入量的体内暴露标志物。

这些方法在膳食和健康关系研究中有广阔的前景，可更准确地评估营养素及其他膳食成分对健康的影响。其缺陷为：①特定人群中营养素摄入水平差别不大，即使该营养素确实对人群发生某种疾病有重要影响，通常也不能显示明显的差别。②难以控制各种混杂因素。人们日常膳食的组成十分复杂，包含多种与观测的营养素密切相关的因素，分析或排除混杂因素的影响非常困难。③许多群体或个案对照研究要依赖自我报告膳食资料，验证性重复调查发现同一个体在不同时间报告的食物摄入量有一定差别，故依靠受试者本人提供膳食回顾性调查有一定限制。

（3）随机性临床研究：即把受试者随机分组，摄入不同水平的营养素，进行临床试验，可以限制在人群观测研究中遇到的混杂因素的影响。受试者数量足够时，不仅可以控制已知混杂因素，而且可以控制未知的可能有关的因素，因而可以更为敏锐地发现在人群观测研究中不能发现的影响。其缺陷是：①接受试验的对象可能是一个选择性的亚人群，结果不一定适用于一般人群。②一个试验只能研究少数营养素或营养素组合，一两个摄入水平，膳食补充的观察时间一般也较短。

（4）动物实验研究：动物实验模型进行营养素需要量的研究可以很好地控制营养素摄入水平、环境条件，甚至遗传特性等因素，获得的数据虽然不能直接用于制定DRIs，但获得的关于营养素功能的数据对于制定DRIs仍有参考意义。

（三）膳食营养素参考摄入量的应用

DRIs在预防营养缺乏病、防止营养素摄入过量及降低慢性病风险三个方面具有重要作用，主要应用于人体营养状况评价、营养指导、膳食设计和营养改善等公共营养领域，在国家营养与健康政策制定、临床营养、食品营养标准制定及营养食品研发等领域也被广泛应用。其适用对象主要为健康的个体或者以健康个体为主体组成的群体，也可以是患有肥胖等慢性病但能正常生活，不必实施特定膳食限制或膳食方案的人群。

DRIs 的应用

膳食营养素参考摄入量在评价膳食工作中，可作为一个尺度，来衡量人们实际摄入的营养素是否适宜；在计划膳食工作中，可作为营养状况适宜的目标和建议如何合理地摄取食物来达到这个目标。

1. 评价和设计个体膳食　膳食评价是营养状况评价的重要组成部分。虽然不能根据膳食摄入量来确定个体的营养状况，但把一个人的营养摄入量与其相应的DRIs进行比较来评价个体的营养状况，结果是合理可靠的。在个体膳食评价的基础上，根据DRIs设定个体营养素目标，进行膳食设计，最终得到个体膳食改善。

（1）个体膳食的评价方法

1）获得个体日常摄入量：个体日常摄入量是一个人对某一膳食成分的长期平均每日摄入量。估计个体日常摄入量需要收集多日的膳食数据，但一般较难实现，所以常使用统计学方法降低日间变化的影响。

2）选择恰当的评价指标：当评价个体某营养素摄入是否充足时，常关注其摄入量是否达到个体的需要量。个体需要量的最好估计值是EAR，用于评价个体的摄入水平是否不足。AI可以作为个体营养素摄入量的目标值，用来判断个体的摄入水平是否可以排除摄入不足的问题。UL则用于判断个体是否存在过量摄入的风险。

用 EAR/RNI 评价个体膳食：对个体的膳食进行评价是为了说明该个体的日常营养素摄入量是否充足。理论上，个体日常摄入某营养素不足的概率可以用 EAR 和需要量的标准差进行计算。但因不同个体每天的摄入量不同且很难测量每天实际需要量和摄入量，只能运用统计学方法评估在一段时间内观察到的摄入量高于还是低于其需要量。个体的膳食营养素摄入量是否适宜，可以通过比较观测摄入量和与之相对应的年龄、性别等特征人群的 EAR 加以判断。如个体摄入量远高于 EAR，则其摄入量大概是充足的；观测到的摄入量远低于 EAR，则其摄入量认为是不充足的；摄入量在 EAR 和 RNI 之间时很难确定摄入量是否适宜，安全起见应进行改善。

用 AI 评价个体：某些营养素只制定了 AI 值，上述根据 EAR 进行评价的方法不适用于此类营养素，但可使用统计学假说的方法，把观测的摄入量和 AI 进行比较。如果个体的日常摄入量≥AI，其膳食适宜的概率很高；但如果其摄入量 < AI，则不能对其是否适宜进行定量或定性评估。

用 UL 评价个体膳食：用 UL 可以在比较短的时间内观测个体的日常摄入量是否过高而可能危及健康。如果日常摄入量超过了 UL，就有可能对个体造成危害。有些营养素过量摄入的后果比较严重，甚至是不可逆的。

用 EER 评价个体能量摄入：虽然可以用公式根据受试者年龄、身高、体重计算出 EER，但个体间的能量和营养素都存在差异。因此在评价能量摄入状况时采用体重变化及体重指数（body mass index，BMI），比利用从膳食调查得到的能量摄入量进行评价更科学有效。

用 AMDR 评价个体糖类和脂肪摄入量：糖类、总脂肪和脂肪酸的推荐量都是一段范围值。如果摄入量在此范围内，摄入的营养素是充分的，发生膳食相关慢性病的风险很小；如果低于或高于推荐范围，营养不足或发生膳食相关慢性病的风险则增加。

3）个体膳食评价示例：王先生，65 岁，通过记录 7 日的进食情况获得其膳食摄入数据，同时收集体重变化、身体活动水平和其他健康相关信息，未服用营养素补充剂。

目的：判断王先生的营养素摄入量是否合理。

评价：尽管收集了膳食数据，也很难确定能量平衡。可以通过王先生的体重保持情况来判断其能量是否充足，这种方法比通过估计能量摄入量更直接。

4）膳食评价中需要注意的问题：①膳食调查。评估能量及各种营养素的摄入状态，需要比较膳食调查获得的摄入量和膳食营养素参考摄入量各个指标所显示的数值。②身体状况调查。从能量管理观点来看，身体状况中体重及 BMI 是最重要的指标。与 BMI 变化相比，体重数值变化大，因此，体重是较敏感的指标。③临床检查。可以把营养素缺乏的临床症状与生化检测结果作为营养素摄入不足的指标。

（2）个体膳食方案设计：为了预防膳食相关慢性病的发生与发展，保持和促进健康，需要为个体设计改善膳食时，首先需要根据膳食摄入状况，评价能量和营养素的摄入量是否适当，然后再根据膳食评价结果，制定膳食改善计划，实施膳食改善，并进行验证。

1）设定营养素摄入目标：当个体达到 RNI 或 AI 时，个体摄入不足的可能性较低，因此应参考 RNI 或 AI 设定个体的摄入目标；并且还需考虑个体摄入的各种营养素的摄入量不超过 UL，都在安全摄入范围之内。

2）设计膳食方案：可以将营养素摄入目标转化为相应的膳食方案，以膳食指南为依据，根据个体特殊需要量再将其摄入量进行适当调整。《中国居民膳食指南（2022）》中按照不同能量摄入水平，提供了各类食物的建议摄入量（表 4-6）。膳食指南提供的建议摄入量适用于一般健康成人，是一个平均摄入量，需要个体在一段时间内，各类食物摄入量的平均值符合建议量，日常膳食基本遵循各类食物的比例，不必每日都严格遵照建议量摄入。设计膳食方案时应按照食物多样性原则进行同类互换，适度调配。

表 4-6 不同能量摄入水平的建议食物摄入量　　　　　　　　　单位：g/d

食物种类	每天能量摄入水平										
	1000kcal	1200kcal	1400kcal	1600kcal	1800kcal	2000kcal	2200kcal	2400kcal	2600kcal	2800kcal	3000kcal
谷物	85	100	150	200	225	250	275	300	350	375	400
全谷物	适量	适量	适量	50~150	50~150	50~150	50~150	50~150	125~200	125~200	125~200
薯类	适量	适量	适量	50	50	75	75	100	125	125	125
蔬菜①	200	250	300	300	400	450	450	500	500	500	500
水果	150	150	150	200	200	300	300	350	350	400	400
畜禽肉类	15	25	40	40	50	50	75	75	75	100	100
蛋类	20	25	25	40	40	50	50	50	50	50	50
水产品	15	20	40	40	50	50	75	75	75	100	125
乳制品	500	500	350	300	300	300	300	300	300	300	300
大豆坚果	5	15	15	25	25	25	35	35	35	35	35
烹调用油	15~20	20~25	20~25	25	25	25	30	30	30	35	35
烹调用盐	<2	<3	<4	<5	<5	<5	<5	<5	<5	<5	<5

注：①其中深色蔬菜占所有蔬菜的1/2。

如果能用规范的食物营养成分标签来计划膳食会更加方便，但目前我们国家还没有规范使用。多数情况下，设计个体膳食方案需要依靠食物成分表等详细的食物营养成分资料。

3）验证膳食方案：膳食方案设计完成后，需根据食物营养成分数据和 DRIs 复核所设计的膳食是否满足 RNI 和 AI，同时又不超过 UL 水平。不同地区还需要根据各地食物生产和供应的实际状况，适当调整各类食物中具体食物品种的搭配。

2. 评价和设计群体膳食 评价群体营养素摄入量主要解决两方面问题，一是个体对某种营养素的摄入量低于其需要量的比例，二是日常摄入量很高的比例。DRIs 可用于评价和计划群体膳食，选取适当的 DRIs 参考值，对群体的膳食摄入状况进行评估，根据群体营养素摄入量的分布，估计人群中有摄入不足和摄入过量可能性的比例。为防止摄入不足和过量、预防慢性病发生，根据评估结果选择适当的 DRIs 参考值作为目标值，制定膳食改善计划。

（1）群体膳食营养素评价方法

1）用 EAR 评价群体营养素摄入状况：EAR 切点法只需简单统计在观测人群中有多少个体的日常摄入量低于 EAR，其占比就是该人群摄入不足个体的比例。此法要求营养素的摄入量和需要量之间不相关；需要量可以认为呈正态分布；摄入量的变异要大于需要量的变异。

概率法是把需要量分布和摄入量分布结合起来的统计学方法，产生的估算值表明个体面临摄入不足风险的比例。组内摄入量和需要量不相关或极少相关时，这种方法的效果较好，即摄入量极低时摄入不足的概率很高，而摄入量很高时摄入不足的概率可忽略不计。

2）用 AI 评价群体营养素摄入状况：一种营养素的 AI 值可能是根据实验研究推演而来，也可能是依据实验资料和人群流行病学资料结合制定的，对某营养素 AI 值的来源及选用的评估标准都应当有具体的说明。当人群的营养素平均摄入量 ≥ AI 时，可认为人群中发生摄入不足的概率很低。当平均摄入量 < AI 时，则不能准确判断群体摄入不足的程度。营养素的 AI 和 EAR 之间没有确定的关系，有些重要的营养素目前只有 AI 值，而人群的平均摄入量又常在 AI 之下，实际工作中不宜使用 AI 百分点，但可以用具体数字进行描述，如"该群体中有 168 人摄入量低于推荐的适宜水平，47人低于推荐量的半数，90 人达到了适宜水平"等。

3）用 UL 评价群体营养素摄入状况：UL 用于评估摄入营养素过量而危害健康的风险。评估时，有些营养素需要准确获得各种来源的摄入总量，有些营养素只需考虑通过强化、补充剂和作为药物的摄入量。根据日常摄入量的分布来确定摄入量超过UL 者所占比例，此部分个体可能面临健康风险。

由于在推导 UL 时使用了不确定系数，故在一般人群中根据摄入量超过 UL 的资料来定量评估健康风险的难度很大。在营养素摄入量资料、健康危害剂量与反应关系、由动物实验资料外推的过程、健康危害作用的严重程度及人群的敏感性差异等多个环节均存在一定程度的不准确性。只有取得更多准确的人体研究资料后，才有可能准确预测摄入量超过 UL 所带来的危害程度，当前只能把 UL 作为安全摄入量的切点来使用。

4）评价能量和宏量营养素摄入状况：能量摄入量与 EER 存在相关性，需要量较高的个体摄入量也较高。评估能量是否充足，可按身高、体重、BMI 或其他人体测量学指标。

5）衡量群体营养素摄入水平的指标：人群日常摄入量，首先对观察摄入量进行调整，以排除个体摄入量的每日间差异。经过调整后的日常摄入量分布能更好地反映个体间的差异。要调整摄入量分布至少要调整一个有代表性的亚人群，而且至少有两个独立调查日的膳食资料，或者至少有连续三天的膳食资料。对人群日常营养素摄入量的描述性分布可以通过计算均数、中位数、分布的百分位数来表述。

综上所述，EAR 用以估测群体中摄入不足个体所占的比例；RNI 不用于评价群体的摄入量；平均摄入量达到或超过 AI 表明该人群摄入不足的概率很低；UL 用以估算人群中面临过量摄入健康风险的个体所占的比例。

（2）计划群体膳食方案的方法

1）为均匀性群体计划膳食：主要步骤如下。①确定膳食计划目标：即对每一种营养素确定一个摄入不足和摄入过量风险的概率。②设置目标日常营养素摄入量分布：是为了能保证群体在绝大多数情况下摄入不足和摄入量过多的概率都很低。通常用已有的营养素摄入量分布资料上移或下移，即加上或减去一定量的营养素，使经过处理后的摄入量分布状态能够满足确定的计划目标。③编制食谱：首先为食谱确定营养素含量目标，一般用目标日常营养素摄入量分布的中值作为食谱营养素含量的目标；再设计食谱一般可以用《中国居民膳食指南》和"中国居民平衡膳食宝塔"把营养素目标转换成食物消费量。在特定情况下，也可用强化食品或者营养补充剂来保证营养素的供给。④评估膳食计划结果：是计划群体膳食的重要环节，需根据群体膳食营养素评价方法判断是否达到了计划目标。计划膳食各个环节中许多因素会影响结果的可靠性，需根据评价结果对计划进行相应的修改。

2）为不均匀性群体计划膳食：群体中个体对营养素或能量的需要量不一致时，可以用目标营养素密度分布法和简单营养素密度法。①目标营养素密度分布法：是把每个亚人群建立一个"目标营养素密度分布"，获得每一个亚人群日常营养素摄入量的目标分布，把每个亚人群的日常营养素摄入量的目标分布和日常能量摄入量的分布相结合，得到一个用密度表示的日常营养素摄入量的目标分布，然后比较每一个亚人群的摄入量密度目标中值，选择最高的营养素密度中值设为整个人群的计划目标。②简单营养素密度法：是在全人群中确定一个营养素摄入目标中值与平均能量需要量之比最高的亚人群，用该亚人群的营养素摄入量目标中值作为计划此不均匀人群食谱的营养素密度目标，并确保其他人群营养素摄入量不超过 UL。

3. 在其他方面的应用　DRIs 在社会生产和生活的诸多领域得到广泛应用。国家在制定营养政策、制定《中国居民膳食指南》、制定食品营养标准及临床营养中都以 DRIs 为依据。

（1）在制定营养政策中的应用：任何营养政策的制定都是为了保证人群的营养需求，使人群尽可能达到营养素参考摄入量，并有足够的储备量，保持人体健康状态。2017 年国务院下发的《国民营养行动计划（2017—2030 年)》《中国食物与营养发展纲要（2021—2035 年)》等的起草都是根据中国居民 DRIs 中有关营养素的推荐量，并考虑我国居民食物消费模式，推算出我国粮食、肉类、奶类、蔬菜等各类食物在未来一段时期内的需求量，以便合理指导食物生产。

（2）在制定《中国居民膳食指南》中的应用：膳食指南是以食物为基础制定的文件，如何通过食物搭配满足营养素的需求，需要按照 DRIs 来确定。《中国居民膳食指南》是在营养学原理的基础上，紧密结合我国居民膳食消费情况和营养实际状况，指导大众合理饮食的通俗读物，其中包括了"平衡膳食宝塔"，还指出了中国居民容易缺乏的营养素，并指出易缺乏的营养素含量较多的食物，DRIs 是制定膳食指南的依据和目标。

（3）在制定食品营养标准中的应用：国家食品标准特别是食品安全国家标准，如婴幼儿食品标准、营养强化剂、营养配方食品标准、营养素补充剂标准等，都涉及人体每日营养素需要量，在制定中均以 DRIs 作为基本依据。

（4）在临床营养中的应用：我国住院患者的配餐主要是临床营养专业人员根据其疾病状况和营养需要，按照食物成分表计算各营养素的量，配置膳食或制定食谱，以满足患者良好营养和疾病康复的需要。随着临床患者需求的增加，工业化生产各种针对临床患者的特殊食品，成为新的趋势，特殊食品主要有适用于早产儿、乳糖不耐受者、氨基酸代谢障碍者等类别。为了适应这种发展趋势，目前我国已经制定了针对1 岁以下婴儿的 GB 25596—2010《食品安全国家标准 特殊医学用途婴儿配方食品通则》和针对 1 岁以上婴儿和成人食用的 GB 29922—2013《食品安全国家标准特殊医学用途配方食品通则》，标准中各营养素的基本含量要求均以中国居民 DRIs 为基础。

任务三　膳食指南

─────── · 案|例|导|入 · ───────

【案例】

某公司职员，女性，28 岁。在某健身俱乐部健身减肥 3 月余，这段时间几乎不摄入糖类，早餐只摄入一个鸡蛋或一杯纯奶，午餐摄入适量鱼、肉等高蛋白食物，晚餐只摄入少量黄瓜。最近夜间睡眠质量差，多梦易醒，白天工作时精力不集中，经常打瞌睡，因不能顺利完成领导交给的各项任务而苦恼。在朋友的陪伴下，到医院就诊。

体格检查：身高 168cm，体重 60kg，血压 138/75mmHg。

实验室检查：空腹血糖 3.7mmol/L，甘油三酯 1.23mmol/L。

【问题】

1. 该职员出现的问题与早餐和食量有关吗？如何进行营养诊断？

2. 如何改善该职员目前的膳食状况？

膳食指南（dietary guidelines，DG）是根据营养学原则，以促进居民合理营养和改善健康为目的，由国家权威机构为人群或国民大众发布的营养指导意见。早在1918 年，英国提出了儿童膳食应每天摄入适量的牛奶；20 世纪 30 年代国际联盟向大众推荐膳食应包含保健的食品；1968 年，瑞典出版了第一部膳食目标；1977 年美国也提出了膳食目标，1980 年改为膳食指南，以后每 5 年修订一次；其他国家也纷纷提出了各自的膳食指南，还有些国家提出了预防营养缺乏病和食品卫生方面的内容，后来又增加了各类人群的膳食指南。

自 1989 年首次发布《中国居民膳食指南》以来，中国营养学会根据人们饮食习惯和膳食结构的变化，已先后于 1997 年、2007 年、2016 年进行了三次修订，指导居民通过平衡膳食改善营养健康状况，积极预防慢性病，明显增强了居民健康素质。在国家卫生健康委员会等有关部门的指导下，近百位专家对膳食指南进行第四次修订，于 2022 年 4 月 26 日发布了《中国居民膳食指南（2022）》。新指南由 2 岁以上一般人群膳食指南、9 个特定人群指南、平衡膳食模式及实践三部分组成。与 2016 版相比，2022 版增加了健康饮食方式的建议，包括规律进餐、足量饮水、会烹会选、会看标签、公筷分餐、杜绝浪费、饮食卫生等内容；增加了高龄老年人膳食指南，首次提出了东方健康膳食模式，目的在于挖掘和传承中国健康饮食文化；提出了认识食物、科学规划膳食，引导和鼓励家庭实践膳食、营养科学的健康行为；进一步修订和完善了膳食指南、膳食宝塔、平衡膳食餐盘等图形，膳食设计食谱以实物的形式呈现，使人们更容易接受和看懂食谱。

一、中国居民一般人群膳食指南

《中国居民膳食指南（2022）》中，一般人群膳食指南适用于 2 岁以上的健康人群，共有 8 项指导准则。

2022 版膳食
指南介绍

（一）食物多样，合理搭配

平衡膳食是保障人体营养和健康的基本原则，食物多样是平衡膳食的基础，合理搭配是平衡膳食的保障。每天的膳食应合理组合和搭配，糖类供能占膳食总能量的 55%~65%，蛋白质占 10%~15%，脂肪占 20%~30%。

谷类是膳食中的主食，含有丰富的糖类，是最经济的膳食能量来源（应占总能量 55%~65%），也是 B 族维生素、矿物质、蛋白质和膳食纤维的重要来源。与精制米面相比，全谷物和杂豆可提供更多的 B 族维生素、矿物质、膳食纤维等营养素，对降低肥胖、2 型糖尿病、心血管疾病、肿瘤等膳食相关疾病的发生风险具有重要作用。薯类含有丰富的淀粉、膳食纤维，并含有维生素和矿物质。因此，每天宜摄入一定量的全谷物、杂豆类及薯类食物，且需做到全谷物、杂豆和薯类巧安排。

近年来，我国居民膳食模式已发生变化，谷类消费量逐年下降，动物性食物及油脂摄入量逐年增多，谷类过度加工导致营养素损失及摄入量失衡，而膳食不平衡、全谷物减少与膳食相关慢性病发生风险增加密切相关。核心推荐如下。

1. 坚持谷类为主的平衡膳食模式。
2. 每天的膳食应包括谷薯类、蔬菜、水果、畜禽、鱼、蛋、奶和豆类食物。
3. 平均每天摄入 12 种以上食物，每周 25 种以上，合理搭配。
4. 每天摄入谷类食物 200~300g，其中包含全谷物和杂豆类 50~150g；薯类 50~100g。

─────── · 知 | 识 | 拓 | 展 · ───────

不同食物巧搭配

1. 粗细搭配 主食应注意增加全谷物和杂豆类食物。如大米可与糙米、杂粮（玉米、小米、燕麦、荞麦等）及杂豆（红小豆、绿豆、花豆等）搭配。二米饭、绿豆饭、红豆饭、八宝饭等都是粗细搭配。

2. 荤素搭配 有肉、有菜，搭配烹调，如什锦砂锅、杂炒菜等可以在改善菜肴色、香、味的同时，提供多种营养成分。

3. 深浅搭配 丰富多彩的美食能刺激人的视觉，促进食欲。如什锦蔬菜，五颜六色代表着蔬菜中不同的植物化合物、营养素等，色彩多样即食物多样化。

食物多样，比例合理，才会促进人体健康。同样，在团队中要分工合作，优势互补，各显其能，才能更好地实现目标！

（二）吃动平衡，健康体重

食物摄入量和身体活动量是保持能量平衡、维持健康体重的两个关键因素。坚持多动会吃，增加身体活动，保持能量摄入与能量消耗相平衡，维持健康体重，从而降低心血管疾病、2型糖尿病及某些癌症如结肠癌、乳腺癌等慢性病的发生风险。同时，积极进行体育活动可以缓解紧张情绪，有助于调节心理平衡，改善睡眠和生活质量。核心推荐如下。

1. 各年龄段人群都应保持每天进行身体活动，保持健康体重。

2. 食不过量，保持能量平衡。

3. 坚持日常身体活动，每周至少进行5天中等强度身体活动，累计150分钟以上；主动身体活动最好每天6000步。

4. 鼓励适当进行高强度有氧运动，加强抗阻运动，每周2~3天。

5. 减少久坐时间，每一小时就要起来动一动。

─────── · 知 | 识 | 拓 | 展 · ───────

身体活动与全因死亡风险的关系

中、高强度的身体活动与全因死亡风险呈负相关，且有剂量-反应关系。有规律的身体活动可以降低14%~35%的全因死亡风险，相同运动量高强度比中等强度产生更好的效益。休闲活动、职业活动和日常活动均可降低全因死亡风险。每周运动消耗能量1000kcal，死亡风险降低11%。

2020年一项关于每天步数与全因死亡风险研究的结果显示，平均年龄为56.8岁的4840位测试者中，与步行4000步/天者比较，8000步/天者全因死亡风险降低51%。12 000步/天者风险降低65%，与步行速度无关。

生命在于运动，人生在于拼搏。我们要让自己的生命有价值，必须做到珍惜生命，保护健康。

（三）多吃蔬果、奶类、全谷、大豆

蔬菜、水果、全谷物、奶类、大豆及豆制品是平衡膳食的重要组成部分，坚果是平衡膳食的有益补充。果蔬是维生素、矿物质、植物化合物和膳食纤维的重要来源。每天充足的果蔬摄入，可维持机体健康、改善肥胖，有效降低心血管疾病和肺癌的发病风险，对预防消化道癌症具有保护作用。核心推荐如下。

1. 蔬菜、水果、全谷物、奶制品是平衡膳食的重要组成部分。
2. 餐餐有蔬菜，保证每天摄入不少于 300g 的新鲜蔬菜，深色蔬菜应占 1/2。
3. 天天吃水果，保证每天摄入 200~350g 的新鲜水果，果汁不能代替鲜果。
4. 吃各种各样的奶制品，摄入量相当于每天 300ml 以上液态奶。
5. 经常吃全谷物、大豆制品，适量吃坚果。

———— • 知 | 识 | 拓 | 展 • ————

如何挑选蔬菜、水果

不同果蔬的营养价值差别较大，果蔬品种繁多，正确挑选果蔬、合理搭配，才能做到食物多样，享受健康膳食。

1. 注重新鲜度 当季新鲜的果蔬颜色鲜亮，水分充足，营养丰富，味道清新。放置时间过久时，水分丢失，口感较差，营养素丢失，还可能产生亚硝酸盐等物质。

2. 搭配颜色 深色蔬菜指深绿色、红色、橘红色、紫色、紫红色等，富含β-胡萝卜素，是膳食维生素 A 的主要来源。

3. 品种要多 不同蔬菜含有的营养素和植物化合物种类及数量也不相同，因此挑选和购买时要多变换，每天至少 3~5 种。

万物得其本者生，百事得其本者成。只有了解食物，才能将食物为我所用！

（四）适量吃鱼、禽、蛋、瘦肉

鱼、禽、蛋和瘦肉均为动物性食物，富含优质蛋白质、脂类、脂溶性维生素、B族维生素和矿物质等，是平衡膳食的重要组成部分。该类食物蛋白质含量普遍较高，但有些食物含有较多的饱和脂肪酸和胆固醇，摄入过多可增加肥胖和心血管疾病的发病风险，需适当摄入。建议控制总量，分散摄入；小分量烹饪，量化有数；在外就餐时减少肉类摄入；多蒸煮，少烤炸；既要喝汤，也要吃肉；少吃腌熏和深加工肉制品。核心推荐如下。

1. 鱼、禽、蛋类和瘦肉摄入要适量，平均每天 120～200g。
2. 每周最好吃鱼 2 次或 300～500g，蛋类 300～350g，畜禽肉 300～500g。
3. 少吃深加工肉制品。
4. 鸡蛋营养丰富，吃鸡蛋不弃蛋黄。
5. 优先选择鱼，少吃肥肉、烟熏和腌制肉制品。

（五）少盐少油，控糖限酒

食盐过多可增加高血压、脑卒中的发生危险；脂肪摄入过多是居民肥胖和慢性病发生的重要危险因素；含糖饮料是儿童青少年添加糖的重要来源，长期过多饮用易发生超重、肥胖，甚至引发慢性病；过量饮酒，易伤肝，导致痛风等发生。故推荐各年龄段人群盐、油、糖的摄入量控制在一个适宜的范围内。核心推荐如下。

1. 培养清淡饮食习惯，少吃高盐和油炸食品。成人每天摄入食盐不超过 5g，烹调油 25～30g。
2. 控制添加糖的摄入量，每天不超过 50g，最好控制在 25g 以下。
3. 反式脂肪酸每天摄入量不超过 2g。
4. 不喝或少喝含糖饮料。
5. 儿童青少年、孕妇、哺乳期妇女及慢性病患者不应饮酒。成人如饮酒，一天饮用的酒精量不超过 15g。

（六）规律进餐，足量饮水

规律进餐是实现平衡膳食、合理营养的前提。一日三餐、定时定量、饮食有度，是健康生活方式的重要组成部分，建议早餐提供的能量占全天总能量的 25%～30%，午餐占 30%～40%，晚餐占 30%～35%。

水是人体成分的重要组成部分，占体重的 60%～70%，是人体内各种正常生命活动进行的基础。水的摄入与排出要维持动态平衡，摄入过多或过少都不利于机体健康。推荐喝白开水，主动喝水，少量多次，每天足量。核心推荐：

1. 合理安排一日三餐，定时定量，不漏餐，每天吃早餐。
2. 规律进餐、饮食适度，不暴饮暴食、不偏食挑食、不过度节食。
3. 足量饮水，少量多次。在温和气候条件下，低身体活动水平的成年男性每天喝水 1700ml，成年女性每天喝水 1500ml。
4. 推荐喝白开水或茶水，少喝或不喝含糖饮料，不用饮料代替白开水。

（七）会烹会选，会看标签

食物种类很多，不同类别的食物含有的营养素、有益成分的种类和数量差别较大，了解食物营养特点，学会阅读营养标签，了解原料组成、能量和营养素的含量，对比并选择食物，学习传统烹调技能，做到按需备餐、营养配餐，维护健康生活。不同民族和地区都有各自独特的饮食文化，煮、炖、蒸、炒、煎、炸、烤等是家庭中常用的烹饪方式，建议多用蒸、煮、炒，少用煎、炸、烤制作食物。核心推荐如下。

1. 在生命的各个阶段都应做好健康膳食规划。
2. 认识食物，选择新鲜的、营养素密度高的食物。
3. 学会阅读食品标签，合理选择预包装食品。
4. 学习烹饪、传承传统饮食，享受食物天然美味。
5. 在外就餐，不忘适量与平衡。

（八）公筷分餐，杜绝浪费

注重饮食卫生安全，防止食物中毒和其他食源性疾病事件的发生；与现代文明共同进步，倡导文明用餐方式，拒绝食用"野味"；提倡在家就餐，勤俭节约，尊重劳动，尊老爱幼，享受亲情。

《中国居民膳食指南（2022）》与《中国居民膳食指南（2016）》相比，新版指南突出了食物量化和营养的结合，首次给予定义和推荐了东方膳食模式，对食物份量、分餐、不浪费等启迪新饮食方式变革的倡导。核心推荐如下。

1. 选择新鲜卫生的食物，不食用野生动物。
2. 食物制备生熟分开，熟食二次加热要热透。
3. 讲究卫生，从分餐公筷做起。
4. 珍惜食物，按需备餐，提倡分餐不浪费。
5. 做可持续食物系统发展的践行者。

二、中国居民特定人群膳食指南

《中国居民膳食指南（2022）》中，特定人群包括妊娠期妇女、哺乳期妇女、婴幼儿、儿童、老年人、高龄老年人及素食人群等，根据各特定人群的生理特点和营养需求，在一般人群膳食指南的基础上做出了相应的补充说明，特别制定了特定人群膳食指南。

（一）备孕和妊娠期妇女膳食指南

备孕是进行优生优育的前提基础，优质蛋白质、叶酸、钙、铁、碘等营养素的储备需足量。妊娠期胎儿的生长发育、母体乳腺和子宫等的发育都需要额外的营养摄入。妊娠期妇女应在孕前平衡膳食的基础上，根据妊娠期适当调整进食量。目前，此人群中膳食摄入不合理，活动量不足，能量过剩，叶酸和钙、铁、碘等微量元素缺乏等现象依然存在，建议孕前 3 个月开始每天补充叶酸 $400\mu g$，坚持食用碘盐，每天摄入鱼类、禽畜瘦肉及蛋类 150g，每周至少摄入 1 次动物血和肝，并推荐合理安排饮食和身体活动。核心推荐如下。

1. 调整孕前体重至正常范围，确保夫妻双方身体健康和营养良好。
2. 常吃含铁丰富的食物，选用碘盐，合理补充叶酸和维生素 D。
3. 孕吐严重者，可少量多餐，保证摄入含必需量糖类的食物。
4. 妊娠中晚期适量增加奶、鱼、禽、蛋、瘦肉的摄入。

5. 经常户外活动，禁烟酒，保持健康生活方式。

6. 愉快孕育新生命，积极准备母乳喂养。

（二）哺乳期妇女膳食指南

动物性食物含有丰富的优质蛋白、矿物质及重要的维生素，建议哺乳期妇女每天摄入鱼、禽、蛋和瘦畜肉 200g、大豆 25g、坚果 10g、牛奶 300g。另外，为保证乳汁中碘和维生素 A 含量充足，哺乳期妇女还应适当摄入海带、紫菜、动物内脏、蛋黄和鱼、贝等海产品。核心推荐如下。

1. 产褥期食物多样不过量，坚持整个哺乳期营养均衡。

2. 适量增加富含优质蛋白质及维生素 A 的动物性食物和海产品，合理补充碘、维生素 D。

3. 家庭支持，心情愉悦，睡眠充足，坚持母乳喂养。

4. 增加身体活动，促进产后恢复健康体重。

5. 多喝汤和水，限制浓茶和咖啡，忌烟酒。

（三）6 月龄内婴幼儿喂养指南

婴儿在 6 月龄内是人生长发育的第一个高峰期，营养状况对其发育和后期健康至关重要。一般情况下，母乳喂养是婴儿出生后最佳喂养方式，能够完全满足 6 月龄内婴儿的能量、营养素和水的需要。核心推荐如下。

1. 母乳是婴儿最理想的食物，坚持 6 月龄内的婴儿给予纯母乳喂养。

2. 婴儿出生后 1 小时内开奶，重视尽早吸吮。

3. 回应式喂养，建立良好的生活规律。

4. 适当补充维生素 D，母乳喂养无须补钙。

5. 有动摇母乳喂养的想法和举动时，最好咨询医生或专业人士，在他们的帮助下作出决定。

6. 定期进行婴儿体格测量，保持健康生长。

（四）7~24 月龄婴幼儿喂养指南

此阶段的婴幼儿消化系统、免疫系统的发育，感知觉及认知行为能力的发展，均需要通过接触、感受和尝试来体验各种食物，逐步适应并耐受多样的食物，从被动接受喂养转变为自主进食。回应其摄食需求，有助于健康饮食行为的形成，对长期的健康有重要影响。每 3 个月监测一次婴幼儿的体格指标，评价其营养状况，并及时调整营养和喂养。核心推荐如下。

1. 继续母乳喂养，满 6 月龄起必须添加辅食，从富含铁的泥糊状食物开始。

2. 及时引入多样化食物，重视动物性食物的添加。

3. 尽量少加糖、盐，油脂适当，保持食物原味。

4. 提倡回应式喂养，鼓励但不强迫进食。

5. 注意饮食卫生和进食安全。

6. 定期监测体格指标，追求健康生长。

（五）中国学龄前儿童膳食指南

食物品种和外形多样，规律就餐是学龄前儿童膳食的重要原则，注重合理烹调，控制高盐、高脂、高糖食品及含糖饮料的摄入。学龄前是培养儿童饮食习惯的重要时期，应培养儿童自主进食，使用餐具，每天饮奶、足量饮水，不挑食不偏食的好习惯。学龄前儿童的身高、体重能直接反映其膳食营养和生长发育状况，应定期监测儿童身高、体重等体格指标，及时发现儿童营养健康问题并做出相应的调整。核心推荐如下。

1. 食物多样，规律就餐，自主进食，培养健康饮食行为。
2. 每天饮奶，足量饮水，合理选择零食。
3. 合理烹调，少调料少油炸。
4. 参与食物选择与制作，增进对食物的认知和喜爱。
5. 经常户外活动，定期体格测量，保障健康成长。

（六）中国学龄期儿童膳食指南

学龄儿童是指从 6～18 岁的未成人。学龄儿童正处于生长发育阶段，对能量和营养素的需要量相对高于成人。全面充足的营养和合理膳食是其正常生长发育的物质保障。每天至少摄入 300g 液态奶，足量饮水。规律的身体活动、充足的睡眠有利于学龄儿童的正常生长发育和健康，其中每周至少 3 天的高强度身体活动，中高强度的身体活动以全身有氧活动为主，每天的视屏时间限制在 2 小时内。核心推荐如下。

1. 主动参与食物选择和制作，提高营养素养。
2. 吃好早餐，合理选择零食，培养健康饮食行为。
3. 天天喝奶，足量饮水，不喝含糖饮料，禁止饮酒。
4. 多户外活动，少视屏时间，每天 60 分钟以上的中高强度身体活动。
5. 定期监测体格发育，保持体重适宜增长。

（七）一般老年人膳食指南

一般老年人是指 65～79 岁的老年人，随着年龄的增加，老年人机体代谢逐渐降低，呼吸功能衰退、心脑功能衰退，视觉和听觉及味觉等感官反应迟钝、肌肉衰减等，且消化吸收功能下降，蛋白质、微量营养素吸收障碍而导致摄入不足，产生消瘦、贫血等，免疫力降低容易发生疾病。一般老年人应该积极进行户外运动，促进维生素 D 合成，延缓骨质疏松症和肌肉衰减，维持一定的体重，应定期进行体检，及时调整饮食，预防营养缺乏病，增强身体抵抗力。核心推荐如下。

老年人的
膳食指导

1. 食物品种丰富，动物性食物充足，常吃大豆制品。
2. 鼓励共同进餐，保持良好食欲，享受食物美味。
3. 积极户外活动，延缓肌肉衰减，保持适宜体重。
4. 定期健康体检，测评营养状况，预防营养缺乏。

（八）高龄老年人膳食指南

高龄老年人常指80岁及以上的老年人。高龄老年人由于味觉、嗅觉、消化吸收能力降低，常导致营养摄入或吸收不足。因此，应摄入营养密度高的多种食物，多食用鱼、蛋、奶、畜禽肉及大豆类。高龄老年人仍要经常监测体重，进行营养评估。适当补充特殊医学用途配方食品和强化食品，坚持参加身体锻炼和益智活动，维护身心健康。核心推荐如下。

1. 食物多样，鼓励多种方式进食。
2. 选择质地细软、能量和营养素密度高的食物。
3. 多吃鱼、禽、肉、蛋、奶和豆类，适量蔬菜和水果。
4. 关注体重丢失，定期营养筛查评估，预防营养不良。
5. 适时合理补充营养，提高生活质量。
6. 坚持健身与益智活动，促进身心健康。

随着我国社会经济发展和卫生健康服务水平的不断提高，居民人均预期寿命不断增长，高龄（≥80岁）、衰弱老年人的比例在逐渐增加。这一群体老龄化特征最为突出，身体各系统功能显著衰退，营养不良症发生率高，慢性病的发病率高，对其膳食营养管理需要更加专业、精细和个性化指导。

（九）素食人群膳食指南

素食是一种不包含动物性肉类食物的膳食模式。根据不同膳食组成，又可分为全素食（纯素食）、蛋奶素食、蛋素食、奶素食、鱼素食、果素食、生素食和半素食等类型。指南中的素食人群指南涉及全素食和蛋奶素食者。

素食人群更需要认真设计自己的膳食，合理利用食物，搭配恰当，确保营养素充足。建议素食人群尽量选择蛋奶素食，保证每周25种以上食物，谷类和杂豆合理搭配，建议素食者比一般人多摄入大豆及其制品，补充维生素 B_{12}、维生素 D 和矿物质中的铁、锌、钙等。藻类含有丰富的 ω-3 多不饱和脂肪酸及多种矿物质，菌菇、坚果也应经常食用，可选择多种植物油，亚麻籽油、紫苏油、核桃油，以满足素食者ω-3多不饱和脂肪酸的需要。定期监测营养状况，及时发现和预防营养缺乏。核心推荐如下。

1. 食物多样，谷物为主；适量增加全谷物。
2. 增加大豆及其制品的摄入，选用发酵豆制品。
3. 常吃坚果、海藻和菌菇。
4. 蔬菜、水果应充足。
5. 合理选择烹调油。
6. 定期监测营养状况。

─────── · 知│识│拓│展 · ───────

素食人群类型

素食人群指南涉及的两类素食人群，一是全素，连蜂蜜都不吃；二是奶蛋素食，只接受蛋白类和植物性食物。

"弹性素食者"是近年出现的素食者，指的是"大部分时间吃素，偶尔为补充蛋白质而摄入一些畜禽肉类或水产类的素食者"。弹性素食者最初由众多热爱瑜伽的素食者转变而来，他们发现与完全素食相比，适度地、弹性地摄入动物性食物对健康和瘦身塑形更有益，因而开始推崇这一饮食方式。

对于素食者，应给予尊重，对于自由选择者，建议选择蛋奶素食，不主张婴幼儿、儿童、孕妇、体质虚弱者和老年人选择全素膳食。

三、中国居民平衡膳食模式及实践

平衡膳食模式（balanced dietary pattern）是《中国居民膳食指南》的核心，是经过科学设计的理想模式。平衡膳食模式所推荐的食物种类和比例能最大限度地满足不同年龄阶段、不同能量需要量水平健康人群的营养与健康需要。中国居民平衡膳食模式的特点为食物多样，植物性食物为主，动物性食物为辅，少油少盐少糖。为更好地理解和传播膳食指南和平衡膳食理念，制作了宣传图形，包括中国居民平衡膳食宝塔、中国居民平衡膳食餐盘和中国儿童平衡膳食算盘。

（一）中国居民平衡膳食宝塔

中国居民平衡膳食宝塔（chinese food guide pagoda）简称"宝塔"，是根据《中国居民膳食指南（2022）》的准则和核心推荐，把平衡膳食原则转化为各类食物的数量和所占比例的图形化表示。宝塔体现了比较理想的基本食物构成。宝塔共分5层，各层面积和大小不同，体现了5大类食物和食物量的多少（图4-4）。宝塔注明了成人能量需要量在1600～2400kcal时每人每天各类食物摄入量的建议值范围。

中国居民平衡膳食宝塔

第一层是谷薯类食物。谷薯类食物是膳食能量的主要来源，而且富含多种微量营养素和膳食纤维。一般人群膳食指南中指出，谷物为主，食物多样，合理搭配是合理膳食的重要特征。一般成人在每日能量需要量为1600～2400kcal时，建议每天摄入谷类（包括全谷物和杂豆类50～150g）200～300g，薯类50～150g。谷物通常包括小麦、稻米、谷子、玉米、高粱等，全谷物和杂豆是理想膳食模式的重要组成，既能提供人体需要的能量，又能提供一些其他的天然成分，薯类包括红薯、马铃薯、山药和芋头等，可适当替代主食。

第二层是蔬菜、水果。蔬菜、水果是维生素、矿物质、膳食纤维及植物化合物的良好来源。一般成人能量需要量水平在1600～2400kcal时，推荐每人每天摄入蔬菜300～500g，水果200～350g。蔬菜包括叶菜、根茎类、瓜茄类、花菜类、鲜豆类、菌

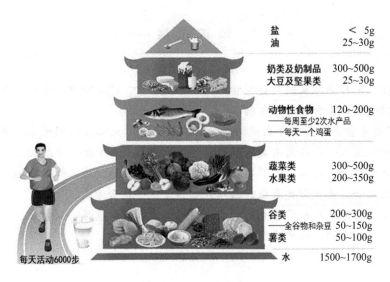

盐 < 5g
油 25~30g
奶类及奶制品 300~500g
大豆及坚果类 25~30g
动物性食物 120~200g
——每周至少2次水产品
——每天一个鸡蛋
蔬菜类 300~500g
水果类 200~350g
谷类 200~300g
全谷物和杂豆 50~150g
薯类 50~100g
每天活动6000步
水 1500~1700g

图4-4　中国居民平衡膳食宝塔（2022）

藻类等，推荐每天深色蔬菜不少于总蔬菜摄入量的1/2。水果种类多样，包括浆果类、核果类、柑橘类等，建议尽量吃当地当季新鲜水果。

第三层是鱼、禽、肉、蛋等动物性食物。膳食指南指出鱼、禽、肉、蛋等动物性食物适量摄入，推荐每天总摄入量为120~200g。建议每天摄入畜肉40~75g，畜肉虽然富含优质蛋白质、脂溶性维生素，但脂肪含量较高，不宜过多摄入。水产品建议每日摄入40~75g，水产品富含优质蛋白、维生素和矿物质，但胆固醇含量较高，不宜过多摄入。蛋类营养价值较高，不能丢弃蛋黄，蛋黄中含有丰富的胆碱、卵磷脂、胆固醇、维生素A、叶黄素、锌、B族维生素等，推荐每天摄入1个鸡蛋。

第四层是奶类、大豆和坚果。奶类、大豆和坚果富含蛋白质和钙，富含必需脂肪酸和必需氨基酸。建议每天摄入奶300~500g，大豆和坚果共计25~30g，其中坚果每天约10g。大豆包括黄豆、黑豆、青豆、褐豆和双色豆，坚果包括花生、葵花籽、核桃、榛子等。我国居民奶类和大豆摄入一直较低，建议多摄入奶类、豆类和坚果。

第五层是烹调油和盐。按照《中国居民膳食营养素参考摄入量》的建议，1~3岁婴幼儿膳食脂肪供能比应占膳食总能量的35%；4岁以上人群占20~30%。成人在能量需要量水平为1600~2400kcal时，脂肪的摄入量为36~80g，由于很多食物中含有脂肪，成人平均每天烹调油不超过25~30g。我国居民食盐摄入量普遍较高，由于食盐与高血压等慢性病关系密切，我国将限制食盐摄入量设为长期的行动目标，建议成人每天食盐摄入量不超过5g。

宝塔旁边的身体活动和饮水。强调增加身体活动和足量饮水非常重要。水是生命活动必需的物质，饮水不足或过多都会对人体健康带来危害。不同年龄、不同身体活动和环境温度时，水的需要量也不同。低活动水平时，成人每天至少饮水1500~1700ml；高活动水平或高温条件下，应适当增加饮水量。身体活动能有效地消耗能量，保持精神和活跃的机体代谢。建议成人每天进行至少相当于快步走6000步的身体活动，每周最好进行 150 分钟中等强度的运动或劳动。低水平活动水平的能量消耗占总能量消耗的 1/3，高水平活动可高达 1/2。坚持每天运动，保持能量平衡，增强身体健康。

———— · 知 | 识 | 拓 | 展 · ————

健康中国行动，重视儿童营养健康

国家高度重视儿童青少年的营养健康，从营养改善、合理膳食等多方面提出加强儿童营养健康相关要求。按照"最严谨的标准"要求，不断完善食品安全国家标准体系，现已涵盖儿童食品安全和营养要求。

一是食品安全标准体系涵盖儿童食品。发布婴幼儿主辅食品系列标准，针对儿童食用量较大食品，均已制定相应的食品安全国家标准。二是加强儿童膳食营养指导。开展多种形式宣教，提升儿童营养健康素养。三是严防严控儿童食品安全风险。加大儿童消费量较大的食品安全风险监测，持续关注儿童食源性疾病信息，及时通报并查处涉及儿童食品的安全事件。

食品安全无小事，工作中必须以人民健康为前提！

（二）中国居民平衡膳食餐盘

中国居民平衡膳食餐盘（food guide plate）适合 2 岁以上人群，是对居民个体一餐中膳食的食物组成和大致比例的描述，以平衡膳食为原则，使一餐膳食的食物组合搭配更加直观清晰。

餐盘是一餐中食物基本构成的描述，分为蔬菜类、谷薯类、水果类和鱼肉蛋豆类 4 部分（图 4-5）。餐盘旁边的一杯牛奶强调奶类的重要性，素食者可用大豆类替换肉类。平衡膳食餐盘与平衡膳食宝塔相比，更加简明，用传统文化中的基本符合表达了阴阳形态和万物演变过程中的最基本平衡，也预示着每天的饮食此消彼长，相辅相成等自然变化，此变化与身体健康之间有着密切的关系。

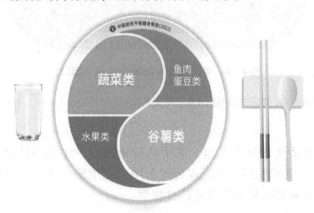

图 4-5　中国居民平衡膳食餐盘（2022）

（三）中国儿童平衡膳食算盘

平衡膳食算盘（food guide abacus）主要是针对儿童，是根据平衡膳食原则转化各类食物份量的图形（图4-6）。平衡膳食算盘用不同颜色的算珠表示各类食物，简单勾画了膳食结构，总共分为6层，从下到上依次为：第一层为浅棕色的谷薯类，占5~6份；第二层为绿色的蔬菜类，占4~5份；第三层为黄色的水果类，占3~4份；第四层为橘红色的畜禽肉、蛋、水产品类，占2~3份；第五层为蓝色的大豆、坚果和奶类，占2~3份；第六层为橘色的油盐类，需适量。

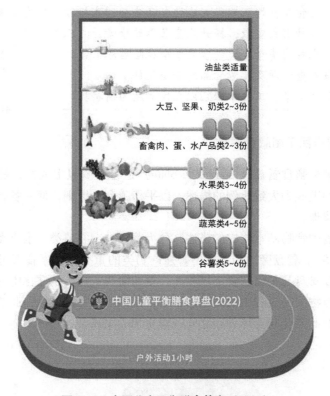

图4-6　中国儿童平衡膳食算盘（2022）

注：儿童身挎水壶跑步，表示提倡喝白开水，不要喝饮料。户外活动1小时，不忘天天运动，积极锻炼身体。

平衡膳食算盘适用于所有儿童。其食物份量适用于中等身体活动水平下的8~11岁儿童。在向儿童开展膳食知识宣传过程中，利用膳食算盘可以寓教于乐，便于记忆一日三餐的食物基本构成和合理的食物量。

任务四 营养调查与营养配餐

————— · 案|例|导|入 · —————

【案例】

党中央、国务院高度关注儿童的健康成长，全国卫生与健康大会强调，要重视当前城市地区"小胖子"数量多、"跑不动，跳不远"的问题，要求采取有力措施，解决此类问题，促进儿童健康成长。《中国防治慢性病中长期规划（2017—2025年）》《国民营养计划（2017—2030年）》，提出贯彻零级预防的理念，全面加强生命早期1000天营养健康、幼儿园和中小学营养均衡等健康知识和行为方式教育，实现慢性病预防工作的关口前移。2019年，国务院印发《国务院关于实施健康中国行动的意见》，实施中小学健康促进行动等15项专项行动，引导学生从小养成健康生活习惯，锻炼健康体魄，预防肥胖等，动员家庭、学校和社会共同维护儿童身心健康。

【问题】

1. 分析"小胖子"产生的原因是什么？

2. 应如何为儿童合理安排膳食？

一、营养调查

（一）营养调查概述

为了了解不同地区居民群体或个人的营养状况，运用科学合理的方式来获取此群体或个人的膳食组成和各营养素的摄入情况，以便判断被调查对象的膳食结构是否合理和营养状况是否良好的重要方式，称为营养调查（nutrition survey）。

世界上最早的营养调查方案是20世纪50年代初由美国提出的。我国自1959年第一次营养调查至今，分别在1982年、1992年、2002年、2010—2012年、2015—2017年分别进行了营养调查，自2002年之后的每次营养调查中，还对肥胖、高血压、糖尿病等慢性病一起进行了监测。这些调查对人们的膳食组成变化、营养状况进行了全面了解，为研究人群膳食结构和营养状况的变化提供了基础资料，为食物生产、加工及政策干预和对群众的消费引导提供了依据。

1. 营养调查的目的和内容

（1）营养调查的目的：①了解不同地区、不同年龄组人群的膳食结构和营养供给量状况。②了解与食物不足和过度消费有关的营养问题。③发现与膳食营养素有关的营养问题，为进一步监测或进行原因探讨提供依据。④在了解居民膳食结构和营养状况的基础上，预测今后的发展趋势。⑤为某些与营养有关的综合性或专题性研究（如研究地方病、营养相关疾病和营养的关系，研究人体生理常数和营养水平判定，复核营养推荐量等）提供基础资料。⑥为国家制定政策和社会发展规划提供科学依据。

（2）营养调查的内容：主要包括膳食调查、体格测量、营养水平实验室检测和营养缺乏病的临床检查四部分。

──────── • 知|识|拓|展 • ────────

我国居民慢性病与营养监测

为建立慢性病与营养监测信息管理制度，完善慢性病与营养监测体系，做好中国居民慢性病与营养监测工作，国家卫生健康委员会组织制定了《中国居民慢性病与营养监测工作方案（试行)》，通过对现有慢性病及其危险因素监测、营养与健康状况监测进行整合及扩展，建立适合我国国情的慢性病及其危险因素和营养监测系统，长期、连续、系统地收集信息，全面掌握我国居民营养状况，监测主要慢性病患病现状和变化趋势，建立慢性病与营养相关数据共享平台与机制，实现数据深入分析与综合利用，及时发布权威信息，为政府制定和调整慢性病防控、营养改善及相关政策、评价防控工作效果等提供科学依据。

2. 营养调查的设计

（1）选择调查人群：根据营养调查目的选择调查对象。①为安排食物生产供应、了解居民生活水平和研究居民身体健康水平需要各方面资料时，需要定期对一定地区范围内居民的营养状况进行调查。②按照一定条件对不同人群进行调查时，需要进行特定人群抽样调查，如儿童、妇女、大学生、特殊职业人员等。

（2）确定调查时间：日常生活中，居民的食物组成随季节的变化呈现相对稳定的规律性变化，为了进行全面的营养调查，通常在年度内的每个季节各进行一次调查。每次调查周期为 3~7 天。调查时间要避开节假日，集体餐厅可为连续的 5 天，居家就餐人员可为连续的 7 天，至少要包含周末中的 1 天。

（3）选用调查方法：营养调查包括普查和抽样调查两种方法，一般以抽样调查为主，以节约人力物力。抽样调查包括整群抽样、单纯随机抽样、等距抽样、分层抽样、多级抽样等。在大型营养调查中，多采用多阶段分层整群随机抽样的方法，即按照人群的年龄、性别、居住地区、职业、经济、文化教育水平等分层，再在各层内按比例进行抽样调查。抽样调查和普查可结合使用，在我国统计调查方法体系改革目标中，周期性的普查处于基础地位，经常性的抽样调查处于主要地位。

（4）组织和实施调查：为确保调查工作的顺利开展，一般采取政府部门统一领导、组织机构分散调查的方式分工协作。项目负责部门首先需要制定调查方案，包括调查目的、计划、步骤、监控、结果分析、报告形成，还需要全面协调和监督所有环节。实施部门应按照组织机构制定的方案严格执行，落实做好调查人员的培训、调查工具的配备、相关数据资料搜集等。调查的质量监控主要通过各环节质量监控来实现，操作方法要标准、规范、统一，如抽样的质量监控、询问调查的质量监控、体格检查的质量监控等。调查结束后，必须对调查数据进行整理审核，确认无误后再进行数据录入，最后进行汇总分析和存档。

（二）营养调查的实施

1. 膳食调查（dietary survey）　膳食调查是营养调查的重要内容，是指通过了解调查对象在一定时间内摄取食物的数量和种类，计算出每人每天热能与各种营养素的平均摄入量，与《DRIs（2023 版）》比较，评定该调查对象的膳食质量，发现调查对象的营养问题。

（1）膳食调查的目的：随着健康中国计划的实施，营养学研究的不断深入，人们越来越关注膳食对人体功能活动和身体健康的重要影响。膳食调查既是营养调查的一个基本组成部分，又是相对独立的内容。膳食调查的目的是通过各种不同的方法对膳食摄入量进行评估，从而分析在一定时期内人群膳食摄入状况及其膳食结构、饮食习惯，并以此来评价人群营养需要得到满足的程度。膳食调查的结果可作为对所调查对象进行营养咨询、营养改善和膳食指导的依据。

（2）膳食调查的基本要求：①调查点应选择在食品生产与供应、地理条件、气象条件、居民饮食习惯等具有代表性的地点。②调查对象应选择在劳动、经济、生理方面具有代表性的人员。如果是为了研究某个人或某个家庭成员的营养状况，应以研究对象为被调查对象。③食物供应种类及数量随季节变化较大，一般每年进行四次调查，每季度安排一次，调查时间一般为 3~7 天，集体食堂为连续的 5 天，散在居民为连续的 7 天。④调查人员在膳食调查前必须进行专业培训。较大范围的膳食调查时，由于参与的调查人员较多，调查方法不同则易产生较大误差，在调查前应对调查人员进行培训，统一标准。

我国自 1959 年以来进行的全国膳食调查使用的方法（表 4-7）。2022 年已全面开展新一轮的中国居民营养与健康状况监测工作，范围覆盖全国 31 个省区市 200 个监测点。本次监测内容包括询问调查、膳食调查、医学体检和实验室检测四个方面，要求每个社区要完成调查 60 户 170 名居民，分年龄组、类别进行入户调查，共计完成 360 户，1024 名居民的调查。

表 4-7　我国全国性营养调查及监测方法比较表

时间	调查名称	调查时间	膳食调查方法
1959 年	第一次全国营养调查	1 年 4 次，每季度 1 次	称重记账法（5~7 天）
1982 年	第二次全国营养调查	秋季	称重记账法（5 天）
1992 年	第三次全国营养调查	秋季	全家称重记账法（3 天）、3 天连续个体 24 小时回顾法
2002 年	第四次全国营养与健康状况调查	秋季	全家称重记账法（3 天）（城市只称调味品）、3 天连续个体 24 小时回顾法、食物频率法

续 表

时间	调查名称	调查时间	膳食调查方法
2010—2012 年	全国营养与健康状况监测	秋季	连续 3 天 24 小时询问调查、家庭调味品称重调查、食物频率法问卷调查
2015—2017 年	中国居民慢性病与营养监测	夏秋季	连续 3 天 24 小时询问调查、家庭调味品称重调查、食物频率法问卷调查、国民营养调查/监测分析
2020—2024 年	中国居民营养与健康状况监测	春秋季	询问调查、膳食调查、医学体检和实验室检测

——————· 知|识|拓|展 ·——————

慢性肾脏病纳入监测

2018 年国家卫生健康委员会首次将慢性肾脏病纳入中国居民慢性病及危险因素监测内容，初步掌握我国居民慢性肾脏病流行情况，开展全国性的流行病学调查，掌握全国居民慢性肾脏病的患病情况及危险因素，为政府制定和调整相关防控政策提供科学依据。

国家大力支持对肾脏疾病相关领域科技创新，一方面针对慢性肾脏病常见病因如高血压、糖尿病防治科研给予积极支持，另一方面通过国家科技重大专项中的重大新药创制科技重大专项，重点部署肾脏疾病新药创制及肾脏疾病新药临床评价技术平台建设，通过国家重点研发计划"重大慢性非传染性疾病防控研究"和"主动健康和老龄化科技应对"等重点专项，加强对肾脏疾病领域的科技支持。

（3）膳食调查的方法：膳食调查常采用的方法有称重法、记账法、询问法、食物频率法和化学分析法。每种方法都有不同的特点和适用范围，实际调查工作中应根据需要选择适合的方法。

1）称重法（weighing method）：即称量法，是指通过对被调查群体或个人在被调查期间每日每餐各种食物的消耗量进行称重、对用餐人数进行统计，并做准确记录，然后计算出每人每日各种营养素的平均摄入量的调查方法。食物称重包括烹调前食物（可食部）的生重、烹调后的熟食重和餐后剩余熟食重。各种食物的生重指烹调前每种食物原料可食部的重量。1 个人 1 日吃早餐、午餐、晚餐算作一个人日数。称重法调查过程包括 6 个步骤（图 4－7）。其中：

生熟比 = 生食物重量/食物熟重

实际摄入的熟食量 = 熟食重 – 熟食余重

实际摄入食物的生重 = 实际摄入食物熟重 × 生熟比

人日数 = 早餐人数 × 0.3 + 午餐人数 × 0.4 + 晚餐人数 × 0.3

平均摄入量 = 某种食物实际摄入量/总人日数

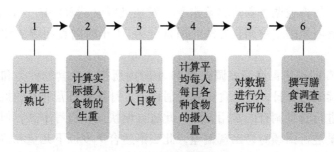

图4-7　称重法调查步骤

优点：能较为准确地反映群体或个人的每日膳食摄入情况，并可调查出每日膳食中三餐食物分配和变动情况。适合对规模较小的群体或个人膳食调查。其结果可以称为"金标准"，是较为可靠的调查方法。

缺点：由于此方法需要较多的人力和物力，不适合较大规模的膳食调查。

2）记账法（accounting method）：又称查账法，指通过查阅调查时间段内购买食物的账目来了解调查对象消耗的各种食物量和就餐人数的准确记录，计算出每人每日各种食物的平均摄入量。再按照食物成分表推算出每人每日热能和各种营养素的摄入量。记账法调查步骤见图4-8。

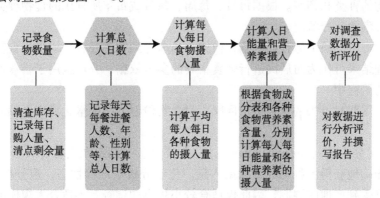

图4-8　记账法调查步骤

其中：

食物消耗总量 = 库存量 + 每日购入量 - 剩余量

总人日数 = 调查期间每日人日数之和

平均摄入量 = 某种食物实际摄入/总人日数

根据《常用食物一般营养成分表》分别计算每种食物的能量和各种营养素含量，然后分别累加即可。

优点：该方法简单易懂，操作快捷，省时省力，适用于有详细账目的大样本调查，如学校、幼儿园、大型企业等。

缺点：由于对食物剩余量难以估算，调查结果不够精确，并且只能得到集体人均摄入量，难以分析个体膳食摄入情况。

3）询问法（questionnaire method）：指通过询问被调查对象每日的膳食摄入、饮食习惯等情况，估算被调查者营养素水平，发现其膳食营养缺陷，了解其有无挑食、偏食等不良饮食习惯的膳食调查方法。通常分为 24 小时膳食回顾法和膳食史回顾法两种。

24 小时膳食回顾法：询问被调查者 24 小时内所摄入的食物种类和数量，并进行记录，一般连续调查 3 日，计算食物总的消耗量，计算每日营养素的摄入。该方法是临床上对患者进行膳食调查的常用方法。此法方便快捷，应答率高，但是被调查者对膳食种类和数量进行回顾时易出现偏差，此法不适合 7 岁以下儿童和 70 岁以上老人。

膳食史回顾法：人体的生长发育受到长期饮食习惯的影响，膳食史回顾法主要用于评估个体每日总的食物摄入量以及在不同时期的膳食模式，通常覆盖过去 1 个月、6 个月或 1 年的时段。

询问法的优点是简便易行，缺点是结果不够准确，一般在无法采用称重法和记账法的情况下才使用。为提高其准确性，需对调查人员进行培训，提高询问技巧，还要求调查人员耐心细致，避免疏漏。经验丰富的调查人员容易发现膳食营养的明显缺陷，有利于估算营养水平，了解被调查者有无挑食、偏食及其他不良的膳食习惯等，以便加以膳食指导。

4）食物频率法（food frequency method）：是指用问卷形式调查个体在一段时期内摄入食物的种类和频率。根据每日、每周、每月或每年所食用的食物种类及相应的次数来评价膳食营养状况。

优点：可以反映个体长期的膳食模式，迅速得到被调查者平均摄入食物的种类和数量。调查结果可作为对居民进行膳食指导的参考依据，并可应用于膳食习惯和慢性疾病关系的研究中。

缺点：需要对过去的食物进行回顾，对食物份额大小的量化易产生偏差，准确性较差。

5）化学分析法（chemical analysis）：在实验室中测定调查者每日摄入的全部熟食成分，准确地获得各种营养素的摄入量。化学分析法准确性高，但分析过程复杂，费用高，且受到产地的限制，因此仅适合较小规模的调查，不适合大规模的人群研究和营养素研究，除特殊需要外，很少采用此法。

2. 体格测量（physical measurement）　　体格测量是评价人体营养状况的重要依据，可评价被调查者的身体发育状况、营养相关问题等，常根据测量对象和测量目的来选择适合的测量项目。体格的大小和生长速度是评价儿童营养状况的灵敏指标，学龄前儿童的体格测量指标常用于一个地区人群营养状况的评价。体格测量的指标可归纳为三类：纵向测量指标［身高（坐高）、顶臀长等］、横向测量指标（上臂围、小腿围、腰围、臀围、皮褶厚度等）和重量测量指标（体重等），其中身高、体重、皮褶厚度、腰围和臀围等较为常用，前三项是世界卫生组织规定的必测项目。

（1）身高（height）：身高是生长发育最具有代表性的身体纵向发育指标，也是反映人体营养状况最直接的指标之一。人体身高由于脊柱弯曲度的增大，纵向各关节如脊柱、骨关节、膝关节等软骨因重力作用而压缩，一天中会发生周期性变化。测量身高一般在全天身高的中间值时间即上午 10 点进行最为适宜。

身高是指人体直立时从头顶到足底的垂直距离。3 岁以上儿童及成人一般使用身高（坐高）计或固定在墙上的软尺测量。3 岁以下婴幼儿一般使用量床测量卧位长，测量方法如下。3 岁以下婴幼儿测量身高时，婴幼儿应脱去鞋帽和厚衣裤，仰卧于量板中线上。测量者立于被测婴幼儿右侧，固定婴幼儿头部使其接触头板。左手固定婴幼儿两膝部使腿伸直，右手滑动滑板使其紧贴婴幼儿两侧足跟，然后读取围板上的刻度（cm）并记录，精确到小数点后 1 位。

（2）体重（weight）：体重指器官、骨骼、肌肉、脂肪等组织及体液的总重量，是反映人体骨骼、肌肉、皮下脂肪和内脏器官综合发育状况的物理学质量指标。体重可以反映儿童的营养状况及骨骼、肌肉的发育情况，成人体重的变化主要反映了能量的摄入与利用是否平衡。体重除了受遗传因素影响，还因季节、饮食和运动时排汗量的变化而有所变动。体重测量一般在早晨排便后空腹时进行，群体测量时安排在上午 10 点左右比较适宜。体重测量常用杠杆秤，7 岁以下儿童常采用杠杆式体重计，婴幼儿可用盘式体重计。

（3）皮褶厚度（skinfold thickness）：皮褶厚度是用来估计体内脂肪含量、判断皮下脂肪发育情况、衡量营养状况尤其是消瘦和肥胖程度的重要指标。测量工具为专用皮褶厚度计（简称皮褶计），按国际规定，皮褶计的压力为 $10g/mm^2$。世界卫生组织推荐的测量点为肱三头肌、肩胛下和脐旁。分别可代表个体四肢、躯干、腰腹部等部位的皮下脂肪堆积情况，对判定肥胖程度和营养不良有重要价值。

（4）上臂围（upper arm circumference）：上臂围是臂外侧肩峰至尺骨鹰嘴突连线中点的臂围长。测量时，要求被测者左臂自然下垂，用软尺测量（图 4-9）。

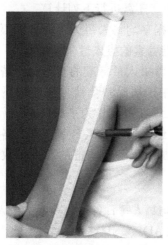 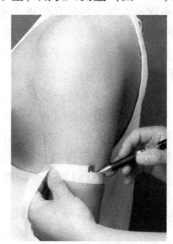

（a）确定肩峰到尺骨鹰嘴连线中点　　　　　（b）软尺测量上臂围

图 4-9　上臂围测量

3. 人体营养水平实验室检测　人体营养水平实验室检测是借助于生理生化实验手段，检测人体血、尿、毛发和指甲等的成分变化，发现临床营养不足或营养过剩，并及时采取必要的预防措施的调查方法。由于机体实际营养状况会受到烹调方式、消化、吸收和代谢等多种因素的影响，膳食调查只能了解营养素的膳食供给量，不能真正了解机体营养需要是否满足。所以，人体营养水平实验室检测对于营养失调的早期发现和及时防治具有重要意义。

4. 营养缺乏病的临床检查 营养缺乏病是机体因较长时间缺乏一种或几种营养素而出现的一系列临床症状和体征。检查者通过观察被检查者的脸色、体型和精神状态，初步评估其营养状态；再通过检查其头发、眼、唇、口腔和皮肤，判断其有无营养缺乏病的体征，最后确定是否有营养素缺乏。营养缺乏病的临床检查方法包括视诊、触诊、叩诊、听诊和嗅诊，以视诊最为重要。检查时应注意以下几点。

（1）检查环境要温度适宜且安静，以自然光线照明。

（2）被检查者仰卧，自然放松，勿紧张。

（3）检查时动作轻柔细致，按一定顺序进行，通常先观察整体情况，再依次检查头、颈、胸、腹、脊柱、四肢、生殖器、神经系统等，避免重检和漏检。

（三）营养调查评价

营养调查
与评价

1. 膳食调查结果分析与评价 通过各种膳食调查方法，可以获得关于被调查者的膳食数据资料，但这不是最终目的。对所得的资料进行系统整理、科学分析，然后对照参考标准进行客观评价，继而提出合理的改进建议和意见，才是膳食调查的最终目的。膳食调查结果分析与评价主要包括膳食调查结果的计算和膳食调查结果的评价两个方面。

（1）膳食调查结果的计算：无论哪种膳食调查方法，都要进行必要的计算。一般在求出平均每人每天各种食物摄入量的基础上，还需进行下列计算。

1）平均每人每天各种营养素的摄入量：根据平均每人每天各种食物摄入量，查"常用食物成分表"，计算出平均每人每天各种营养素的摄入量。

2）平均每人每天各种营养素的摄入量占推荐摄入量标准的百分比：若就餐者年龄、性别、劳动强度等条件一致，可直接从《中国居民膳食营养素参考摄入量》中查出各组人群的推荐摄入量（RNI）或适宜摄入量（AI）作为平均摄入量标准；若不一致，则要查出各组人群的 RNI 或 AI，乘以各组人群的总人日数，即为各组人群营养素需要量总和。将各组营养素需要量总和相加除以各组人群的总人日数之和（即总人日数），得出平均营养摄入量标准。

营养素摄入量占推荐摄入量的百分比＝平均每人每日各种营养素的摄入量/
平均摄入量标准（RNI 或 AI）× 100%。

3）根据"食物成分表"分别计算出各种食物提供的能量，再将各种食物提供的能量相加，计算出能量摄入量的总和。

4）计算能量来源并分别计算三大产能营养素的供能比例。

5）计算一日三餐的供能比例。

（2）膳食调查结果的评价：①膳食构成评价，我国居民的膳食应以植物性食物为主、动物性食物为辅，做到品种丰富、比例适当、搭配合理，以满足各类人群的需要。具体指标应参照中国居民膳食宝塔进行（图4-4）。②能量来源及分配评价，健康人群应参照《DRIs（2023版）》中给出的不同人群的能量参考摄入量标准进行评价，要求在目标值的90%以上，同时要注意有无超过UL的营养素。特殊人群如疾病患者，要依照疾病对能量的特殊要求进行。③能量与各种营养素满足程度评价。《中国居民膳食指南（2022）》指出，对65岁以下健康成人来说，能量来源中蛋白质、脂肪、糖类的适当比例为10%~20%、20%~30%、50%~65%；而对65岁以上老年人来说，分别是15%~20%、20%~30%、50%~65%。

三餐适宜的供能比例为早餐占25%~30%，午餐占30%~40%，晚餐占30%~35%。能量和部分主要营养素的评价标准如表4-8所示，我国膳食中营养素RNI是衡量膳食质量的主要依据。

表4-8　能量和部分主要营养素的评价表

项目类别	评价指标名称	指标水平	评价
能量	实际摄入量/供给量标准（RNI）	±10%	合理
营养素	实际摄入量/供给量标准（RNI）	≥80%	合理
蛋白质	优质蛋白质量/总蛋白质摄入量	>1/3	合理
维生素A	动物性食物提供量/总摄入量	>1/3	合理
矿物质Fe	动物性铁/总摄入量	>1/4	供给质量良好

注：因不同类型人群之间指标水平有较大差别，本表仅供参考。

2. 体格测量与评价

（1）身高评价：身高主要受遗传因素的影响，一定程度上受到营养状况的影响。身高是监测儿童营养状况的指标，也是反映其骨骼发育，尤其是钙和蛋白质在体内储备情况的指标。一般用年龄别身高表示，即以实测身高与同龄组的标准身高比较，实测身高为标准身高的80%以下者被评为矮小，80%~93%者为正常，大于105%者为高大。长期营养不良可导致儿童发育迟缓，此指标可反映儿童较长期的营养状况。

（2）体重评价：体重反映一个人一定时间内营养状况的变化。评定时将实际体重与理想体重比较进行。各年龄段人群标准体重计算公式见表4-9。

表4-9　各年龄段人群标准体重计算公式

年龄	计算公式
0~6月龄婴儿	体重（kg）=出生体重（以kg计）+月龄×0.7
7~12月龄婴儿	体重（kg）=出生体重（以kg计）+6×0.7+（月龄-2）×0.5
2~12岁幼儿	体重（kg）=（年龄-2）×2+12
12岁以上人群	体重（kg）=身高（以cm计）-105

体重评价标准：①实际体重与标准体重相差±10%为正常范围，相差±10%~20%为超重或瘦弱，相差±20%以上为肥胖或极瘦。②BMI是目前国际上评价人体胖瘦程度及是否健康常用的标准（表4-10）。计算公式：BMI=体重（kg）/［身高（m）］^{2}。

表 4 - 10　体重指数（BMI）的划分标准

分类	中国	亚洲	WHO
消瘦	<18.5	<18.5	<18.5
正常	18.5~23.9	18.5~22.9	18.5~24.9
超重	24.0~27.9	23.0~24.9	25.0~29.9
肥胖	≥28	≥25	≥30

（3）皮褶厚度评价：所测结果可与同龄的正常值进行比较评价（表 4 - 11）。

1）三头肌皮褶厚度：男性正常值为 8.3cm，女性为 15.3cm。

2）肩胛下皮褶厚度：临床上通常用三头肌皮褶厚度与肩胛下皮褶厚度之和来判断营养状况。男性在 10~40mm、女性在 20~50mm 为正常，男性 >40mm、女性 >50mm 为肥胖，男性 <10mm、女性小于 20mm 为消瘦。

3）脐旁皮褶厚度：一般皮褶厚度 >10mm 以上者为营养良好，成年男性 >15mm、女性 >20mm 为肥胖，<8mm 者为营养不良。

表 4 - 11　人群皮褶厚度评价表

皮褶厚度测量值/正常值	评价
>120%	肥胖
>90%	正常
81%~90%	轻度营养不良
60%~80%	中度营养不良
<60%	重度营养不良

──── ·知│识│拓│展· ────

我国居民营养状况得到改善

《中国居民营养与慢性病状况报告（2020 年)》显示，我国居民营养状况持续改善。

1. 居民的平均身高持续增长。18~44 岁的男性和女性平均身高分别为 169.7cm 和 158cm，比 2015 年分别增加 1.2cm 和 0.8cm。6~17 岁的男孩和女孩平均身高分别增加了 1.6cm 和 1cm。

2. 营养不足的问题得到持续改善。6 岁以下儿童生长迟缓率降至 7% 以下、低体重率降至 5% 以下，农村 6 岁以下儿童生长迟缓率降至 5.8%；6~17 岁人群生长迟缓率从 4.7% 降至 2.2%。

3. 人群微量营养素缺乏症得到持续改善。我国成人贫血率降至 8.7%，6~17 岁儿童青少年贫血率降至 6.1%，孕妇贫血率降至 13.6%。

呼吁广大群众共同参与健康中国 2030 行动计划，早日实现健康中国！

3. 人体营养水平实验室检测结果分析与评价

（1）我国常用人体营养水平评定生化指标及临界值：见表 4 - 12。

表4-12 我国常用人体营养水平评定生化指标及临界值

营养素类别	检测指标	参考值
蛋白质	血清总蛋白	60~80g/L
	血清清蛋白	30~50g/L
	血清球蛋白	20~30g/L
	白蛋白/球蛋白（A/G）	1.5:1.0~2.5:1.0
	空腹血中氨基酸总量/必需氨基酸量	>2
	血液比重	1.015
蛋白质	尿羟脯氨酸系数	>2.0~2.5mmol/L 尿肌酐系数
	游离氨基酸	40~60mg/L（血浆），65~90mg/L（红细胞）
	每日必然损失氮（ONL）	男性58mg/kg，女性55mg/kg
血脂	总脂	4.5~7.0g/L
	三酰甘油	0.56~1.70mmol/L
	α-脂蛋白	30%~40%
	β-脂蛋白	60%~70%
	胆固醇（其中胆固醇酯）	2.80~5.70mmol/L（70%~75%）
	高密度脂蛋白胆固醇	0.94~2.00mmol/L
	低密度脂蛋白胆固醇	2.07~3.12mmol/L
	游离脂肪酸	0.2~0.6mmol/L
	血酮	<20mg/L
钙、磷、维生素D	血清钙（其中游离钙）	90~110mg/L（45~55mg/L）
	血清无机磷	儿童40~60mg/L，成人30~50mg/L
	血清钙磷乘积	>30~40
	血清碱性磷酸酶	儿童5~15菩氏单位，成人1.5~4.0菩氏单位
	血浆25-（OH）-D_3	36~150nmol/L
	1,25(OH)$_2$-D_3	62~156pmol/L
铁	全血血红蛋白浓度	成人男性>130g/L，女性、儿童>120g/L，6岁以下小儿及孕妇>110g/L
	血清运铁蛋白饱和度	成人>16%，儿童>7%~10%
	血清铁蛋白	>10~12mg/L
	血细胞比容（HCT或PCV）	男性40%~50%，女性37%~48%
	红细胞游离原卟啉	<70mg/L
	血清铁	500~1840μg/L
	平均红细胞体积（MCV）	80~90μm³
	平均红细胞血红蛋白量（MCH）	26~32μg
	平均红细胞血红蛋白浓度（MCHC）	32%~36%

续 表

营养素类别	检测指标	参考值
锌	发锌	125~250μg/ml（临界缺乏 <110μg/ml，绝对缺乏 <70μg/ml）
	血浆锌	800~1100μg/L
	红细胞锌	180.5~272.8μmol/10^{10}个
	血清碱性磷酸酶活性	成人1.5~4.0菩氏单位，儿童5~15菩氏单位
维生素A	血清视黄醇	儿童>300μg/L，成人>400μg/L
	血清β-胡萝卜素	>800μg/L
维生素 B_1	24小时尿维生素 B_1	>100μg
	4小时负荷尿维生素 B_1	>200μg（5mg负荷）
	任意一次尿（/g肌酐）维生素 B_1	>66μg
	血维生素 B_1	RBC转羟乙醛酶活力TPP效应<16%
维生素 B_2	24小时尿维生素 B_2	>120μg
	4小时负荷尿维生素 B_2	>800μg（5mg负荷）
	任意一次尿（/g肌酐）维生素 B_2	>80μg
	血维生素 B_2	RBC内谷胱甘肽还原酶活力系数≤1.2
烟酸	24小时尿烟酸	>1.5mg
	4小时负荷尿烟酸	3.5~3.9mg（5mg负荷）
	任意一次尿（/g肌酐）烟酸	>1.6mg
维生素C	24小时尿维生素C	>10mg
	4小时负荷尿维生素C	5~13mg（500mg负荷）
	任意一次尿（/g肌酐）维生素C	男>9mg，女>15mg
	血维生素C	3mg/L血浆
叶酸	血叶酸	3~16μg/L血浆，130~628μg/L RBC
其他	尿糖	（-）
	尿蛋白	（-）
	尿肌酐	0.7~1.5g/24h尿
	尿肌酐系数	男性23mg/kg体重，女性17mg/kg体重
	全血丙酮酸	4.0~12.3mg/L

（2）我国常用人体营养水平评定免疫功能指标：人体出现持续一段时间的营养素缺乏而不能得到改善时，可致免疫功能降低。如蛋白质营养不良者常伴有细胞免疫功能损害而致免疫功能降低，易发生感染，如婴幼儿的呼吸道反复感染、肺炎、鹅口疮、结核病等。评定细胞免疫功能常采用的指标主要包括总淋巴细胞计数、皮肤迟发型变态反应。

（3）氮平衡：氮平衡（nitrogen balance）是评价蛋白质营养状况的常用指标，可了解体内蛋白质合成与分解情况，判断机体蛋白质摄入能否满足自身需要。氮平衡有三种情况，即正氮平衡、负氮平衡和零氮平衡。蛋白质营养不良的个体，免疫功能下降，罹患各种疾病的风险增加。

4. 营养缺乏病的临床检查结果分析与评价 人体营养物质贮存相对不足时，细胞生化水平将发生变化，机体抵抗力将降低，一段时间后将出现一系列相应的临床体征，常表现在头发、面色、眼、唇、舌、齿、牙龈、皮肤、指甲、心血管、消化等多个不同的部位（表4-13）。

表4-13 临床常见体征、症状与营养素缺乏的关系

部位	体征、症状	缺乏营养素
全身	消瘦、水肿或发育不良	能量、蛋白质、锌
	贫血	蛋白质、铁、叶酸、维生素 B_{12}、维生素 B_6、维生素 B_2、维生素 C
	食欲缺乏、易疲倦	维生素 B_1、维生素 B_2、烟酸、维生素 C
生长发育	体格矮小	蛋白质、能量
	性腺功能减退或发育不良	锌
头发	头发干燥、易断、无光泽、脱发	蛋白质、维生素 A、维生素 B_{12}、维生素 B_2、维生素 C、必需脂肪酸、锌
眼睛	角膜干燥、夜盲、比脱斑	维生素 A
	睑缘炎、畏光	维生素 A、维生素 B_2
口唇	口角炎、唇炎	B 族维生素
口腔	牙龈炎，牙龈出血、肿胀	维生素 C
	舌炎、猩红舌、肉红舌	维生素 B_2、烟酸
	地图舌	维生素 B_2、烟酸、锌
甲状腺	肿大	碘
指甲	反甲、舟状甲、指甲变薄	铁
皮肤	干燥、粗糙、毛囊角化	维生素 A
	皮下淤血（瘀斑、瘀点）	维生素 C、维生素 K
	脂溢性皮炎、阴囊炎	维生素 B_2
	烟酸缺乏症皮炎	烟酸
骨骼	鸡胸、串珠胸、O 型腿、X 型腿、骨软化	维生素 D
神经	多发性神经炎、肌无力、四肢末端蚁行感	维生素 B_1 及其他 B 族维生素
	中枢神经系统失调	维生素 B_{12}、维生素 B_6
循环系统	水肿	维生素 B_1、蛋白质
	右心肥大、舒张压下降	维生素 B_1
其他	克山病	硒

5. 营养调查结果的综合评价 每一种调查方法都有其局限性和特殊性。膳食调查结果反映调查期间食物或营养素的摄入情况，体格测量结果反映较长时期的营养状

况，临床检查结果说明营养缺乏病的发病速度可随体内外条件的变化而变化，人体营养水平实验室检测检查结果则反映机体近期的营养状况。前面列出的膳食调查和临床检查结果的正常标准，都是适用于群体的参考值，而在评价个体营养状况时，还应考虑到个体的饮食习惯、健康状况和工作特点等个人因素。因此，科学、客观地进行评价是一项非常复杂的工作。

为了准确、合理地评价调查结果，需要将膳食调查、体格测量、营养缺乏病的临床检查、人体营养水平实验室检测四个方面的资料综合起来，全面分析。在综合四方面的结果时，一般四者存在很大相关性，但有时相关性不明显，甚至会出现矛盾或冲突，可能出现的情况如下。

（1）四方面调查结果一致，如膳食调查发现维生素 A 摄入不足，临床检查发现暗适应能力下降，结膜干燥，皮肤出现角化过度的毛囊性丘疹等表现，儿童若伴有生长发育迟缓，实验室测示血清视黄醇低下，可诊断为维生素 A 缺乏症，此时应采取综合措施改善机体的营养状况。

（2）膳食调查结果显示某种营养素供给充足，但临床检查或实验室检测结果均表明机体有该营养素缺乏，其原因可能如下：①被调查者患有某些消化道疾病或肾脏疾病，导致对该营养素的吸收利用障碍或吸收正常但排出过多。对于这种情况，除增加其摄入外，更重要的是及时采取措施治疗或消除引起该营养素缺乏的基础疾病。②即使食物营养素供给充足，但烹调方法不当可导致该营养素损失和破坏，机体实际摄入和吸收的营养素水平降低，如采用高温煎炸等烹调方式，可导致营养素大部分流失和破坏，因此应改进烹调方法，多采用蒸煮、凉拌、大火快炒等方式，以减少营养素的损失。③若调查之前被调查者有营养素缺乏现象，但调查时其膳食架构已经发生改变，营养素又能满足需要。

（3）若膳食调查发现有某种营养素供给不足，实验室检测也发现有该营养素缺乏或边缘缺乏，但尚无典型营养素缺乏症的症状、体征出现，或者只有膳食调查提示有营养素不足，但尚无临床表现，也无实验室证据。此种情况是由于该营养素缺乏时间较短，还处在亚临床阶段或边缘缺乏阶段，若及时采取干预措施，调整膳食结构，增加摄入，营养状态可有效得到早期纠正和改善。

二、营养配餐

食谱编制
的方法

营养配餐（nutritional meal preparation）是指按照人体需要，根据食物中各种营养物质的含量，设计一日、一周或一个月的食谱，使人体摄入的蛋白质、脂类、糖类、维生素和矿物质等比例合理，达到平衡膳食。营养配餐是实现平衡膳食的一种措施。

（一）合理营养配餐的理论依据

在编制营养食谱的过程中应遵循以下 4 个基本理论依据。

1. DRls 是每日平均膳食营养素摄入量的一组参考值，内容包括平均需要量

（EAR）、推荐摄入量（RNI）、适宜摄入量（AI）和可耐受最高摄入量（UL）。DRIs
是确定营养配餐中能量和主要营养素需要量的依据。其中 RNI 是个体适宜营养素摄
入水平的参考值，是健康个体膳食摄入营养素的目标。目前编制营养食谱时，首先依
据 DRIs 中的各营养素推荐摄入量 RNI 确定需要量，以能量需要量为基础。食谱编制
完成后，还需评价食谱的制定是否合理，如果与 RNI 相差不超过 10%，则编制的食
谱合理可用，否则需要调整。

2.《中国居民膳食指南》和中国居民平衡膳食宝塔 膳食指南是合理膳食的基
本规范，以达到合理营养、平衡膳食、促进健康为目的。营养配餐需要根据《中国
居民膳食指南（2022）》考虑食物种类、数量的合理膳食。膳食宝塔是膳食指南量化
和形象化的表达。膳食宝塔建议的各类食物的数量既以人群的膳食实践为基础，又兼
顾食物生产量和供给量，具有实际指导意义。

3. 食物成分表 食物成分表是营养配餐工作必不可少的工具。要开展好营养配
餐工作，必须在了解和掌握食物的营养成分的基础上，计算出实际摄入食物的可食部
分的量，从而确定食物的品种和数量。评价食谱所含营养素摄入量是否满足需要时，
同样需要参考食物成分表中各种食物的营养成分数据。

4. 营养平衡理论

（1）产热营养素的比例平衡：根据《中国居民膳食指南（2022）》，一般情况下，
三大产能营养素提供能量的比例为蛋白质 10%~20%、脂肪 20%~30%、糖类
50%~65%。

（2）优质蛋白质与一般蛋白质保持一定的比例：8 种必需氨基酸的需要量保持合
适的比例；常见食物蛋白质的氨基酸组成都不能完全符合人体需要的比例，多种食物
混合食用，才会使膳食氨基酸组成符合人体需要的模式。因此，适当搭配动物性蛋
白、一般植物性蛋白和大豆蛋白，并保证优质蛋白占总蛋白供给量的 1/3 以上。

（3）各类脂肪酸之间的平衡：脂肪总量比例为 20%~30%；饱和脂肪酸比例为
7% 以下；单不饱和脂肪酸比例为 10% 以下，剩余的都由多不饱和脂肪酸提供。可以
参考表 4-14 和表 4-15 中的脂肪酸种类搭配合适的食用油。

表 4-14 各种食用油的脂肪酸比例

食用油名称	饱和脂肪酸/%	多不饱和脂肪酸/%	单不饱和脂肪酸/%
芥花油	6	36	58
葵花籽油	11	69	20
玉米油	13	61	25
橄榄油	14	9	77
大豆油	15	61	24
花生油	18	34	48
猪油	41	12	47
奶油	66	4	30
椰子油	92	2	6

表 4 – 15   各种油脂的类型及特征脂肪酸

食用油的营养型分类	代表性油脂	特征脂肪酸
高饱和脂肪酸类	黄油、牛油、猪油、椰子油、棕榈油、可可脂	月桂酸、豆蔻酸、棕榈酸等
富含 ω-9 系列脂肪酸	橄榄油、茶油、菜籽油	高油酸单不饱和脂肪酸等
富含 ω-6 系列脂肪酸	玉米油、葵花籽油、大豆油、花生油	高亚油酸型多不饱和脂肪酸等
富含 ω-3 系列脂肪酸	鱼油、亚麻籽油、紫苏油	二十二碳六烯酸、二十二碳五烯酸、α-亚麻酸等

（二）合理营养配餐的基本要求

1. 保证营养平衡

（1）膳食应满足人体能量和营养素的需要：《中国居民膳食指南（2022）》要求，不仅品种多样，数量也要充足，既能满足就餐者的需要，又要防止过量。应依据食用者的年龄、性别、职业（劳动强度）等的特殊需要，注意容易缺乏的微量营养素的需要量。

（2）各种营养素之间的比例要适宜：要保证膳食中能量来源及其在各餐中的分配比例要合理，蛋白质中优质蛋白质所占比例合适，各脂肪酸的比例适宜，膳食精糖比例不过量，各矿物质之间配比适当。

（3）食物的搭配要合理：注意酸性食物和碱性食物的搭配、主食与副食、杂粮与精粮、荤与素等食物的平衡搭配，提高并优化膳食的营养价值。

（4）膳食制度要合理：应该定时定量进餐，成人一日三餐，儿童三餐之外应再加一次点心、水果和牛奶，老人也可在三餐之外加点心。

2. 照顾饮食习惯，注意饭菜口味   既要膳食多样化，又照顾就餐者的膳食习惯。

3. 保持合理的加工和烹调方法   合理的加工和烹调方法可赋予食物受人喜爱的色、香、味、形等特性，也能减少营养素的损失，提高食物的消化利用率。

4. 配餐要切实可行   在营养配餐时应以食物为基础进行，掌握配餐原料的营养特点，了解食物生长季节和市场供应情况。

5. 注意食品安全卫生   要保证食物原料来源可靠，注意食物储存安全和卫生，防止发生污染。

6. 兼顾经济条件   既要使食谱符合营养要求，又要符合进餐者的经济状况，才会使食谱有实际意义。

（三）营养配餐的一般步骤

营养配餐是指针对不同群体或个体而设计的平衡膳食计划，包括每日主食和菜肴的名称和数量，并使其符合营养目标需要。因为膳食不仅是人体生理上的需求，也是一种心理上的享受，应达到既满足营养需要，维持身体健康，又能享受食物的目的。根据《中国居民膳食指南（2022）》，设计每天的膳食计划，设定膳食改善目标，逐步达到并保持平衡膳食。

　　按照时间长短，食谱分为日食谱、周食谱、十日食谱、半月食谱和月食谱（更短或更长时间的食谱的营养学意义不大）。按照就餐对象不同，食谱分为个体食谱和群体食谱。一些特殊人群的治疗膳食或出于诊断需要的膳食也可纳入食谱范畴。

　　1. 营养配餐的方法　目前食谱编制的常用方法主要有三种：营养成分计算法、食物交换份法和电脑软件编制法。

　　（1）营养成分计算法：是根据食用者一日能量需要量，通过计算得出各种营养素的需要量，再换算成各种食物的需要量，然后合理分配到各餐中，而获得一日食谱的方法。其特点是数据准确，能够很好地适应客户需求，但步骤烦琐，效率较低。

　　（2）食物交换份法：是依据膳食宝塔将常用食物分为四类或五类，并设定提供90kcal能量的食物即为一个食物交换份，再根据食用者一日能量需要量，依次求出需要的总交换份、各类食物的交换份和各餐食物的交换份，最后确定食物种类和数量的方法。其特点是简单、实用，易于被非专业人员掌握，但数据往往不够准确，与客户的实际需要有一定差距。

　　（3）电脑软件编制法：是根据食用者的实际参数，使用配餐软件完成食谱编制的方法具有计算准确、运行迅速、设置灵活的特点。缺点是不能很好地考虑食物性味、人体体质、食补养生等中医传统营养饮食理论对人体的影响和作用。

　　2. 营养食谱编制步骤

　　（1）营养素计算法：营养素计算法是根据用餐者的年龄、身高、体重、劳动强度等情况，根据食物成分表中的数据，计算其营养素需要量。营养素计算法的特点比较复杂，但结果非常精确，基本步骤如下。

　　1）第一步：确定用餐者一日能量需要量。一般采用查表法或计算法获得能量需要量，如果食用者属于特殊人群，则需根据实际需要确定。

　　能量需要量可根据体力活动水平（physical activity level，PAL）、年龄、性别、生理状况等由《DRIs（2023）》查得，可依据用餐者的体重、健康状况、职业、饮食习惯等进行调整。食用者能量需要量（kcal）＝食用者实际体重（kg）×每日单位体重能量供给量（kcal/kg）（表4-16）。

表4-16　不同体重成人每日单位体重能量供给量表　　　　　　单位：kcal/kg

体重类型	轻体力活动	中等体力活动	重体力活动
体重过轻（消瘦）	35	40	40~50
体重正常（标准）	30	35	40
超重及肥胖（肥胖）	20~25	30	35

　　2）第二步：计算产能（宏量）营养素全日应提供的能量。根据用餐者一日能量需要量和三大产能营养素的产能比，确定蛋白质，脂肪、糖类分别应提供的能量。

　　3）第三步：计算三大营养素全日需要的数量。根据三大产能营养素的热能系数，计算出三大产能营养素的需要量。一般情况下，三大产能营养素提供能量的比例为蛋白质10%~20%、脂肪20%~30%、糖类50%~65%。根据三大营养素的卡价计算其需要量：1g蛋白质为4kcal，1g脂肪为9kcal，1g糖类为4kcal。

我们设定某成年男子每日能量需要量为 2250kcal，一日蛋白质、脂肪、糖类的供能比分别为 12%、25%、63%。则蛋白质需要量为 2250 × 12% ÷ 4 = 67.5g。同理，脂肪需要量为 62.5g，糖类需要量为 354.4g。

4）第四步：计算三大营养素每餐需要量，早、午、晚餐能量的适宜分配比例为 3 : 4 : 3。

5）第五步：主、副食品种类和数量的确定。根据糖类的需要量计算一日的主食需要量。我国居民主食以米和面为主，适当增加豆类等杂粮，通常每 100g 主食中含糖类约 75g，则可大致计算出主食需要量。我国居民副食可根据《中国居民膳食宝塔 (2022)》中的要求来确定，宝塔中指出成年男性乳制品的需要量为 300g，蛋类的需要量为 50g，畜禽肉类的需要量为 75g，海产品类的需要量为 75g，水果的需要量一般为 200~300g，蔬菜的需要量一般为 300~500g。

6）第六步：确定油脂用量（脂肪总需要量减去主、副食中提供的脂肪含量）和调味品的需要量。

7）第七步：食谱的评价与调整。

8）第八步，根据评价结果调整食谱。根据评价结果，按照同类互换的原则，对不合理的项目进行适当调整，使其趋于合理，达到营养要求。

9）第九步，编制一日食谱。根据一日膳食的种类和重量，编制一日食谱。

10）第十步，编制一周食谱。在一日膳食食谱的基础上，遵循多样美味、同类互换的原则，编制一周膳食食谱。

计算法的注意事项：早餐食物量不宜过多，主食以 1~2 种为宜，副食最好有富含优质蛋白质的牛奶或鸡蛋，以及富含维生素和矿物质的蔬菜，且食物的干、稀搭配要适当；午餐的供给量要充足，主食一般 1~2 种，副食数量可略多，比如牛肉、鸡腿、蔬菜、水果等。晚餐尽量清淡，主食 1~2 种，副食可选择鱼、虾等水产品。

（2）食物交换份法：是将常用食物按其所含营养素量的近似值归类，计算出每类食物每份所含的营养素值和食物重量，然后将每类食物的内容列出表格供交换使用，最后根据不同能量需要，按蛋白质、脂肪和糖类的合理分配比例，计算出各类食物的交换份数和实际重量，并按每份食物等值交换选择食物。

1）第一步，确定一日能量需要量。方法同营养素计算法，通过查表得到某成年男性一日能量需要量为 2250kcal。

2）第二步，确定所需食物总份数。

食物总交换份 = 2250 ÷ 90 = 25（份）。

3）第三步，确定需要提供各类食物的份数。计算所需各类食物的份数。我们可以设定三大营养素供能比为蛋白质 12%、脂肪 25%、糖类 63%。先求出提供三大营养素的食物份数。

提供糖类的食物份数为 25 × 63% ≈ 16（份）。

提供蛋白质的食物份数为 25 × 12% = 3（份）。

提供脂肪的食物份数为 25 × 25% = 6.25 = 6（份）。

再根据提供三大营养素的食物种类，求出各类食物需要的份数。

4）第四步，将各类食物份分配到三餐中。全天食物按照早1/3、中1/3、晚1/3，或者早1/5、中2/5、晚2/5进行三餐分配。

5）第五步，依据食物交换份表编制一日食谱。根据各类食物需要的交换份数和每份的重量，算出各种食物的需要量。

6）第六步，计算食谱并进行评价。参考营养素计算法第七步。

7）第七步，根据评价结果调整食谱。根据评价结果，按照同类互换的原则，对不合理的项目进行适当调整，使其趋于合理，达到营养要求。

8）第八步，编制一日食谱，进而编制一周食谱。参考营养素计算法第九步、第十步。

───────── • 知|识|拓|展 • ─────────

食谱编制和标准份量

《中国居民膳食指南（2022）》的平衡膳食模式应用中，以食物图片的形式提供了成年女性、成年男性、老年人、孕妇、哺乳期妇女、儿童、青少年、家庭的食物量化和菜肴设计，以及部分食谱的能量和主要营养素一览表。食谱方案根据能量水平制定，包括食物选择、用量建议和重要提示，这些方案可供个人和群体供餐单位制定食谱时参考。在常见食物的份量部分，用标准物品定义、参考手势定义（如单手捧、双手捧、一把等）等示意图等来标准食物份量，使人们在设计食谱时份量更标准，更容易理解和记忆。

生活方式的改变必将引起能量和营养素摄入量的改变，根据需要做相应的调整，坚持科学发展观，面对新挑战！

任务五　营养教育与营养干预

营养教育与
营养干预

───────── • 案|例|导|入 • ─────────

【案例】

我国很多餐馆采用蒸、煮、炒、烙等各种烹调方式，做出多种多样美味可口的菜肴。人们就餐时可以根据自己的喜好，选择好食物后，统一称重，按照食物的总重量按照同一价格计算付费。如此一来，人们常根据食物的重量和价格进行比较和选择，多数就餐者选择的动物性食物的量相对较多，水果和蔬菜等食物的量相对较少。

【问题】

1. 若人们长期如此进餐，容易导致哪些营养素的缺乏？

2. 你有哪些好的建议？

一、营养教育

（一）概述

《中国居民膳食指南（2022）》可作为我国居民健康生活的指导，引航营养教育（nutrition education），形成中国居民践行饮食新食尚、树立饮食文明新风，达到健康促进的目标。营养教育中应掌握几个关键点：①食物多样、平衡膳食的原则。②提倡和鼓励"多吃"的食物。③提倡和建议"少吃"的食物。④应注意的饮食行为和文明，公筷分餐，节俭不浪费为重点。⑤鼓励实践，培养良好饮食习惯。⑥提及的概念、新观点和措施，如合理运动、能量平衡、估量食物、公筷分餐制、生态环境等。

1. 营养教育的概念 1995 年孔滕托（Contento）提出，"营养教育是一套学习经验，它促使人们自愿采取有益健康的饮食及其他与营养相关的行为"，美国营养协会提出营养教育是"根据个体的需要与膳食来源，通过知识、态度以及对食物的理解形成科学合理的饮食习惯，从而达到改善人民营养状况的目的。"WHO 对营养教育的定义是通过改变人们的饮食行为而达到改善营养状况目的的一种有计划的活动。所以营养教育主要是通过营养信息交流，帮助个体和群体获得食物与营养知识、培养健康生活方式的教育活动和过程。

2. 营养教育的目的 通过有计划、有组织、有系统的干预活动，提高人们健康水平和生活质量。营养教育并非仅仅传播营养知识，还应提供促使个体、群体和社会改变膳食行为所必需的营养知识、操作技能和服务能力。

3. 营养教育的主要对象

（1）个体层：指公共营养和临床营养工作者的工作对象。

（2）各类组织机构层：包括学校、部队或企业。

（3）社区层：包括餐馆、食品店、医院、诊所等各种社会职能机构。

（4）政策和传媒层：包括政府部门、大众传播媒介等。

4. 营养教育的主要内容

（1）有计划地对从事餐饮业、农业、商业、轻工、医疗卫生、疾病控制等部门，以及直接进行营养改善计划的组织或企业等的有关人员进行营养知识培训。

（2）将营养知识纳入中小学的教育内容和教学计划，要安排一定课时的营养知识教育，使学生懂得平衡膳食的原则，培养学生良好的饮食习惯，提高学生自我保健能力。

（3）将营养工作内容纳入初级卫生保健服务体系，提高初级卫生保健人员和居民的营养知识水平。

（4）利用各种宣传媒介，广泛开展群众性营养宣传活动，倡导合理的膳食模式和健康的生活方式。

5. 营养教育的现状与发展

（1）日本的营养教育：日本非常重视国民的营养健康，在其经济尚未发达时就已经开始对民众进行食物营养教育，2006 年出台了《食育推进基本计划》和《运动基准与运动指南》，把营养教育列入从小学到高中的课程，实施"营养教员制度"，重视立法、政府引导、全民参与、从小抓起等。

（2）欧美的营养教育：在实施营养教育时，美国特别注重应用口语化语言传播有效健康信息，如将"少吃脂肪"和"减少能量摄入"一起使用，预防肥胖应把控制膳食与运动相结合等。英国美食家及食育教育家杰米·奥利弗（Jami Oliver）提出的"校园菜园计划"，德国的"公共厨房项目"，丹麦的"小学烹饪课程"，意大利的"慢食协会"等，均指居民必须从小学习食物的营养与健康的烹饪方式，才能更有效地预防营养相关疾病的发生。

（3）中国的营养教育：中国的营养教育文化源远流长，在民间主要以经验和习俗等方式存在。2006 年中国农业大学李里特教授指出，由于现代人的生活方式、疾病、食品安全、食物生产与资源环境等问题日益受到关注，有必要在提倡"德育""智育""体育"的同时提倡"食育"。2016 年 10 月，《"健康中国 2030"规划纲要》发布了，该文件指出要建立健全有关健康行业的促进和教育体系，在国民教育体系中引入健康教育，并作为在整个教育阶段素质教育的重要组成部分，并以全国中小学为重点，建立起学校健康教育的工作推进机制，以达到提高全民健康素养的目的。2017年 6 月，国务院办公厅印发《国民营养计划（2017—2030 年）》，要求提升营养健康科普信息供给和传播能力，推动营养健康科普宣教活动常态化，并提出创建国家食物营养教育示范基地。2019 年 4 月，由教育部、国家市场监督管理总局、国家卫生健康委员会三部委联合发布实施《学校食品安全与营养健康管理规定》，明确学校应当将食品安全与营养健康相关知识纳入健康教育教学内容，通过主题班会、课外实践等形式开展宣传教育活动。国家食物与营养咨询委员会于 2014 年开始探索食物营养教育示范基地的模式和运行机制，并于 2017 年启动了"国家食物营养教育示范基地"的试点创建工作，截至 2019 年，共发展了涵盖地方县市、科研院校和龙头企业的 29家国家食物营养教育示范基地创建单位，这一举措有利于提高食物生产、食品安全、食物营养的研究与产业化水平，加快社会营养教育的普及力度。2023 年，我国持续开展的全民营养周活动，营造出良好的营养教育氛围。

（二）营养教育的相关理论

1. 健康传播理论

（1）传播的概念与要素：传播是人群通过符号和媒体交流信息，以期发生相应变化的活动。构成要素主要包括：①传播者，又称传者，是传播过程中信息的发出者。②受传者，即讯息的接收者和反应者。③讯息，是由一组相关联的有完整意义的信息符号所构成的一则具体信息。④传播媒介，又称传播渠道，是信息的载体，也是将传播过程中各种要素相互联系起来的纽带。⑤反馈，是指传播者获知受传者接收信息后的心理和行为反应，是体现社会传播双向性和互动性的重要机制。

（2）健康传播（health communication）的概念与意义：健康传播是指以"人人健康"为出发点，运用各种传播媒介渠道和方法，以维护和促进人类健康为目的而获取、制作、传递、交流、分享健康信息的过程。健康传播是传播行为在卫生保健领域的具体和深化，既有一切传播行为共有的特性，又有其自身的特点和规律。

（3）健康传播的方法与技巧具体如下。

1）自我传播：又称人的内向传播、人内传播，指个人接受外界信息后，在头脑内进行信息加工处理的心理过程。自我传播是所有社会传播活动的前提和生物学基础，任何传播活动、任何信息都必须经过个人的认知过程，才能引起心理－行为变化的反应。

2）人际传播：又称亲身传播，是指人与人之间面对面直接的信息交流，是共享信息的最基本的传播形式和建立人际关系的基础。

3）组织传播：包括公共关系活动、公益广告等，是实施"促成、赋权、协调"三大策略和实现健康教育、健康促进的主要途径。

4）群体传播：是指组织以外的非组织群体的传播活动，使具有不同意见的个体产生从众行为，引导人们的认知和行为改变。

5）大众传播：有加以恶名、加以美化、假借、现身说法、设身处地、加以倾向性、利用从众心理等技巧。

（4）传播理论在营养教育项目中的应用：根据人群健康问题，制定健康教育传播策略，通过合适的传播者和有效的媒介渠道，将营养健康的核心信息向受传者传递，使其知识、态度、信念和行为发生有利于健康的转变，最终达到增进健康水平、提高生活质量的目的。

2. 行为改变理论

（1）知信行模式：该模式将人们的行为改变分为获取知识、产生信念和形成行为三个连续的过程。知识是行为的基础，信念是动力，行为改变是目标。该模式认为，行为的改变必须经过确立信念和改变态度两个关键阶段。

（2）健康信念模式：信念是人们采纳有利于健康行为的基础和动因，主导个体心理变化过程。有了健康信念，才会有意愿改变危险行为并采纳健康行为。

（3）计划行为理论：该理论对行为意向及行为本身具有较强的预测能力。相关概念有：①意向是表现特定行为的内在倾向，是最直接的行为前身。②对行为的态度是指个体对某行为是否产生特定结果而表现出的评价和主观判断。③主观准则是个体感觉到的采纳或不采纳某行为时的社会压力，个体关于这些准则的基本信念是主观准则的决定因素。④感知到的行为控制是指个体对自己采纳某行为能力的判别，取决于控制信念，而控制信念与感知到的可能促进或阻碍行为的表现的因素有关。

（4）行为改变的五个阶段：无打算准备阶段、打算改变阶段、准备阶段、行动阶段和维持阶段。

表 4 - 17　行为改变的五个阶段

阶段	心理特点	干预对策
无打算准备阶段	对问题尚无了解，无心理准备	提供信息，提高认识
打算准备阶段	意识到问题，引起关注，打算改变	提供知识，激发动机
准备阶段	形成态度，做出承诺	提供方法，鼓励尝试，环境支持
行动阶段	已经尝试新的行为	支持鼓励，加以强化，环境支持
维持阶段	已经采纳新的行为	继续支持，不断强化，预防复发

──────── ● 知 | 识 | 拓 | 展 ● ────────

第十四届亚洲营养大会隆重发布《成都宣言》

　　2023 年 9 月 17 日下午，第十四届亚洲营养大会在成都闭幕。为进一步推动亚洲地区营养和健康工作的开展，共同商讨面对亚洲人群营养不良和膳食相关慢性病多发的双重挑战、应对策略以及工作方向，《成都宣言》在闭幕式上隆重发布，号召亚洲地区团结起来，共同建设健康亚洲。大会主题是"可持续营养助力未来"。基于各方讨论，提出以下内容。

　　1. 投入更多的资源促进营养科学研究。

　　2. 联合社会各界进行营养教育和宣传。

　　3. 推动亚洲人群营养保障和健康食物环境政策的制定。

　　4. 加强亚洲地区的营养合作与交流。

　　5. 夯实亚洲地区营养人才的能力建设。

　　共建"一带一路"倡议，助力民心相通，共筑世界人民健康！

（三）营养教育的常用方法与技巧

1. 基本教育传播方法与技巧

　　（1）言语传播：是营养教育最常用的方式之一，具有最准确、最有效、最广泛的特点。

　　1）口头传播：即有声语言传播，双方的交流直接、迅速、完整、反馈及时，所以效果好、效率高，但只能依赖人脑的记忆力进行保存和积累。

　　2）书面传播：包括文件、通知、报纸、杂志、书籍、信件、网络等，不受时间和空间的限制，易保存和修改，但影响力低于口头传播。

　　（2）非语言传播：是利用人们可以感觉到的姿态、音容、笑貌、气味和颜色等非语言符号进行传播的方式，具有传播性、情景性、可信性、组合性和隐喻性的特点。

　　1）身体语言：是以身体动作表示意义的信息系统，包括动态的目光、表情、身势即身体接触，静态的姿势及服饰，如注视对方表示专心交流、点头表示理解和知晓等。

2）时空语言：是指人际交往中利用时间、环境、设施和交往气氛所产生的语气来传递信息。

2. 专业教育传播方法与技巧

（1）基本沟通技巧：具体如下。

1）建立关系技巧：建立良好的人际关系是进行人际交流的必要前提。建立良好的关系需要做到五个方面，即给对方良好的第一印象、微笑待人、寻找共同语言、尊重对方的隐私与权力、树立良好的形象。

2）提问技巧：通过怎样的方式提问往往比问什么更重要，有技巧地提问可以鼓励对方倾谈。提问包括六种基本类型，即封闭型提问、开放型提问、探索型提问、偏向型提问、试探型提问、复合型提问。

3）倾听技巧：倾听时应认真听，并从听到的信息中了解对方的意图和情感。

4）说话技巧：要用对方能接受和理解的方式提供信息，讲话需内容明确、重点突出、语速适当、注意反馈。

5）赞美的技巧：喜欢被赞美是人在心理上的需要。赞美要发自内心、具体、适度、有创意。赞美包括八种类型，即锦上添花、雪中送炭、笼统模糊、具体清晰、直接鼓励、间接迂回、对比显长、显微放大。

6）观察技巧：观察要敏锐、细心和全面，要能通过表面现象发现内心活动和被掩盖的事物，获得事实信息。

7）反馈技巧：当对发言人的正确言行表示认可和支持时，应通过各种语言或姿势予以肯定。当发现对方的言行存在问题时，应先肯定正确的内容，再以建议的方式提出存在的问题。当需要回答敏感话题时，可做出无明确立场的反应。

（2）讨论技巧：讨论技巧主要用于组织传播，包括参与人数、座位排列和时间控制。营养师在主持会议时，应掌握以下技巧。

1）充分准备，热情接待：应提前到会场对每位前来参会的人表示欢迎。

2）相互认识，打破僵局：首先介绍自己和讨论的主题，再请每位参会人自我介绍，以增强相互了解，建立和谐、融洽的关系。

3）巧妙使用，引发材料：讨论出现沉默等情况时，可通过播放短小录像、提出有争论的问题或现场提问等方式打破沉默。

4）轮流发言，人人参与：鼓励发言，对踊跃者给予适当的肯定。

5）控制局面，结束讨论：当发言偏离主题或争论激烈或个人一言堂时，应礼貌插话、委婉引导。讨论完毕应及时进行总结并表示感谢。

（3）讲演技巧：具体如下。

1）讲演前充分准备的技巧：明确活动的内容和程序，了解听众的背景和需要，充分准备演讲教案和课件，熟悉教具和场地，并预设适当的问题和答案。

2）演讲中情绪控制的技巧：学会排解自身情绪和听众情绪，掌握处理演讲障碍。

3）演讲中综合表达的技巧：熟练利用语言和恰当使用体态表达，巧妙设计演讲程序，随机控制时间和节奏。

4）演讲过程中演讲艺术技巧：包括开场白艺术、结尾的艺术、立论的艺术、举例的艺术、反驳的艺术、幽默的艺术、鼓励的艺术、语音的艺术、表情动作的艺术等，通过运用各种演讲艺术使演讲具有逻辑力量和艺术的力量。

（四）营养教育计划与评价

1. 营养教育计划设计　营养教育计划设计是组织机构根据实际情况，通过科学的预测和决策，提出在未来的一段时间内所要达到的目标，以及实现目标所采取的方法、途径等所有活动过程。

（1）设计原则：营养教育计划应遵循目的明确、重点突出、因地制宜和留有余地等原则。

（2）设计程序：①评估教育对象的需求。②寻找营养问题的原因。③了解可用资源的情况。④确定优先教育的项目。⑤制定干预目标和目的。⑥制定教育活动方案。⑦制订教育计划的评价计划。⑧确定教育经费的预算。

（3）撰写计划：包括基本项目、摘要和正文，其中基本项目包括撰写提纲、项目名称、负责单位、项目负责人、日期。正文包括引言、问题提出的背景、目标与目的、组织领导、教育活动方案、预算。

2. 营养教育计划评价　评价可根据近期、中期和远期的效果说明营养教育的效果，应贯穿营养教育项目的整个过程。近期效果即目标人群的知识、态度、信息、服务的变化，中期效果主要指行为和危险目标因素的变化，远期效果指人们营养健康状况和生活质量的变化。

影响评价的因素主要有月晕效应、评定错误、霍桑效应、暗示效应、因果混淆、不均衡性等。

二、社区营养与社区营养干预

（一）社区营养概述

社区营养工作

1. 社区　社区（community）是以家庭为基本构成单位的共同体，是血缘共同体和地缘共同体的结合。我国的社区在农村一般是乡镇或自然村，在城市一般是街道。社区包括五个构成要素：人口、地域、生活服务设施、生活方式及文化背景、生活制度及管理机构。人口和地域是构成社区的基本要素，是社区存在的基础。后三个要素是社区人群沟通交流、相互联系的纽带，是社区发展的保障。

2. 社区营养　社区营养（community nutrition）是在社区内，运用营养科学理论、技术及社会性措施，研究和解决社区人群营养问题的工作。社区营养的服务对象主要包括婴幼儿、学龄前儿童、青少年、孕妇、哺乳期妇女和老年人等易感人群。城市社区主要涉及膳食结构不合理、营养过剩引起的肥胖、高血压、冠心病、糖尿病等慢性病问题，农村社区主要涉及营养摄入不足、蛋白质-能量营养不良、缺铁性贫血和佝偻病等营养缺乏病。

3. 社区营养的特点

（1）全程性：社区营养服务于每个个体的整个生命过程，从出生到死亡，从健康到疾病再到康复。

（2）全员性：社区营养服务针对社区内全体居民，不受年龄、性别、种族、信仰、文化程度、社会职业、健康状态和疾病类型等因素影响。

（3）综合性：社区营养服务所提供的是多层次和多方位的服务。多层次包括生理、心理和社会三方面，一个健康的人这三方面要求都可能涉及营养问题，必须得到满足。

（4）个性化：社区营养工作者应根据服务对象的特征，充分调动其积极性，最大限度地发挥其在促进营养健康方面的潜能。

（5）协调性：社区营养工作者不仅直接提供营养内容，还应协调各机构和成员之间的关系，使居民享受到最广泛的服务资源。

（6）持续性：无论是对个体、家庭、单位，还是特定人群，营养服务要不断延续和成员之间的关系，使居民享受到最广泛的服务资源。

（7）便捷性：社区营养服务的获得必须是直接的、具体的和方便的，它体现在对服务对象距离上的接近、使用上的方便和价格上的合理。

（8）时效性：社区营养服务须保证居民健康需求的时间和效果。由于社区人群的个性和职业的多样性，社区营养工作者除了正常的值班时间，还要有一些灵活的服务时间。

4. 社区营养工作的内容

（1）调查社区人群营养状况：了解社区人群的消费水平，寻找其存在的营养问题。

（2）研究营养与疾病的关系：通过流行病学调查，研究人群的健康与营养因素之间的关系。

（3）分析营养与健康的因素：运用营养流行病学调查和统计学方法，分析各种因素对社区人群营养状况以及疾病发生的影响。

（4）监测和干预社区的营养：对营养状况指标定期进行监测、分析和评价，及时发现营养问题和产生原因，并积极采取特定的营养干预措施改善营养问题。

（5）社区营养的教育和咨询：社区营养工作者向社区群众宣传营养知识及国家的营养政策，如《中国营养改善行动计划》《中国食物与营养发展纲要》《中国居民膳食指南》和"中国居民平衡膳食宝塔"等。

（二）社区营养需求评估

1. 社区营养需求的评估内容

（1）社区领域资料：①人口组成状况，是指社区人口数量组成及变化，如出生率、性别及比例、年龄组成及分布、民族特征、人口增长率、婚姻状况及平均结婚年龄等。②地理特征状况，主要指与人的健康相关的内容，包括社区的类型、面积、地理位置、气候条件、土壤特征、水资源及水质状况、动植物生态状况、空气污染程度等。③风俗习惯状况，主要包括社区人群的不良生活方式，如地域性的不良饮食习惯、嗜好等。④受教育程度状况，包括社区整体受教育人口数、不同文化程度人口比例、教育资源及教育经费的投入、社区儿童及适龄人口上学率、学校类型、学校分布、师资情况、教学空间、人们的教育理念和接受教育的习惯等。⑤经济水平状况，包括社区整体的经济发展情况、主要支柱产业、社区就业人员比例、无业人员比例、个人平均收入等。⑥文化底蕴状况，包括社区的整体风尚和传统、价值取向、健康信念、宗教信仰等。⑦居住条件状况，包括居民人均居住面积、室内生存条件。⑧职业特征状况，指不同职业人口比例，如工人比例、军人比例、科技人员比例、管理人员比例、服务人员比例等。⑨服务保障状况，包括服务机构的组织、服务人员的结构、财力资源，以及服务的内容、时间、对象、方式、管理、投诉等。⑩健康促进状况，是指社区组织开展有的放矢的健康教育和健康促进活动的情况，具体体现包括调查健康教育的覆盖率、安全用水普及率、计划免疫覆盖率、妇女产前检查率、儿童系统健康检查率、儿童生长工具检查率等情况。

（2）健康状况领域的内容：①个人健康状况，包括个人基本资料、现在健康状况（膳食情况、睡眠状况、生活习惯、运动方式、行为信息等）、既往健康状况（既往病史、过敏史、家族史、曾发生的不舒适、就医行为等）和一般心理状态（人格特征、应激能力、情绪表现、生活态度和人际关系等）。②家庭健康状况，包括家庭基本资料（家庭基本信息、从事职业、经济状况、文化背景、社会阶层、价值取向、宗教信仰、业余活动等）、现在健康状况（膳食状况和生活习惯等）、既往健康状况（既往主要家庭疾病史、遗传病史、过敏史、死亡人口及原因、一般就医习惯等）。③社区人群健康状况，包括居民平均寿命、结婚率、离婚率、低体重儿出生率、主要健康问题、主要不良生活习惯、人群营养不良的发病率和患病率、主要营养疾病的患病原因、营养不良人群的构成比例、死胎率、婴儿死亡率、儿童死亡率等。

2. 社区营养需求的评估方法

（1）调查收集资料：①阅读法，收集并阅读现有的统计资料，可从政府行政部门、卫生服务机构、科研学术部门以及其他部门现有相应的统计报表、体检资料、学术研究报告或调查数据中获得所需的信息。②观察法，是通过对事件或研究对象的行为及其影响因素等进行直接的观察来收集数据的一种方法。观察法可直接观察社区的基本情况，如地理特征、社区布局、街道规划、居住条件、道路交通、商业流通、环境绿化、服务设施等。③访谈法，是调查者与被调查者之间进行面对面或通过电话交谈，以获取所需信息的一种资料收集方法。调查者按照调查表上的问题逐项询问，并记录其结果。④讨论法，组织本社区居民的代表、行政人员、卫生人员等调查对象在一定的时间内，围绕调查主题进行专题讨论。调查人员将现场讨论的内容完整地记录下来，也是一种收集资料的方法。⑤问卷法，是被广泛应用的一种资料收集方法，例如调查膳食营养状况、患病率或探讨各种因素与疾病、营养间的数量已存关系，可以采用现场调查、信函调查等方法。调查中要科学地设计问卷，最好进行正式的随机抽样调查，以便最终得到一个具有代表性的调查结果。

（2）整理分析资料：①归类，及时将收集到的资料根据不同的需要分为不同的类别和级别。②统计，对相关数据进行统计，便于比较和说明问题。③概括，将归类的资料进行概括和总结。④确认，在整理分析资料中，要特别注意辨别资料的真正价值。

（三）社区营养干预

1. 社区营养干预方案的设计

（1）收集各种定量和定性背景资料。

（2）确定社区存在的主要营养问题。社区工作人员要弄清楚以下主要问题：哪个社区存在营养不良？社区中的哪些人存在营养不良？该人群为何种营养不良或营养缺乏病？该人群营养不良的程度如何？该人群会出现营养不良的原因是什么？

（3）建立营养不良的因果关系模型。引起营养不良或营养缺乏病的原因很多，应分析各原因之间的关系，找到根本原因并针对其进行干预方案的设计。

（4）制定计划总目标和具体分目标：①制定原则时描述要清楚准确、有衡量标准和可行性。②制定程序时要找出当地急需解决的重大问题，陈述希望通过开展相关活动所要获得的结果和成果，有可行的干预措施和具体活动安排。

（5）列出人力、物力保障的清单表格：人力清单包括培训班师资、家庭菜园、农业技术指导员等。物力清单包括社区营养宣教材料、蔬菜种子和化肥等。

（6）安排项目活动具体时间和方法：要安排好社区动员、举办培训班、家庭随访等活动的具体时间和方法。

（7）列出进行各种活动的经费预算：估计每一项活动所需的费用和项目的总费用。经费预算包括现场组织管理、培训班、现场调查、实验室检查、营养教育材料制作印刷、采购实物和工具等费用。

（8）列出参与的组织和人员名单：包括所有项目执行组织机构、领导及各协作单位参加的人员名单。

（9）确定项目执行计划的评价方案：包括过程评价、效果评价。

2. 社区营养干预计划的要求

（1）有针对性：根据目标人群的特点，有针对性地安排活动计划，以实现项目目标。

（2）有可行性：已有的资源、技术、经费、时间、社区的参与性等是否能满足计划活动的要求。

（3）目标明确：针对项目所选定的高危人群。

（4）成本较低：以选择最低限度的经费开支为目的。

（5）易于评价：有一定的评判标准和可测量性。

3. 社区营养干预计划的实施

（1）制订社区营养干预计划：①制订年计划表和日程表。年计划是工作人员一年的工作安排，日程表是指每天工作安排的详细内容。②协调部门间的配合方式。社区营养工作的开展是在当地政府的领导下，与多个部门共同协作进行的，各部门间要明确任务，共享资源、互通有无，建立良好的工作关系。③明确执行中的管理内容，建立项目的完整档案、收支账目及现场运作记录，执行项目报告制度。

（2）评价社区营养干预计划：①评价的意义是可以了解营养干预工作对社区营养教育的效果。②评价的目的在于了解项目取得的成绩、达标情况、资源利用及存在的问题，为下一阶段计划的制订提供重要的科学依据。③评价的内容主要是投入、结果、效果和效益四个方面。

4. 选择社区营养干预方法

（1）选择营养干预措施的原则：①重要性原则，要优先考虑解决重要营养问题的干预措施。②作用性原则，尽量使所选择的措施能发挥最佳的作用。③难易度原则，根据评估难易度、实施难易度、参与性和成本效益等对备选措施进行高、中、低排序后择优选择。

（2）营养干预的选择及排序标准：①特定目标人群营养不良的程度、性质和原因。②干预项目涉及的范围、拥有的资源、社区参与等因素。③干预措施的意义、干预的有效性、实施的可行性、成本效益，易于评估。根据以上标准对相应的干预措施进行高、中、低排序后择优选择。

（3）确定相应的干预手段和措施：根据社区营养不良的原因进行综合、全面的分析后通过营养不良的因果关系确定相应的干预手段，比如社区营养教育、摄入强化食品和补充相关营养素等。

（4）确定有效的干预手段和措施：对选择的干预手段进行简单的排序。

（5）深入研究最终选定干预方法：对已选定的干预方法在纳入项目前，应严格按照标准分析项目实施的可能性，同时查阅参考文献，向有关专家和社区人群代表咨询，最终确定营养干预措施。

本章小结	本章拓展练习及参考答案

项目五　各类健康人群的营养与膳食

任务一　孕妇和哺乳期妇女的营养与膳食

──────── · 案｜例｜导｜入 · ────────

【案例】

患者，女性，28 岁。身高 160cm，体重 70kg（妊娠前 50kg），妊娠 30 周，发现血糖升高（口服葡萄糖耐量试验阳性），嘱饮食控制、监测血糖。患者回家后并没当回事，饮食无节制，因天气热大量饮啤酒和饮料，不喜运动。今临近预产期，以"妊娠糖尿病"收入院。

【问题】

1. 请对该患者的营养做出正确评价。

2. 您对该患者妊娠期的营养建议是什么？

一、孕妇的营养与膳食

孕妇的营养不仅要满足自身的营养需要，还要为胎儿的健康发育提供营养。孕妇体内各系统均发生较大变化，对能量和各种营养素的需要增加，妊娠期营养不良可影响孕妇的健康和胎儿的正常生长发育，故妊娠期更应该合理营养、均衡膳食。

（一）妊娠期的生理特点

1. 代谢　在大量激素的作用下，孕妇的合成代谢增强。基础代谢率妊娠中期以后逐渐升高，妊娠晚期增高 15%~20%。对三大营养物质的利用也有所改变。蛋白质代谢呈正氮平衡，新合成的蛋白质用以构成胎儿组织、胎盘，并为分娩及产后乳汁分泌做储备。血脂从妊娠中期开始增高，到妊娠晚期明显增高，妊娠期高脂血症倾向是一种生理适应性措施，并非病理现象。妊娠期由于胰岛素功能旺盛，分泌胰岛素增多，以适应妊娠期糖代谢增高的需要。

2. 消化系统　妊娠早期孕妇常有恶心、食欲减退、胃部饱胀感、胃灼热、嗜睡、乏力等妊娠反应。由于胃肠道平滑肌张力降低，胃酸分泌减少，肠蠕动减弱，食物在肠道中的停留时间延长，增强了对铁、钙、叶酸、维生素等的吸收，以适应妊娠期对营养素的需要增加。

3. 泌尿系统　由于孕妇及胎儿代谢产物增多，肾脏负荷增大。肾血流量和肾小球滤过率在妊娠早期增加，并在整个妊娠期维持在较高水平，但肾小管的重吸收能力并未相应增高，导致尿中蛋白质的代谢产物排泄增加，部分孕妇尿中的葡萄糖、氨基酸和水溶性维生素排出增加。

4. 循环系统　孕妇较正常妇女血容量增加 40%，其中血浆增加量多于红细胞数量的增加，使血液相对稀释，导致生理性贫血。因血液稀释，在妊娠晚期可出现血浆白蛋白与球蛋白的比值倒置；孕妇血浆中大多数营养素浓度降低。同时血容量的增加会使心脏负荷加重，以及妊娠晚期的静脉压增高造成液体蓄积而形成水肿。

5. 体重　WHO 建议妊娠期的最佳增重为 12.0kg。一般妊娠早期（1~3 个月）体重增加较少，妊娠中期（4~6 个月）和妊娠晚期（7~9 个月）体重增加迅速，分别增加 5kg 左右，平均每周增加 0.3~0.5kg。

（二）妊娠期的营养需要

1. 能量　整个妊娠期总的能量需求约增加 321MJ（77 000kcal），分配到妊娠早、中、晚期的能量分别为每日 85kcal、285kcal 和 475kcal。一般妊娠早期体重和组织增加很少，可以忽略或加到妊娠中期，即为妊娠早、中、晚期的能量分别为每日 0kcal、370kcal 和 475kcal。为防止胎儿体重过大，增加难产概率，孕妇能量增加不宜过多。此外，妊娠期的能量需要还与孕妇活动量和妊娠前母体脂肪储存有关。孕妇应适量做些有益活动。

2. 蛋白质　妊娠期间，胎儿、胎盘、羊水、母体子宫、乳房等组织的生长发育以及补偿分娩过程中的血液损失，产后乳汁分泌需母体增加蛋白质储备约 925g。根据各妊娠阶段的差异，《DRIs（2023 版）》建议妊娠中、晚期膳食蛋白质增加值分别为 15g/d、30g/d，其中动物性食品和豆类食品等优质蛋白质应占 1/3 以上。

3. 脂肪　妊娠期母体平均储存脂肪 3~4kg，以备产后泌乳。孕妇膳食中应含有适量磷脂，因磷脂对人类生命早期脑和视网膜的发育有重要作用。但因孕妇的血脂水平较妊娠前高，故孕妇的脂肪摄入量不宜过多，《DRIs（2023 版）》建议，妊娠期膳食脂肪和脂肪酸供能百分比为 20%~30%。

4. 矿物质

（1）钙：孕妇对钙的需要量明显增加，整个妊娠期需增加储存钙约 30g，用于孕妇自身的生理需要和胎儿骨骼及牙齿的发育。妊娠期钙轻度缺乏或短期供给不足，可影响母体的骨密度。严重缺钙或长期缺钙时，孕妇可发生小腿抽筋，甚至脊柱和骨盆变形，增加难产概率，胎儿可发生先天性佝偻病及缺钙抽搐。过多钙摄入可能导致孕妇便秘。因此，孕妇应注意适量补充钙。《DRIs（2023 版）》建议，妊娠早、中、晚期孕妇钙的推荐摄入量均为 1000mg/d。

（2）铁：孕妇对铁的需要量明显增多，整个妊娠期铁的总需要量估计为 1000mg，这些铁主要用于纠正孕妇生理性贫血、补偿分娩时失血造成的铁损失、胎儿的生长发育及供胎儿出生后 6 个月内的消耗。因此，如妊娠期铁缺乏，孕妇可发生缺铁性贫血，孕妇重度贫血可导致贫血性心脏病和妊娠期高血压疾病，易发生产后感染。导致出现死胎、早产和胎儿低出生体重。故膳食中铁的摄入量应相应增多。《DRIs（2023 版）》建议，妊娠早、中、晚期孕妇铁的 RNI 分别为 18mg/d、25mg/d、29mg/d。

（3）锌：孕妇摄入足量的锌有利于胎儿发育和预防先天性缺陷。从妊娠早期开始，胎儿对锌的需要量迅速增加，直至妊娠晚期。《DRIs（2023 版）》建议，妊娠早、中、晚期孕妇锌的 RNI 均为 10.5mg/d。

（4）碘：甲状腺激素和蛋白质的合成有关，能促进胎儿的生长发育，而碘是合成甲状腺激素的必要元素。孕妇碘缺乏可导致胎儿甲状腺功能减退，引起以胎儿生长受限、认知能力降低为标志的呆小病。《DRIs（2023 版）》建议，妊娠早、中、晚期孕妇碘的 RNI 均为 230μg/d。

5. 维生素

（1）维生素 A：孕妇维生素 A 摄入不足可导致胎儿生长受限、早产和低出生体重。《DRIs（2023 版）》建议，妊娠早、中、晚期孕妇维生素 A 的 RNI 分别为 660μg/d、730μg/d、730μg/d，UL 为 3000μg/d。

（2）维生素 D：维生素 D 能促进钙、磷的吸收和利用。孕妇缺乏维生素 D 可导致母体和出生的婴儿钙代谢紊乱，包括新生儿低钙血症、手足搐搦、婴儿牙釉质发育不全以及母体骨质软化症等。《DRIs（2023 版）》建议，妊娠早、中、晚期孕妇维生素 D 的 RNI 均为 10μg/d；安全摄入的 UL 值为 50μg/d。维生素 D 主要来源于紫外线光照下皮肤内的合成，要适当晒太阳。

（3）B 族维生素：妊娠期缺乏维生素 B_1 或亚临床缺乏维生素 B_1 可导致新生儿脚气病，也可导致胃肠道功能下降。维生素 B_2 缺乏可导致胎儿生长受限、缺铁性贫血等病症。维生素 B_6 可辅助治疗早孕反应，也可用维生素 B_6、叶酸和维生素 B_{12} 预防妊娠期高血压疾病。叶酸缺乏可导致胎儿神经管畸形、低出生体重和胎盘早剥等现象。《DRIs（2023 版）》建议，妊娠前和妊娠期叶酸的 RNI 均为 600μg/d。

（三）妊娠期的合理膳食

《中国居民膳食指南（2022）》指出，妊娠各期妇女膳食应在非妊娠妇女的基础上，根据胎儿生长速率及母体生理和代谢的变化进行适当的调整。妊娠早期胎儿生长发育速度相对缓慢，所需营养与未妊娠时基本相同。妊娠中期开始，胎儿生长加速，对营养的需要增加，应确保孕妇膳食的多样化和均衡性。

妊娠期平衡
膳食指南

1. 妊娠早期膳食（1~3个月）　妊娠早期，胚胎生长速度较缓慢，孕妇所需营养素与非妊娠时基本相同，但多数孕妇有恶心、呕吐、食欲缺乏等现象，故应选择清淡、易消化的食物，尽量多摄入富含糖类的谷类或水果，保证每天至少摄入150g糖类。为防止酮体对胎儿早期脑发育的不良影响，孕妇完全不能进食时，也可静脉补充至少150g葡萄糖。

───── •知│识│拓│展• ─────

妊娠期营养多多益善吗

　　妊娠期营养过剩的主要表现为孕妇的体重增长过多、过快。整个妊娠期体重平均增长约12kg。对于正常单胎妊娠的孕妇，如果妊娠期体重增长13.5kg以上则为肥胖型，增长9.0~13.4kg以上为中等型，增长7.2kg以下为消瘦型。

　　营养过剩腹中胎儿一般容易过大，胎儿过大易发生早破水、胎位不正、自然分娩困难，产后出血、感染、产道损伤、伤口愈合不良等；胎儿宫内缺氧、产伤等发生率也增加，胎、婴儿死亡率明显上升；还会导致并发症，如妊娠期高血压疾病、妊娠糖尿病等。从保护胎儿和自身出发，孕妇本人要把控整个妊娠期营养状况，同时，我们社会人员也要关注关爱孕妇，给孕妇提供更多的便利和保护，维护孕妇心情愉悦，营养科学、合理。

2. 妊娠中（4~6个月）、晚期（7~9个月）的合理膳食　这个时期胎儿生长发育迅速，母体子宫、胎盘、乳房等也逐渐增大，加上早孕反应导致的营养不足需要补充，孕妇体重每周增加350~400g，故各种营养素及热能需要相应增加。因此膳食应营养丰富、种类齐全。另外，膳食中应有一定量的膳食纤维，以促进排便。妊娠晚期为防止孕妇体重增加过快，胎儿体重过大，应适当限制能量的摄入（图5-1）。

（四）妊娠期的主要营养问题

妊娠期最主要的营养问题是营养不良，对胎儿和母体均有影响。

1. 营养不良对胎儿的影响

（1）低出生体重：是指新生儿出生体重<2500g。

（2）早产儿及小于胎龄儿：前者是指妊娠少于37周即出生的婴儿，后者指胎儿的大小与妊娠月份不符，是引起婴儿死亡的主要原因，围产儿死亡率高。

（3）脑发育受损和先天畸形：营养缺乏（如锌、叶酸、维生素 B_{12} 缺乏）、孕妇大量饮酒等，都可导致出生婴儿先天畸形。

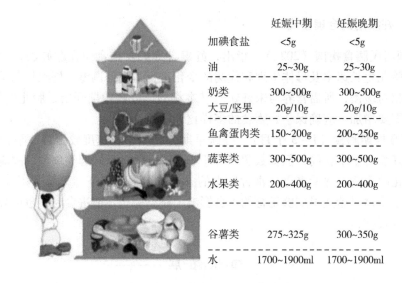

妊娠中期　妊娠晚期

	妊娠中期	妊娠晚期
加碘食盐	<5g	<5g
油	25~30g	25~30g
奶类	300~500g	300~500g
大豆/坚果	20g/10g	20g/10g
鱼禽蛋肉类	150~200g	200~250g
蔬菜类	300~500g	300~500g
水果类	200~400g	200~400g
谷薯类	275~325g	300~350g
水	1700~1900ml	1700~1900ml

图 5 - 1　中国孕妇平衡膳食宝塔

2. 营养不良对母体的影响

（1）妊娠期营养不良与妊娠合并症有关：妊娠期营养不良，如贫血、低蛋白血症、缺钙是妊娠期高血压疾病的好发因素。

（2）缺铁性贫血：缺铁性贫血发生在妊娠期非常普遍，以妊娠晚期发病率最高。

（3）骨密度改变：维生素 D 的缺乏可影响钙的吸收，使血钙浓度下降，引起骨盆变形，易造成难产，对骨密度造成永久性影响。

所以妊娠早期应适当补充叶酸，避免胎儿发育畸形和并发症，有早孕反应时，喝牛奶或豆制品保持蛋白质摄入量；妊娠中期，避免长时间摄入高脂肪食物，避免体重迅速增加；妊娠晚期，胎儿发育比较迅速，而且胎儿开始储存营养，建议补充优质蛋白质、钙、铁等多种营养素。

二、哺乳期妇女的营养与膳食

母乳是婴儿最好的食物，应尽量争取用母乳喂养婴儿。哺乳期妇女的营养直接关系到乳汁的质量，对哺乳期妇女自身的健康恢复、婴儿的正常生长发育非常重要。

（一）哺乳期妇女的生理特点

在正常情况下，新生儿在出生 8 小时后，应该开始母乳喂哺，即进入哺乳期。这个时期是母体生理变化最明显的时期，特别是皮肤出汗量多，尤以睡眠时明显；产后卧床较多，易发生便秘；产后活动较少，摄入高蛋白、高脂肪食物较多，故易发生产后肥胖。

1. 激素水平　血中激素水平急剧降低，胎盘生乳素在 1 天之内，雌激素、孕激素在 1 周之内降到妊娠前正常水平；催乳素水平升高，促进乳汁分泌。

2. 基础代谢率增高 哺乳妇女一般基础代谢率比未哺乳妇女高 20%，以保证自身机体的恢复和哺乳的顺利完成。为了分泌优质的乳汁，母体对能量、优质蛋白、脂肪、矿物质、维生素和水的需求均相应增加。

3. 母体的子宫及其附件恢复 母体的子宫及其附件将逐渐恢复孕前状态，而乳房则进一步加强它的活动。喂哺利于产后妇女性器官和机体有关部分更快复原。

4. 泌乳 分娩后，垂体分泌的催产素持续升高，而高水平的催产素是乳汁分泌的基础。此外，婴儿对乳头的吸吮刺激、对乳汁的吸空刺激和婴儿的存在与活动（如哭声）对母亲的刺激等，都能促进乳汁分泌。

（二）哺乳期妇女的营养需要

哺乳期妇女营养需要的特点是除了需要保证乳汁的正常分泌、维持乳汁质量的恒定，还需要满足恢复母体健康的需要，故哺乳期妇女的营养需求远大于孕妇。

1. 能量 哺乳期妇女的能量需要包括自身的能量需要、乳汁所含的能量和乳汁分泌过程中消耗的能量三部分。能量供应充足的哺乳期妇女，一般产后第 1 天的泌乳量约为 50ml，第 2 天约为 100ml，以后每天的泌乳量保持在 700～800ml。《DRIs（2023 版）》建议，哺乳期妇女能量 RNI 为 2100kcal/d，但要注意，哺乳期妇女的能量供给不宜过多，否则可导致哺乳期妇女肥胖。

2. 蛋白质 哺乳期妇女蛋白质摄入的质和量直接影响乳汁的质和量。膳食蛋白质转变为乳汁蛋白质的转化效率为 70%，加上 30% 的安全系数，再考虑到个体差异，《DRIs（2023 版）》建议哺乳期妇女较正常妇女每日应增加 25g 蛋白质，其中优质蛋白质应占 1/2 以上。

3. 脂肪 脂肪为婴儿的生长发育提供较多能量，促进婴儿中枢神经系统的发育和脂溶性维生素的吸收，故哺乳期妇女膳食中应有适量的脂肪，尤其是必需脂肪酸，以促进乳汁分泌。《DRIs（2023 版）》推荐哺乳期妇女每日膳食脂肪提供的能量应占总能量的 20%~30%。

4. 矿物质 哺乳期妇女膳食中矿物质的供给以钙、铁为主。乳汁中钙的含量较为稳定，每日通过乳汁分泌的钙约 300mg。当膳食中钙摄入量不足时，仍会动用母体骨钙储备，以保持乳汁中钙含量的稳定。哺乳期妇女常因钙摄入不足而出现腰背酸痛、小腿肌痉挛等，严重的则出现骨软化症。故哺乳期妇女应多食一些高钙食物，适当补充维生素 D，多晒太阳，必要时适当补充钙剂。《DRIs（2023 版）》推荐哺乳期妇女膳食钙摄入量为 800mg/d。

因铁不能由乳腺输送到乳汁，故乳汁中含铁量很少，仅为 0.1mg/100ml。6 个月内的婴儿体内有足够的铁贮备，6 个月后的婴儿应及时添加含铁丰富的辅食，以保证铁的供应。哺乳期妇女本身为防止贫血、补偿因分娩失血造成的铁损失，膳食中应增加铁的供给量。《DRIs（2023 版）》推荐哺乳期妇女膳食中铁的 RNI 为 24mg/d、碘为 240μg/d、锌为 13mg/d。

5. 维生素 哺乳期妇女各种维生素需要量都增加，脂溶性维生素不易通过乳腺，故乳汁中的脂溶性维生素含量受膳食的影响较小。值得注意的是，维生素 D 几乎不能通过乳腺，母乳中维生素 D 含量少，不能满足婴儿需要，故婴儿出生 1 个月后应适当补充维生素 D 或晒太阳。《DRIs（2023 版）》建议，哺乳期妇女维生素 A 的 RNI 比一般成年女性增加 $600\mu gRAE$，维生素 D 的 RNI 为 $10\mu g/d$，UL 为 $50\mu g/d$。

水溶性维生素可自由通过乳腺，乳汁中维生素 B_1、维生素 B_2、维生素 C 和烟酸都与膳食中这些维生素密切相关，但乳腺有调节作用，达到饱和后乳汁中这些维生素含量不会继续增加。《DRIs（2023 版）》建议，维生素 B_1 和维生素 B_2 的 RNI 分别为 $1.5mg/d$ 和 $1.7mg/d$，烟酸为 $16mg/d$，维生素 C 为 $150mg/d$。

6. 水 哺乳期妇女摄入的水量和乳汁的分泌量密切相关。水分摄入不足直接影响泌乳量。哺乳期妇女除每天喝白开水外，还要吃流质食物，多喝骨头汤、鸡汤、蛋汤、鲫鱼汤等。《DRIs（2023 版）》建议，哺乳期妇女水的 AI 应比正常人多 $1100ml/d$。

———— **·知·识·拓·展·** ————

母乳喂养母亲心脏更健康

《健康报》报道，母乳喂养不仅有利于婴儿健康，而且对母亲的心脏健康有好处。美国匹兹堡大学研究人员对近 300 名至少生过 1 个孩子的 45～58 岁妇女进行研究。结果发现，在没有哺乳经历的妇女中，32% 有冠状动脉粥样硬化，18% 有颈动脉粥样硬化斑块，39% 有大动脉硬化；而在有哺乳经历的妇女中，有这 3 种疾病的人分别只占 17%、10% 和 17%，说明没有哺乳经历的妇女患大动脉硬化的风险要比有哺乳经历的妇女高 2.3 倍。哺乳之所以对妇女心脏健康有好处，是因为哺乳能帮助妇女分解排出妊娠期间积攒的脂肪，减轻心脏负担。因此，建议妇女生育后尽量母乳喂养。

全民、全社会都要积极主动关注并支持母乳喂养，在公共场合提供方便的喂奶场所，有关人员自觉避让，关爱母婴。

（三）产褥期和哺乳期的合理膳食

1. 产褥期的合理膳食 产褥期指从分娩到产妇恢复正常妊娠前状态的一段时间，约 6 周。①食用易消化半流质食物：正常分娩后 1 小时产妇可进食易消化的流质或半流质饮食，如红糖水、稀饭、蒸蛋羹、面条、鲫鱼汤、鸡汤等。第 2 天起可进食普通食物，每日 4～5 餐，多进食富含优质蛋白、汤汁和膳食纤维的食物，有利于补充蛋白质和水分，并能促进乳汁分泌、预防便秘。②补充蛋白质和铁：分娩失血丢失大量的蛋白质和铁，注意补充。

2. 哺乳期的合理膳食 哺乳期妇女的膳食应做到食物品种齐全多样、粗细合理搭配，适当加入一些杂粮。充足的优质蛋白质，如动物性食物和大豆蛋白，应占总蛋白的 1/3 以上。多进食含钙铁丰富的食品。重视新鲜蔬菜、水果和海产品的摄入。选择合理的烹调方式，肉类以煮、煨和炖为好，少用油炸，食用时要同时喝汤。少摄入盐、烟熏食物和刺激性食物，不喝咖啡和酒，保持心情愉快。

任务二　婴幼儿的营养与膳食

────・案│例│导│入・────

【案例】

患儿，男，2.5 岁。主诉：早期多汗，夜惊，易激惹，睡眠不安，出牙晚。查体：幼儿囟门大、枕秃、颅缝发软，胸部出现肋骨串珠，肋缘轻度外翻，鸡胸、漏斗胸及脊柱后凸呈"驼背"样。实验室检查：血钙 2.30mmol/L。X 线检查：双腕关节骨质疏松；尺骨远端呈杯状凹陷，骨质疏松，皮质变薄；骨骺软骨带增宽（>2mm）。

【问题】

1. 该患儿可能有什么营养问题？
2. 如何改善该患儿营养？有哪些膳食建议？
3. 针对该患儿的其他改善措施有哪些？

一、婴儿的营养与膳食

（一）婴儿的生理特点

婴儿是指 0~12 个月龄的儿童。婴儿在这个阶段生长发育特别迅速，这个阶段是人一生中生长发育最旺盛的阶段，尤其是前 6 个月。该阶段具体生理特点：①体重可以达到出生时的 3 倍，为 9000~10 000g。②身长在出生时约为 50cm，1 岁时可达出生时的 1.5 倍左右；③头围在出生时约为 34cm，1 岁时平均为 46cm。④胸围在出生时比头围要小 1~2cm，到婴儿 4 个月末时，胸围与头围基本相同。⑤大脑的迅速发育期，脑神经细胞数目继续增加，1 岁时脑重达 900~1000g，相当于成人脑重的 2/3。⑥消化器官功能不完善，喂养不当易导致消化功能紊乱、营养不良，更换奶粉有可能因发生腹泻而导致营养素丢失。

（二）婴儿的营养需要

1. 能量　婴儿新陈代谢十分旺盛，基础代谢需要的能量消耗约占总能量的 60%，约为每日每千克体重 230kJ。婴儿还要合成较多的身体组织成分，故中国营养学会（Chinese Nutrition Society，CNS）推荐婴儿每日每千克体重需要能量 392kJ。若能量长期供给不足，可导致生长发育迟缓或停滞；而能量供给过多，则可导致肥胖。

2. 蛋白质　《DRIs（2023 版）》建议，0~6 个月婴儿蛋白质的 AI 为 9g/d，7~12 个月 AI 为 17g/d，主要用于提供婴儿建造新生组织与组织量的需求。婴儿对蛋白质的质量要求较高，要求优质蛋白质达到50%。若蛋白质供应不足，婴儿极易发生蛋白质缺乏症，表现为抵抗力下降、腹泻、消瘦、水肿、贫血、生长发育迟缓，甚至生长发育停滞等。

3. 脂肪 脂肪的作用是提供能量，协助吸收和利用脂溶性维生素，最重要的是提供必需脂肪酸，以供婴儿生长发育之需，以及维持皮肤的健康。《DRIs（2023版）》建议，脂肪提供的能量占总能量的比例为0~6个月为40%~48%、7~12个月为35%~40%。

4. 糖类 婴儿能很好地消化吸收奶中的乳糖，但3个月内的婴儿缺少淀粉酶，4~6个月之后才开始给婴儿慢慢添加多糖类食物。《DRIs（2023版）》建议，0~6个月的婴儿糖类AI为60g/d，7~12个月的婴儿糖类AI为80g/d。

5. 矿物质 奶量充足时，婴儿均能够获得除铁之外的所有矿物质，不过，出生4个月后的婴儿，因为体内预先贮存的铁已经被身体所利用，必须适当添加含铁的营养剂，以满足体内对铁的需要。《DRIs（2023版）》建议，0~6个月的婴儿铁的AI为0.3mg/d，7~12个月的婴儿铁的RNI为10mg/d。

6. 维生素 维生素对婴幼儿的生长发育极为重要，一般婴儿均能够从母乳中获得足够量的维生素，但人工喂养的婴儿维生素C和维生素D容易不足，因此，这两种维生素应适时从婴儿添加的辅食或其他营养剂中补充获得，同时应多晒太阳。《DRIs（2023版）》推荐0~6个月的婴儿维生素D的AI为10μg/d，7~12个月的婴儿维生素D的RNI为10μg/d。

7. 水 婴儿代谢率高，丢失水分较多，容易发生脱水。婴儿腹泻、呕吐或每日每千克体重摄入水量少于60ml，婴儿很容易出现脱水和电解质紊乱等情况。人工喂养的婴儿要多补充水分。《DRIs（2023版）》推荐0~6个月的婴儿水的AI为700ml/d，7~12个月的婴儿水的AI为900ml/d。

（三）婴儿喂养

婴儿的膳食安排

婴儿喂养的方式有三种，分别为母乳喂养、人工喂养和混合喂养，以母乳喂养为最佳选择。

1. 母乳喂养 母乳是婴儿（尤其是6个月以内的婴儿）最适宜的喂养食物。母乳喂养的优点是营养丰富，易于消化吸收。母乳喂养可促进婴儿的体格、认知功能的发育与健康，且母乳喂养儿的发病率、死亡率及食物过敏的发生均较低。

（1）母乳喂养的优点：①母乳成分最适于婴儿的消化和需要。母乳中乳蛋白占总蛋白的2/3，乳蛋白遇胃酸生成细小凝块，易消化吸收。母乳中脂肪球小且必需氨基酸的比例适当，牛磺酸含量较高，对大脑发育、视力及胆汁代谢有重要意义。母乳中乳糖含量高，利于乳酸杆菌生长，抑制肠道致病菌和腐败菌的繁殖。母乳中钙磷比例适宜（2:1），吸收率高。铁含量不高但铁的生物利用率高达50%~70%，母乳中其他微量元素齐全，能满足婴儿生长发育的需要。②母乳内多种免疫物质可增强婴儿的抗病能力。母乳中含免疫球蛋白、特异性抗体、溶菌酶、乳铁蛋白和双歧杆菌因子等免疫物质，具有抗感染、抗过敏、抗病毒的作用，保护婴儿呼吸道与消化道黏膜免受感染。③利于母子的交流和身心健康。使婴儿产生安全感，有利于婴儿的心理和智力发育，利于母体的产后恢复。④母乳喂养温度适宜、卫生、方便、经济。

（2）母乳喂养注意事项：①尽早开奶。产后1~2小时开始吸吮母亲乳头，促进乳汁分泌和排出。②喂乳方法。先清洗双手和乳头，母亲采用坐姿或侧卧姿，抱起婴儿，对侧手托住乳房，将乳头置于婴儿口中。喂乳后将婴儿直立抱起，头靠近母亲肩上，用手轻拍后背，使空气排出，避免吐奶。③按需喂乳。在婴儿饥饿时及时喂乳，不必严格规定喂乳时间及次数，母亲应在实践中自然建立喂乳时间间隔。

（3）断乳：随着婴儿月龄增大，婴儿需要的营养增加，另外婴儿的消化吸收功能逐渐成熟，牙齿萌生，单纯母乳喂养已不能满足其营养需要。《中国居民膳食指南（2022）》指出婴儿满4~6月龄起添加辅食。辅食添加的原则：每次只添加一种新食物，由少到多、由稀到稠、由细到粗，循序渐进（表5-1）。从一种富铁泥糊状食物开始，如强化铁的婴儿米粉、肉泥等，逐渐过渡到半固体或固体食物，如烂面、肉末、碎菜、水果粒等。10~12个月是婴儿断奶的适宜时间，完全断奶可延至18个月。

表5-1　婴儿辅食添加顺序表

月龄	添加的辅食品种
4~6	米粉糊、麦粉糊、粥等淀粉类，蛋黄、无刺鱼泥、肝泥、奶类、大豆蛋白粉或豆腐花，叶菜汁、果汁、叶菜泥、水果泥等，鱼肝油（户外活动）
7~9	稀粥、烂饭、饼干、面包、馒头等，无刺鱼、全蛋、动物血、碎肉末、全脂奶粉、大豆制品；蔬菜泥、水果泥，鱼肝油（户外活动）
10~12	稀粥、烂饭、饼干、面条、面包、馒头等，鱼肝油（户外活动）

2. 人工喂养　由于各种原因母乳完全不能喂养时，采用营养素齐全的牛奶或其他乳品喂养，称人工喂养。代乳品有牛奶、羊奶、奶粉、豆制代乳品、豆浆等，最常用的是牛奶和婴儿配方奶粉。代乳品的要求是营养成分与母乳相似或相近。

喂乳注意事项：①喂奶的间隔加喂温开水，防止婴儿便秘。②喂养时要使奶液充满奶嘴，以免吸入空气造成吐奶。③喂奶工具要及时清洗并定期消毒。④每次喂奶时间应掌握在15~20分钟内。⑤密切观察婴儿喂养奶粉后的反应，及时发现奶粉过敏现象。

3. 混合喂养　因母乳不足或不能按时喂养时，可用婴儿配方奶粉或代乳品代替部分母乳，称为混合喂养。其原则是先喂母乳，每日至少哺乳3次，通过婴儿吸吮刺激乳汁分泌。

对于母乳不足的混合喂养，最好在哺乳后再加喂一定量的婴儿配方奶粉作为替代物，每日1~2次；对不能母乳喂养的人工喂养者，可完全用配方奶粉替代。另外，小于6个月的婴儿可选用蛋白质含量为12%~18%的配方奶粉，6个月后婴儿选用蛋白质含量大于18%的配方奶粉。

二、幼儿的营养与膳食

幼儿指1~3周岁的儿童，其生长发育虽不如婴儿迅猛，但仍处于快速生长发育阶段，对各种营养素的需求均高于成人。因此，幼儿要求营养素齐全、能量合理的膳食，合理膳食的要求如下。

1. 食物要求富含优质蛋白、维生素、矿物质等各种营养素 每天应有牛奶、肉类，鸡蛋 1 个，动物肝脏或血每周 1~3 次。动物性蛋白占 1/3 以上。食品应多样化，避免偏食。

2. 膳食应定时定量，少食多餐 三餐外可另加 1~2 次点心，加餐不宜过多。

3. 养成良好的饮食卫生习惯 饭前饭后洗手，不挑食，零食合理，睡前禁吃甜食。

4. 合理烹调 幼儿主食以软饭、面条、水饺、馒头和馄饨为主，蔬菜和肉类应切碎煮烂，避免食用质地坚硬、刺激性或过于油腻的食物。烹调方式以蒸、煮、炖为主，不宜添加味精，以原汁原味为好。

三、婴幼儿的主要营养问题

1. 蛋白质－热能营养不良（protein-energymalnutrion，PEM） 蛋白质－热能营养不良指能量和蛋白质摄入不足或者比例失衡所致的一种营养缺乏病。根据病因可分为原发性和继发性两类。重度营养不良可分为三种类型：①以能量不足为主者表现为皮下脂肪和骨骼肌显著消耗和内脏器官萎缩，称为消瘦型。②蛋白质缺乏而能量尚属正常者称为水肿型。③能量与蛋白质均缺乏者称为混合型。

2. 维生素 D 缺乏性佝偻病 是婴幼儿常见多发病，维生素 D 缺乏导致钙、磷代谢紊乱，引起婴幼儿早期盗汗、夜啼，后期因骨质缺钙而引发佝偻病。

3. 缺铁性贫血 婴儿出生时体内贮存的铁一般只能满足 4 个月的需要，之后易发生缺铁性小细胞性贫血，发病高峰在 6 个月至 1 岁半。

4. 肥胖 主要由于营养过剩导致脂肪在体内堆积，从而引起体重超过正常标准的营养过剩性疾病。

5. 锌缺乏症 锌摄入不足、吸收异常及排出增加均可导致锌缺乏，可引起婴幼儿食欲缺乏、味觉减退、异食癖、偏食挑食等症状，长期缺乏可导致生长发育迟缓，甚至影响智力的发育。

任务三 儿童与青少年的营养与膳食

———— · 案｜例｜导｜入 · ————

【案例】

据世界卫生组织 2024 年发布，全球肥胖人口已超过 10 亿，儿童肥胖人数激增。《中国居民营养与慢性病状况报告（2020 年）》显示，我国有 6 亿人已经受到超重及肥胖带来的健康威胁，6~17 岁儿童超重肥胖率达到 19.0%，成年居民超重或肥胖已经超过一半（50.7%）。庞大的超重肥胖人群基数，为体重管理、健康卫生乃至社会带来巨大压力。巴尼特教授说过，城市化带来了生活方式的改变。

【问题】

1. 导致儿童肥胖的原因是什么？
2. 你对肥胖儿童的饮食有什么建议？

一、学龄前儿童的营养与膳食

学龄前儿童指3周岁至6~7岁入学前的儿童。与婴儿相比，这个时期儿童生长发育速度减慢，脑及神经系统发育持续并逐渐成熟。与成人比，这个时期儿童仍然处于迅速生长发育之中，而且活泼好动，需要更多的营养。因此，供给其生长发育所需的足够营养，帮助其建立良好的饮食习惯，为其今后建立健康膳食模式奠定基础。

（一）学龄前儿童的生理特点

1. 生长发育　与婴儿相比，学龄前儿童体格发育速度相对减慢，但仍保持稳步增长状态，这个时期体重增重约5.5kg（年增长约2kg），身高增长约21cm（年增长约5cm）。身体各部分的生长速度不同，四肢先于躯干，下肢先于上肢，呈现自下而上、自肢体远端向中心躯干的规律性变化。

2. 脑及神经系统发育　这个时期脑组织进一步发育，脑重可达成人脑重的86%~90%，脑细胞体积继续增大，神经纤维的髓鞘化仍继续进行，儿童可用语言表达自己的思维和感情，主要是直观形象活动。学龄前儿童兴奋状态占优势，抑制力相对较弱，注意力易分散，不能专注进食，这个时期应培养良好的饮食习惯。

3. 消化系统发育　这个时期可能萌出第一颗恒牙，咀嚼能力仅达到成人的40%，消化能力仍有限，尤其是对固体食物需要较长时间适应，不能过早进食家庭成人膳食，以免导致消化吸收紊乱，造成营养不良。

（二）学龄前儿童的营养需要

1. 能量　儿童对热能的需要相对较成人高，因为儿童的基础代谢率高，要维持生长与发育。《DRIs（2023版）》建议，3~6岁儿童总能量范围为4810~7530kJ/d（1150~1800kcal/d）。

2. 糖类　谷类中丰富的糖类是学龄前儿童能量的主要来源。《DRIs（2023版）》建议，3~6岁儿童糖类摄入量175.3g/d，占总能量的50%~60%，但要注意粗细粮合理搭配。

3. 蛋白质　学龄前儿童生长发育每增加1kg体重约需160g的蛋白质积累，摄入的蛋白主要满足细胞、组织的增长，因此，对蛋白质的质和量，尤其是必需氨基酸的种类和数量有一定的要求。必需氨基酸占总氨基酸的36%，动物性蛋白质占总蛋白质的50%，以满足儿童智力和身体发育的需要。

4. 脂肪　学龄前儿童需要总脂肪4~6g/（kg·d），其膳食脂肪供能比高于成人，占总能量的30%~35%。儿童生长发育所需的能量、免疫功能的维持、脑的发育和神经髓鞘的形成都需要脂肪。要多食用含亚麻酸的大豆油、脂肪酸比例适宜的调和油，多选用鱼类等海产品。

5. 矿物质　①钙：为满足学龄前儿童骨骼生长，钙的需要量为600mg/d。乳及乳制品钙含量高，吸收率也高，是理想的钙来源，每日乳的摄入量应不低于300ml。豆类及豆制品、小虾皮、海带也含有一定的钙。《DRIs（2023版）》建议，3~6岁儿童钙的RNI为600~800mg/d、UL为2000mg/d。②铁：缺铁性贫血是儿童期最常见的疾病，因为学龄前儿童生长发育快，需要的铁较多，而膳食中富含铁的食物较少，动物肝脏、动物血、瘦肉是相对富含铁的食物，维生素C可促进铁的吸收。铁缺乏儿童注意力不集中、学习能力差、易激惹、不安。《DRIs（2023版）》建议，3~6岁儿童铁的RNI为10mg/d、UL为30mg/d。③锌：锌缺乏会出现味觉下降、食欲缺乏、嗜睡、面色苍白等症状，严重者生长迟缓。牡蛎、海鱼是最好的含锌食物，内脏、禽、蛋、肉含量也丰富，吸收率也较高。《DRIs（2023版）》建议，3~6岁儿童锌的RNI为5.5~7.0mg/d。

6. 维生素　维生素A对学龄前儿童的生长，尤其是对骨骼生长有重要作用。动物肝脏富含维生素A，也可每天摄入一定量的蛋黄、牛乳、深绿色或黄红色蔬菜，或在医生指导下补充鱼肝油等。B族维生素中的维生素B_1、维生素B_2和烟酸能保证儿童体内的能量代谢以促进其生长发育。维生素B_1缺乏可影响儿童的食欲、消化功能。维生素B_2缺乏可引起口角炎、舌炎、唇炎及湿疹，维生素B_2主要来源于瘦肉、蛋类、乳类。维生素C主要来源于新鲜蔬菜和水果，尤其是鲜枣类、柑橘类水果和有色蔬菜。《DRIs（2023版）》建议，4~7岁儿童维生素A的RNI为380~430μg/d、UL为1300μg/d；维生素B_1的RNI为0.9mg/d，维生素B_2的RNI为0.8mg/d；维生素C的RNI，4岁为50mg/d，5~7岁为60mg/d。

（三）学龄前儿童的合理膳食

1. 食物品种多样，搭配合理　每日膳食应做到荤素、粗细、颜色和品种的搭配，应由谷类、乳类、肉类（或蛋或鱼类）和蔬菜水果四大类食物组成。在保证金字塔每层食物数量相对恒定的前提下，同类食物可以轮流交替使用，保证口味多变、食物多样，达到营养均衡的目的。水果和蔬菜所含的营养成分不同，不能互相替代。

2. 合理烹调，易于消化　食物要细嫩、软熟、味道清淡，避免刺激性太强的食物和添加各种调味品。蔬菜切碎，瘦肉加工成肉末，烹调成质地细软、容易消化的膳食并尽可能保持食物的原汁原味。

3. 建立合理的膳食制度　学龄前儿童胃容量小，肝糖原储存量少，加之儿童活泼好动，容易饥饿，学龄前儿童更适宜一日"三餐两点"制。学校和家长应根据三餐时间间隔适当增加课间餐，保证营养需要。

4. 培养良好的饮食习惯　培养学龄前儿童建立良好的膳食模式，包括进食定时定量，不偏食、不挑食、少零食，不暴饮暴食，口味清淡。

二、学龄儿童的营养与膳食

学龄儿童一般指小学阶段 6～12 岁的儿童。这个时期的儿童生长发育快，尤其是小学高年级阶段又进入人生第二次生长发育加速期。

（一）学龄儿童的生理特点

学龄儿童的身高每年增加 4.0～7.5cm，体重每年增加 2.0～2.5kg。各系统器官的发育速度不同，如神经系统发育较早，生殖系统发育较晚；身体各部分的生长速度不同，四肢先于躯干，下肢先于上肢，呈现自下而上、自肢体远端向中心躯干的规律性变化。

（二）学龄儿童的营养需要

学龄儿童的生长发育和基础代谢率高，体力和脑力活动量大，对能量和营养素的需求较多，且随年龄增长而增加，尤其是后期随生长加速增加显著。《DRIs（2023版）》建议，学龄儿童每日推荐摄入量：能量为 5.86～12.13MJ，蛋白质为 35～70g，钙、铁、锌、维生素 A 分别为 800～1000mg、12～16mg、7.0～8.5mg、390～780μg RE。

（三）学龄儿童的合理膳食

1. 食物多样、平衡膳食　食物应粗细搭配，保证优质蛋白质的供给。谷类每日 300～500g，以提供足够的能量和充足的 B 族维生素；每日摄入牛乳 300ml 左右，鸡蛋 1～2 个，动物性食物 100～150g。

2. 一日三餐，重视早餐　早餐摄取的能量应占全日总能量的 30%。早餐不仅吃饱还要吃好，应有一定量的干食（如面包、糕点、包子等）和动物性食品（如牛奶、鸡蛋、肉松等）。不吃早餐或早餐营养不足，可影响学龄儿童上午的学习效率和运动能力。午餐提供每日总能量的 40%，应营养丰富。晚餐不宜过饱和过于油腻。

3. 培养良好的饮食习惯，注意饮食卫生　定时定量进食，少吃零食及含糖饮料，不挑食。

4. 增加户外活动　适当的户外活动可以获取维生素 D，也能消耗掉多余的能量，预防儿童超重和肥胖。

（四）学龄儿童的主要营养问题

学龄儿童的主要时间是在学校度过的，学习紧张，体力活动增加，如饮食行为不科学（如不重视早餐，零食的时间及种类不恰当等）则影响营养状况。铁、锌、维生素 A 和 B 族维生素等微量营养素缺乏是我国城乡尤其是农村学龄儿童普遍存在的问题，营养不良和低体重的发生率仍然较高。另外，随着家庭收入的增加，学龄儿童超重和肥胖率增高，而超重和肥胖导致的高血压、糖尿病、血脂异常及代谢综合征等成年期慢性非传染性疾病低龄化，将成为影响国民素质和社会经济发展的严重公共卫生问题。

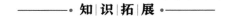

一二三四五，红黄绿白黑

一二三四五，红黄绿白黑；营养要均衡，一天吃五色。"一"指每日饮一袋无污染的酸奶（牛奶）。"二"指每日摄入糖类 250~350g。"三"指每日进食 3 份优质蛋白食品。"四"指四句话：有粗有细、不甜不咸、三四五顿、七八分饱。"五"指每日摄取 500g 蔬菜及水果。饮食中的五色是指食物的五种天然颜色，即红、黄、绿、白、黑。

关注学龄儿童饮食，关注学龄儿童身心健康。

三、青少年的营养与膳食

青少年一般指的是中学阶段 12~18 岁，这个时期是体格和智力发育的黄金时期。

青少年的营养与膳食

（一）青少年的生理特点

青少年会经历一段为期 18~24 个月的急速生长发育阶段，身高、体重均急剧增长，成人大约 50% 的体重和 15% 的身高是在青春期获得的。这个时期也是心智发育的关键时期，包括抽象思维能力、决断能力、情绪波动、强烈的独立意识等都得到发展。第二性征逐步出现。男生和女生的营养需要出现较大的差异。青少年生长发育、增强体魄、获得知识均需要消耗大量的能量，这个时期的营养需要应高于成人。

（二）青少年的营养需要

1. 能量 青少年能量供应应大致等于或超过中等体力劳动者。这个时期既要避免能量长期供给不足影响其生长发育和健康状况，也要防止因能量摄入过多导致肥胖。

2. 蛋白质 满足必需氨基酸的同时，还必须有足够的非必需氨基酸来合成蛋白，而且膳食中优质蛋白质占总蛋白质的 1/2~2/3。《DRIs（2023 版）》建议，蛋白质的 RNI 为 35~70g/d。

3. 维生素和微量元素 青少年骨骼、肌肉、红细胞等迅猛增长，矿物质需要量增加，尤其是对钙、铁、锌等的需要。生长和性发育与锌有关，缺碘可引起青春期甲状腺肿。维生素一方面参与高能化合物的合成，另一方面对骨骼的快速生长有影响，青少年对维生素的需要量增加，尤其是 B 族维生素。

（三）青少年的合理膳食

1. 食物多样，谷类为主 青少年能量需要量大，应供给足量的能量，谷类是我国膳食中能量、蛋白质和 B 族维生素的主要来源，每日应供给 400～500g。应主、副食搭配，粗细搭配，粗粮占 60%、细粮占 40%，适当选择杂粮。

2. 供给各种营养素 按平衡膳食要求，保证供给足量的鱼、肉、蛋、乳和豆，以提供充足的优质蛋白质。供给适量的黄、绿、红等各种颜色的新鲜蔬菜水果，以提供充足的各种维生素及无机盐。

3. 培养良好的饮食习惯 定时定量，不乱吃零食，不偏食、不暴饮暴食，不盲目节食，不抽烟，不饮酒。早餐营养要充足。

4. 足量运动 青少年每日进行充足的户外运动，加强体育锻炼。

（四）青少年的主要营养问题

青少年的主要营养问题是消瘦和肥胖并存。一方面因青春期体格发育加速，各种营养素的需要量明显增加，而我国的膳食结构和生活水平容易导致某些营养素缺乏，如钙、铁、锌、维生素 A 和 B 族维生素。尤其是青春期的女生，由于月经来潮，铁丢失较多，更容易发生贫血。部分青少年因过度追求"苗条"而盲目节食，使蛋白质－热能摄入不足而导致营养不良，身体消瘦，甚至发展成神经性厌食。另外，青少年不良的饮食习惯和不充足的运动导致其超重和肥胖的发生率升高。

任务四　中、老年人的营养与膳食

———•　案│例│导│入　•———

【案例】

患者，男性，46 岁。经常因公出差或假期旅游在外就餐，频频饮酒，爱吃海鲜，时感指、趾肿痛，因工作忙未做检查。每次吃海鲜、饮酒或劳累、受寒后有疼痛感且程度剧增。数月来，关节反复出现红、肿、热、痛。某日饮酒后，午夜突然因关节剧痛惊醒，右侧第一跖趾关节肿痛尤为明显并伴有发热来院就诊。查体：神志清楚，右侧踝、跟、指、肘及第一跖趾关节红肿、触痛。实验室检查：血清尿酸含量 0.57mmol/L。X 线检查：关节非对称性肿胀。

【问题】

1. 该中年人的膳食中存在哪些问题？

2. 你给该中年人的膳食建议是什么？

一、中年人的营养与膳食

WHO 最新划分：中年人是 45～59 岁。人一般在 35 岁到 45 岁开始衰老，40 岁左右时衰老现象逐渐明显。此时期是从青年时期到老年时期的过渡阶段，也是易被医疗护理保健忽略的年龄段，因此，中年人应进行合理营养，增进健康和延缓衰老。

（一）中年人的生理特点

1. 外形、骨骼、肌肉和各器官改变　骨密度降低，脊柱变短、弯曲，肌肉强度减弱，出现身高降低和驼背等现象。骨的脆性增加，易发生骨折和骨关节病，如颈椎病等。40 岁以后，容貌逐渐变化，出现皱纹、白发等，视力、听力、感觉、嗅觉等功能开始下降，情绪不稳；妇女开始进入围绝经期，容易出现内分泌紊乱、骨质疏松等问题。

2. 代谢水平下降　中年阶段的基础代谢率平均每年下降 10%～20%，肌肉等实体组织逐渐减少，脂肪组织逐渐增多。若食量还保持青年时期的水平，脂肪便在腰腹堆积，造成肥胖，导致高血压、冠心病等多种疾病。

3. 胃肠消化功能和心肺功能变化　人到中年以后，胃消化功能下降，结肠神经感觉迟钝，肠运动减弱，容易发生便秘。心脏输出的血液量减少，还伴有动脉管壁含钙量增加，弹性下降，血压升高。人到中年后，大约每 10 年，血压增加 10mmHg 左右。肺的张力减弱，肺活量减少，供氧量不足，突出的表现是在劳动后喘不过气来。

4. 大脑变化　人到中年以后，通过大脑的血液减少，神经传导速度减慢，机械记忆力下降，容易遗忘事情，反应也变得迟缓。中枢神经抑制过程逐渐减弱，睡眠时间缩短，入睡难容易醒。

5. 免疫功能降低　中年后期，免疫功能下降，抗体生成减少，细胞免疫功能减弱，免疫监视系统对癌变细胞的监视功能减弱，这就是 50 岁前后易患多种疾病的重要原因。

（二）中年人的营养需要

1. 能量　应控制总热量，避免肥胖。中年人能量摄入要与消耗保持一致，《DRIs（2023 版）》建议，脑力劳动与轻体力劳动者能量为 1600～1950cal/d。超重者应适当控制能量摄入，增加活动以消耗过多能量，减少脂肪蓄积。

2. 蛋白质　蛋白质的分解比青少年时高，但利用率下降，因此蛋白质的供给量应该充足，每日每千克体重不少于 1g，而且应补充优质蛋白质，优质蛋白质占总蛋白质的 30% 以上，中年人蛋白质供能占全天总能量的 12%。

3. 糖类　适当限制糖类摄入量，有助于避免肥胖，减轻胰腺负担，减少糖尿病发病率。主食不宜过精，合理搭配蔬菜、水果、粗杂粮等食品，保证膳食纤维和维生素的摄入。

4. 脂肪　控制脂肪摄入量，每日保持在 50g 左右为宜，有效降低胆固醇摄入量，不宜超过 300mg/d。油的摄入以植物油为好。动物内脏、乌贼和贝类等含胆固醇多，尽量少用。

5. 维生素与矿物质　中年人对矿物质的吸收率降低，应多吃含钙质丰富的食物，如牛乳、海带、豆制品及新鲜蔬菜和水果，以防止骨质疏松症和缺铁性贫血的发生。维生素的供给量也应充足，尤其是维生素 A、维生素 C、维生素 E 和 B 族维生素，保持体内抗氧化状态，增强免疫力。

6. 节食，少食盐 饮食要定时定量，以免引起消化功能紊乱，尤其要注意避免食用损害消化器官的食物。每日进盐量不宜超过5g，以防伤害脾胃和引起高血压。

（三）中年人的合理膳食

1. 食物多样，主食粗细搭配 各种食物都要进食，保证营养的全面性和充足性。

2. 多吃新鲜蔬菜水果，多吃蛋白质 多吃新鲜蔬菜水果能够增加膳食纤维和维生素的摄入；动物性食物（尤其是鱼类）和大豆含丰富的蛋白质，多吃能够增加膳食蛋白质，尤其是优质蛋白质的摄入。

3. 合理安排一日三餐 合理搭配三餐营养，如经常夜间工作，可增加一次夜宵，夜宵应少供给脂肪和蛋白质，以免影响消化和睡眠。每日喝牛乳或豆浆，补充钙质。补充抗癌食物，如菌类、大蒜、洋葱、猕猴桃等。

4. 注意锻炼，保证良好的休息和睡眠 劳逸结合，保持良好的心态。

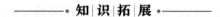

· 知 | 识 | 拓 | 展 ·

中年囤脂形成危险形体型

中年女性脂肪组织逐渐增多，一般堆积在臀部和大腿，形成所谓的"梨形"体型。中年男性脂肪一般囤积于腹部，形成"苹果形"大肚体型。这两种体型不仅影响美观，更重要的是这种体型容易患各种各样的疾病，如患糖尿病、高血压、胆石症和痛风的概率是正常体型的5倍、3.5倍、3倍和2.5倍。故把梨形和苹果形体型视为危险形体型。中年人要尽量避免出现这两种体型。中年人是社会的中坚力量，上有老下有小，都需要他们去照顾，忙碌的生活无法让他们顾及自己的营养膳食和体型，我们要给予中年人更多关心和安慰，引导他们多关注自己的身体，只有把自己照顾好了，才能照顾他人。

二、老年人的营养与膳食

2023年底，我国60岁及以上人口为29 697万，占全国人口的21.1%，65岁以上的老年人达到21 676万，占全国人口的15.4%，表明我国已经进入深度老龄化阶段。与老年有关的保健、衰老、常见慢病及养老等问题已成为医学界和社会关注的重要问题，其中老年营养问题极为重要。

（一）老年人的生理特点

1. 代谢水平 老年人基础代谢率比中年人降低10%~15%。分解代谢大于合成代谢，脏器发生萎缩，重量减轻，细胞组织的整体功能下降。胰岛素分泌减少，易出现葡萄糖耐量下降，导致糖尿病。

2. 心血管系统 随着老化进程，心肌逐渐萎缩，心脏变得肥厚硬化，弹性降低，心脏收缩能力减弱，心输出量减少，器官出现供血不足，影响其功能发挥。动脉弹性降低，动脉硬化加重，易引发高血压。在老年人群中，最常见的心血管疾病就是冠心病和高血压。

3. 消化系统　老年人咀嚼能力下降、味觉和嗅觉减退，食管发生退行性变，胃分泌的消化酶减少引起消化不良，易患胃病。肠道的消化吸收功能减退，蠕动减慢，可导致便秘。

4. 神经系统　进入老年期后，脑细胞数量减少，脑重减轻。神经传导功能下降，大多数感觉减退、迟钝或消失。由于神经中枢机能衰退，老年人变得容易疲劳、睡眠欠佳、睡眠时间减少。此外，由于脑功能失调而出现的智力衰退还易引发老年痴呆症。

5. 免疫系统　老年人免疫细胞数量减少，活性下降，T细胞功能受到更明显的影响。胸腺萎缩，抗体生成减少，免疫功能下降。

（二）老年人的营养需要

1. 能量　老年人的体力活动减少、基础代谢率降低，机体的能量消耗逐渐减少，多食可使体重增加，引起肥胖，但也不应过度节食。保持能量摄入和消耗平衡，维持正常体重或微胖状态。

2. 蛋白质　老年人蛋白质分解代谢大于合成，加上消化功能不足，故蛋白质的供给量应比正常成人要高，其中动物性蛋白质应占总蛋白的50%。但也不宜过多，以免增加肾脏负担，注意食用易于消化的蛋白质食品。《DRIs（2023版）》推荐，蛋白质的RNI女性为62g/d，男性为72g/d。

3. 脂肪　随着年龄的增长，血脂升高，有可能增加老年性疾病的发病率，故脂肪摄入量不宜过多。脂肪摄入不足影响脂溶性维生素的吸收。因此，应以植物性脂肪为主，可占能量的20%~25%，胆固醇应控制在300mg/d。

4. 糖类　糖类对老年人来说易消化吸收，但不宜过多摄入，且应以果糖为主，占总能量的50%~65%为宜。膳食纤维有助于消化吸收，并具有防止高血压等老年性疾病的作用，提倡老年人多食用富含膳食纤维的食物，如水果蔬菜、粗粮、豆类、藻类等。

5. 维生素　维生素在调节代谢、推迟衰老方面非常重要，故老年人每日需供给足够的维生素。维生素A对抗癌有一定作用，胡萝卜素还具有良好的抗氧化作用，应当补充足量的维生素A，但要注意不要过量，以防引起中毒。为预防老年人发生骨质疏松及牙齿过早脱落，应常晒太阳，或供给足量维生素D，但不宜过多。维生素C能促使胆固醇排出，防止老年人血管硬化过程加速，延缓衰老。叶酸和维生素B_{12}可以促进细胞生成，维生素B_2与体内铁的吸收储存有关，均有利于防止老年性贫血的发生。

6. 矿物质　①钙：老年人钙的吸收率和储钙能力降低，容易发生钙代谢负平衡，多发骨质疏松。《DRIs（2023版）》推荐，钙的RNI为800mg/d。②铁：老年人对铁的吸收利用能力下降，血红蛋白减少，需要有较多的血红蛋白来补偿机体老化的影响。缺铁易发生缺铁性贫血，老年人应补充足够的铁，《DRIs（2023 版）》推荐，铁的 RNI 为 10mg/d。③锌、硒、碘、铬：锌有助于改善老年人的味觉迟钝和免疫功能低下。硒可清除体内的自由基，减轻氧化损伤，缺硒可引起克山病。碘用于甲状腺的合成。铬参与调解血糖和脂类代谢。

（三）老年人的合理膳食

1. 食物多样，合理搭配　主食应米、面、杂粮合理搭配，多食用蔬菜水果、海带、紫菜、牛乳、鱼类、豆制品、瘦肉、少量动物内脏等。

2. 合理烹调，易于消化　食物的烹调加工，除最大限度地保留营养价值，还要注意宜软易消化，色、香、味俱全，饮食清淡，少用油和盐。多采用煮、炖、炒、焖的方法，少用油炸、腌制、烟熏等烹调方法。

3. 良好的饮食习惯　一日三餐或多餐，定时定量，不偏食挑食，不暴饮暴食，不过量饮酒。积极参加适度的体力活动或运动。

─────── • 知│识│拓│展 • ───────

选择粗粮远离多种慢性疾病

中国慢性病前瞻性研究表明，经常吃粗粮杂粮患糖尿病和脑梗死的风险分别可降低 12% 和 14%。粗粮含有丰富的膳食纤维，经常食用可降低结肠癌、直肠癌的发病风险。其作用机制是，膳食纤维能增加粪便体积，防止便秘，从而稀释致癌物，缩短致癌物同结直肠的接触时间。此外，纤维经细菌发酵所产生的短链脂肪酸也可能对结直肠有保护作用。其他成分包括抗氧化剂、维生素、微量元素、植酸盐、酚酸和植物性雌激素等，也对结直肠癌有一定预防作用。另外，老年人是社会的弱势群体，我们要给予老年人更多的关怀、陪伴、爱护，给老年人提供更多的便利和帮助，帮他们在快乐中度过晚年！

（四）老年人常见的营养问题

老年人常见的营养问题主要是营养不足和营养过剩等。

1. 营养不足　包括干瘦型营养不足、低蛋白血症、混合型营养不足。

（1）干瘦型或单纯饥饿型营养不足：干瘦型营养不足的老年人多因能量摄入不足引起，常见于慢病或长期摄入不足者。主要表现为严重的脂肪和肌肉消耗，皮褶厚度减少、上臂围减少等。

（2）低蛋白血症：长期蛋白质摄入不足常见于严重的外伤、感染、烧伤等引起的剧烈的系统性炎症反应的老年人，常有生化指标异常，如血浆白蛋白和淋巴细胞计数下降，出现水肿及伤口愈合延迟，而脂肪和肌肉量可在正常范围。

（3）混合型营养不足：蛋白质和能量均摄入不足，为最严重的一类营养不良，多在疾病终末期产生，常表现为恶病质，死亡率高。

2. 营养过剩　肥胖的老年人并不少见。多种慢性病与过度肥胖有关，如高血压、糖尿病、心脏病、骨关节病等。营养过剩的老年人的 BMI ＞ 35，其功能状态可能变差，相关疾病和死亡风险也增加。对于肥胖老人，达到一个较健康体重，尤其是肌肉质量是重中之重。

营养不足和营养过剩均会导致老年人代谢障碍，从而诱发多种疾病、加速衰老进程。在老年人常见的慢性病中，与营养有关的疾病有肥胖、高血压、动脉粥样硬化、糖尿病、缺铁性贫血、骨质疏松症、痛风及肿瘤等。由于营养失衡使老年人的免疫功能下降，从而出现较高的感染风险。大量食用精米精面、高脂和高热量食物，是世界范围内老年人糖尿病、肠癌、胰腺癌、乳腺癌等发病率迅速攀升的一个重要原因。

任务五　特殊环境人群的营养与膳食

————— • 案│例│导│入 • —————

【案例】

患者，男性，30 岁。建筑工人。夏季白天烈日下在工地上工作，工作强度大，晚上住简易棚，没空调，休息不好，一晚只能睡四五个小时，第二天接着做高强度的工作。现突然头晕、头痛，体温高于 40℃，大量出汗后"汗闭"，脉搏微弱，呼吸急促。

【问题】

1. 请问该患者的诊断是什么？
2. 该患者的膳食原则是什么？

一、高温环境下人群的营养与膳食

通常把 35℃ 以上的生活环境和 32℃ 以上的生产劳动环境为高温作业环境（high temperature working environment）。高温作业按气象条件可分为三大类：具体如下。①高温强热辐射作业：其特点是气温高，热辐射强度大，相对湿度低，形成干热环境，这类作业场所都有强烈的辐射热源，室内外气温差可达 10℃ 以上，以对流热和辐射热作用于人体，如冶金行业的钢铁冶炼、锻造、机械加工等，玻璃、陶瓷、搪瓷等制造加工、锅炉车间的炉前作业等。②高温高湿作业：这类作业环境的气象特点是气温、气湿高，而热辐射较弱，主要是由于生产过程中产生大量水蒸气或生产上要求车间内保持较高的相对湿度，如造纸、印染水产加工、矿井等作业。③夏季露天作业：建筑、搬运等露天作业，除受太阳的辐射作用外，还接受被加热的地面和周围物体放出的辐射热。

（一）高温环境作业人员的生理特点

1. 水及无机盐的丢失　人体汗液的 99% 以上为水分，0.3% 为无机盐。一般情况下损失的氯化钠可达 15～25g/d，如不及时补充水和氯化钠，将引起严重的水盐丢失，当丢失量超过体重的 5% 时则可引起血液浓缩，出现体温升高、出汗减少、口干、头晕、心悸等中暑症状。在丢失的无机盐中，钾的丢失仅次于钠，有人估计每日从汗液丢失的钾可达 100mmol 以上，高温环境下作业不适当补钾，可使血钾及红细胞内钾浓度下降，而使机体对热的耐受能力下降。通过汗液损失的钙量为 0.17～0.21mmol/h，损失的镁量可达 0.065～0.300mmol/h。

2. 水溶性维生素的丢失 汗液中维生素 C 可达到 10μg/ml，以每日出汗 5L 计，从汗液丢失的维生素 C 可达 50mg/d。据报道每升汗液含硫胺素约 10.14mg，以每日出汗 5L 计，可丢失维生素 B_1 0.7mg，其他 B 族维生素，如维生素 B_2、烟酸等也有相应量的丢失。

3. 可溶性含氮物丢失 高温作业时汗液中可溶性氮含量为 0.2～0.7g/L，其中主要是氨基酸，为 206～229mg/h。由于机体处于高温及失水状态，加速了组织蛋白质的分解，使尿氮排出亦增加。

4. 消化液分泌减少，消化功能下降 高温环境下大量出汗引起的失水是消化液分泌减少的主要原因。出汗伴随的氯化钠的丢失使体内氯急剧减少，影响到胃中盐酸的分泌。高温刺激下的体温调节中枢兴奋及伴随而致的摄水中枢兴奋也将对摄食中枢产生抑制性影响。

5. 能量代谢增加 机体在对高温进行应激和适应的过程中，通过大量出汗、心率加快等进行体温调节，可引起机体能量消耗的增加。

（二）高温环境作业人员的营养需要

高温环境中人群的膳食营养重点是增加水和矿物质的摄入，适当增加蛋白质、糖类和维生素的摄入，控制脂肪的摄入；同时，应注意选择清淡易消化的食物。

1. 能量 高温环境下作业人员能量推荐量要比正常增加 5% 为宜。在 30～40℃ 的环境温度中，每增加 1℃，增加能量 0.5%。

高温环境下
人群的营养

2. 蛋白质、脂肪和糖类 高温环境下，组织蛋白质的代谢以分解代谢为主；尤其在热应激期，机体蛋白质处于高度分解状态。同时尿肌酐排出量增加，汗液中氮排出量也增多，故蛋白质需要量增加，但不宜过高，避免加重肾脏负担，蛋白质供能量占总能量的 12%～15%。脂肪不超过总能量的 30%，糖类不低于 58%。

3. 矿物质 高温环境作业，由于大量出汗，丢失水分和矿物质是高温中暑的主要原因。每日通过排汗可损失钠、钾、钙、镁和铁等；其中钾最值得注意，长期缺钾的人员，在同样高温条件下易发生中暑。钙供给量 1000mg/d，氯化钾为 3～6g/d，氯化钠为 15～20g/d。

4. 维生素 高温环境使维生素消耗增多，补充维生素后能提高机体应激反应能力，加速热适应。每人每日推荐摄入量，维生素 C 应在 150～200mg、维生素 B_1 应在 2.5～3.0mg、维生素 B_2 应在 3～5mg，才能满足机体需要。接触干热、强辐射作业人员，如接触钢、铁水人员，应适当增加维生素 A 供给量，可增加到每日 5000U。

——————— · 知|识|拓|展 · ———————

在没有药物的情况下中暑了怎么办

首先，把中暑人员转移到阴凉通风的地方，如患者身上的衣服比较厚重，需要为患者解开衣物，帮助其散热。其次，稍微抬高患者的双腿，有助于患者增加脑部的供血量。再次，用冷水浸湿毛巾或者衣物附在患者的额头上，或者用湿毛巾擦拭患者的脖子、腋下、手臂、腹股沟等血管丰富的地方已达到降温的目的。注意当患者体温降到38℃时停止降温。最后，当患者清醒后，给其补充淡盐水，以补充身体内流失的电解质，恢复电解质平衡。整个过程中要给予患者安慰和关爱。

（三）高温环境作业人员的合理膳食

高温作业人员的营养问题主要由食欲缺乏、消化功能降低所致。因此，需要通过"三补充"和对一日三餐的精心调配，合理烹调，注重就餐环境等方法增进高温作业人员的食欲，达到营养平衡。

1. 补充水分　高温作业人员补充的水量与环境热强度和劳动强度有关，因此，作业人群需要保持足够的水分摄入，建议每日饮水 3~6L，以防止脱水。因含盐饮料常不受欢迎，故以汤作为补充水及矿物质的重要措施，菜汤、禽畜肉汤、鱼汤可交替选择，在餐前饮少量汤以增加食欲。对大量出汗者，宜在两餐进餐间补充一定量含盐饮料。高温作业人员补充含盐饮料时氯化钠浓度以 0.1% 为宜，也可以选择白开水、绿茶、淡盐水等来补充水分。此外，可以多食用富含水分的食物，如西瓜、黄瓜、柚子等水果，以增加水分的摄入。

2. 补充矿物质　高温作业者的饮食不仅要提供一定量的氯化钠，每人 15~25g/d，而且应富含钾、钙、镁等矿物质。可以通过食用含钠、钾丰富的食物来实现，如香蕉、土豆、菠菜等。此外，也可以选择适量的运动饮料来补充电解质。对高温作业人员必须考虑保持体内电解质平衡，不能单一补充，尤其是给大量出汗人员补充矿物质时，建议采用混合盐片。

3. 补充维生素　高温作业人员维生素 C、维生素 B_1、维生素 B_2、维生素 A 的需要量增加，应多吃绿叶蔬菜、水果和动物性食物及大豆类食物，但当膳食不能完全补充高温作业造成的维生素缺失时，可适当给予维生素制剂或强化饮料、食品等。

4. 合理烹调　科学搭配谷类、豆类及动物性食物鱼类、禽类、蛋类、肉类，以补充优质蛋白质及 B 族维生素，精心烹制出色、香、味、形俱全的食物，也可通过添加调味品达到增加消化液分泌、增加食欲的目的。

5. 就餐环境　为高温作业人员安排餐前洗浴和凉爽环境就餐，餐前饮适量冷饮（不低于10℃），也可食用少量可口汤类，以促进食欲。

二、低温环境下人群的营养与膳食

低温环境（low-temperature environment）一般是指气温在 10℃ 以下的外界环境，

常见于寒带及海拔较高地区的冬季及冷库作业等。低温环境作业则是指工作地点平均气温为5℃或5℃以下的作业，包括寒冷季节从事室外或室内无采暖设备的作业、特殊需要工作场所设置冷源的作业，如高山高原工作、潜水员水下工作、现代化工厂的低温车间以及寒冷气候下的野外作业等。

（一）低温环境作业人员的生理特点

在极冷的低温下，身体组织在很短时间内便会产生冻痛、冻伤和冻僵，就算温度未低到足以引起冻痛和冻伤的程度，但是长时间的全身性低温暴露，也会使人体热损失过多，深部体温（口温、肛温）下降到生理可耐限度以下，从而产生低温的不舒适症状，出现呼吸急促、心率加快、头痛、瞌睡、身体麻木等生理反应，还会出现感觉迟钝、动作反应不灵活、注意力不集中、不稳定，以及否定的情绪体验等心理反应。

1. 人体辐射散热增多　当气温低于人体皮肤温度时，外界物体吸收皮肤放散的能量，外界温度愈低，辐射散热就愈快，极易导致体温或局部肢体温度降低。人体的能量绝大部分是通过皮肤直接散热。

2. 食欲消化功能改变　低温环境中胃液的分泌有所增加，其酸度也有所增强，胃排空减慢，食物在胃内的消化较为充分。寒冷环境可使食欲增加，反映了机体对能量需要量的增加。

3. 心血管系统　心血管系统在寒冷刺激下可直接或反射性地引起皮肤血管收缩，同时由于交感神经系统的兴奋，血中儿茶酚胺浓度升高使心输出量增多、血压上升、心率加快。

4. 呼吸系统　冷空气的吸入，可使呼吸道上皮直接受刺激，同时气道阻力增高，可成为冬季支气管哮喘发作的主要原因。寒冷暴露下呼吸道及肺实质的血流亦受影响，肺实质可表现为肺静脉收缩，可能引起进行性肺动脉高压。

5. 神经系统　寒冷可通过对中枢和外周神经系统以及肌肉、关节的作用影响肢体功能，使皮肤感觉敏感性、肌肉收缩力、协调性、操作灵活性减弱，更易出现疲劳。

6. 内分泌和免疫系统　急性冷暴露时甲状腺及肾上腺皮质活动增强，血中儿茶酚胺浓度升高。冷习服以后甲状腺和肾上腺皮质活动的程度逐渐恢复，但血中去甲肾上腺素的水平仍然较高，此现象与冷习服的维持有关。动物实验与临床试验均表明，在冷暴露开始的1周内免疫系统功能有下降，随后恢复且呈逐步上升的趋势。

（二）低温环境作业人员的营养需要

1. 能量　低温环境下人体能量消耗增多，其主要原因是低温环境下人体基础代谢率平均增加10%～15%；低温环境下人体出现寒战和其他不随意运动，从而使能量代谢增加；低温环境下人们穿着笨重的服装，造成额外的能量消耗；低温下甲状腺分泌增加，使体内物质氧化所释放的能量不能以ATP储存，而以热的形式向体外发散，造成能量的耗损。

2. 脂肪　低温环境下，脂肪的氧化分解增强，故应适当提高膳食脂肪的供给量，以提高人体的抗寒能力，但对于低温尚未习服者则应保持糖类比例适当，脂肪所占的比例不宜过高，以免发生高脂血症和酮尿。

3. 矿物质　低温条件下，机体代谢需要量增加，且人体排出增加，最易导致钙和钠的缺乏，钙的不足原因主要是因为日照时间短、维生素 D 作用受限等，每日应当补充钙 600～1200mg，可以从含钙丰富的豆类、乳类、虾皮等食物中摄取。根据调查，寒冷地区居民为了适应其产热功能需要，食盐摄入应是温带地区的 1.0～1.5 倍。对于寒冷地区较多的微量元素缺乏症，应当主要从食物来源和生物利用率上解决，保证平衡膳食中这些元素充足的供给量。

4. 维生素　低温环境下，人体对水溶性 B 族维生素和脂溶性维生素 A 消耗量均较常温环境下多 30% 左右。以中等强度劳动为例，建议低温环境作业人员每人每日供给维生素 A 1500μg RE，维生素 B_1 2mg，维生素 B_2 2.5mg，烟酸 1.5mg，维生素 B_6 2mg。维生素 C 每日供应 70～120mg，维生素 A 可影响机体耐寒能力，维生素 C 在寒冷环境中具有营养保健的特殊功效。这些维生素应尽量从新鲜蔬菜和水果中摄取，必要时可从强化食品中提供。

（三）低温环境作业人员的合理膳食

1. 高能量食物的供给　低温使机体代谢加快，能量消耗增加，所以能量的推荐量比常温环境下增加 10%～15%。蛋白质、脂肪、糖类的供能比例分别为总能量的13%～15%、35%～40%、45%～50%。其中脂肪供能比例显著高于其他地区，可食用高脂肪的坚果类（核桃仁、花生仁等）食品，有助于提高机体的耐寒能力。

2. 增加矿物质和维生素的摄入　食盐的推荐摄入量每人每日 15～20g。钙、镁、钾等元素的补充，可通过动物性食物和植物性食物提供，如牛肉、猪肉、羊肉及动物肝脏等，豆类及其制品、蔬菜、水果、干果等是矿物质和微量元素的重要来源。提供富含维生素 C、胡萝卜素和无机盐钙、钾等的新鲜蔬菜和水果，可适当补充维生素C、维生素 B_1、维生素 B_2、维生素 A 和烟酸等。对低温环境工作人群，推荐摄入量比常温环境同工种增加 30%～50%。

3. 注意饮食习惯　低温环境中，人们较喜欢能量多、脂肪多的食物，并有喜进热食的习惯，选择热食既利于消化又卫生，同时做好个人防寒保暖措施，适应低温环境下能量消耗和劳动强度。

三、高原作业人群的营养与膳食

一般将海拔 3000m 以上地区称为高原（plateau），在这一高度，由于大气氧分压的降低，人体血氧饱和度急剧下降，常出现低氧症状。我国高原地域辽阔约占全国面积的 1/6，人口约有 1000 万。

（一）高原作业人群的生理特点

1. 出现高原低氧反应　高原由于大气压和氧分压低，导致肺泡氧分压和血氧饱和度降低，组织细胞不能从血液获得所需的氧进行正常生化代谢，出现头晕、头痛、失眠、昏迷、心悸、气促、恶心、呕吐、食欲缺乏、腹胀、腹泻、无力等高原低氧反应。

2. 基础代谢率降低　人体对高原地区的反应，首先是为了从低氧空气中争取到更多的氧而提高机体的呼吸量，严重低氧情况下食欲缺乏，能量供应不足，线粒体功能受到影响，因而基础代谢率降低。

3. 多器官功能变化或高原习服　高原环境具有低温、低氧的特点，许多工作人员需要从低海拔区域快速进入高海拔区域，诱发心、脑、肾等多器官功能的损伤。缺氧可致肺动脉压升高，由于呼吸加速引起电解质代谢紊乱，可发生肺水肿，全身水肿，导致高原性心脏病。耳蜗及听觉中枢对缺氧极为敏感，缺氧可导致耳蜗微循环障碍，进而导致听力下降。在高原环境下生活一段时间后，大多数人能适应缺氧环境，这种适应称为高原习服。

（二）高原环境作业人群的营养需要

1. 能量需要量　人体对高原地区的反应，首先是为了从低氧空气中争取到更多的氧而提高机体的呼吸量，因此必然呼出过量的 CO_2，影响机体正常的酸碱平衡。严重低氧情况下食欲缺乏，能量供给不足，线粒体功能受到影响，因而基础代谢率降低。

2. 糖类　在三种产能营养素中，糖类代谢能最灵敏地适应高原代谢变化。糖类膳食能使人的动脉含氧量增加，能在低氧分压条件下增加换气作用。

有研究证明，高糖类膳食能将动脉氧分压提高 $880 \pm 493Pa$（$6.6 \pm 3.7mmHg$），肺扩张能力可增加13.9%。机体摄食量不足，肝脏线粒体上三羧酸循环中脱氢酶特异性活力和细胞色素 c 氧化酶的活力均下降。可见在高原地区，应保证充足的能量摄入，特别是糖类的摄入量，对维持体力非常重要。

3. 脂肪　在高原低氧情况下，机体利用脂肪的能力仍保持与非高原情况下相当的程度，甚至有人提出，在高原上人体能量来源可能由糖类转向脂肪。

4. 蛋白质　人在登山过程中，往往会出现负氮平衡，提高氮的摄取量，即可恢复平衡。在高原低氧适应过程中，毛细血管可出现缓慢新生、红细胞增加、血红蛋白增高和血细胞总容积增加的过程，以提高单位体积血液的氧饱和度，这表明了高原作业人员对蛋白质的需要。

5. 维生素　低氧时，辅酶含量下降，呼吸酶活性降低，补充维生素后可促进有氧代谢，提高机体低氧耐力，所以有人主张在低氧情况下，除应提高膳食中糖类的比例外，还应增加维生素摄入量，加速对高原环境的适应。在高原环境中从事体力劳动时，维生素 A、维生素 C、维生素 B_1、维生素 B_2 和烟酸应按正常供给量的 5 倍给予。另外，对登山运动员补充维生素 E 可防止出现红细胞溶解肌酸尿症、体重减轻和脂肪不易被吸收等。

6. 水和无机盐　初登高原者，体内水分排出较多，体内水分可减少 2～3kg。一般认为，此种现象是一种适应性的反应，这一阶段如因失水严重影响进食，则应设法使饭菜更为可口，并增加液体，以促进食欲，增加进食，保证营养，防止代谢紊乱。但在低氧情况下，尚未适应的人应避免饮水过多，防止肺水肿。未能适应高原环境的人，还要适当减少食盐摄入量，可有助于预防急性高山反应。

（三）高原作业人群的合理膳食

1. 为提高机体对低压和高原环境的耐受力，高原作业人员能量供给在非高原作业基础上增加 10%。

2. 适当增加富含铁的食物，使机体动脉血氧含量增加，提高机体在低氧分压条件下呼吸的能力。

3. 增加优质蛋白质的摄入量，加强机体恢复平衡的能力。高原作业膳食中蛋白质、脂肪、糖类构成适宜比例为 $1.0 : 1.1 : 5.0$，占总能量比 $12\% \sim 13\%$、$25\% \sim 30\%$ 和 $55\% \sim 65\%$。

4. 增加维生素的供给量，每日微量营养素的建议摄入量，维生素 A 1000μg RE，维生素 B_1 2.0～2.6mg，维生素 B_2 1.8～2.4mg，烟酸 20～25mg，维生素 C 80～150mg，钙 800mg，铁 25mg，锌 20mg。

5. 适当减少食盐的摄入量，有助于预防急性高原反应。

6. 提倡多餐（每日 4～5 餐）。

任务六　职业性接触有害因素人群的营养

———————— • 案|例|导|入 • ————————

【案例】

患者，男性，30 岁。在某鞋业皮具有限公司从事制鞋工作。工作中要接触"400 胶水""天那水"等（含甲苯）。其工作车间没有排风设备，患者在工作中也没有采取佩戴口罩、手套等个人防护措施，每天工作 8～10 小时，每月休息 2 天。6 个月后出现牙龈出血伴有头痛、头晕、乏力、多梦、记忆力减退等神经衰弱表现。实验室检查：2 个月内检查 3 次，白细胞数均低于 $4 \times 10^9/L$。

【问题】

1. 该患者在职业环境中接触到了什么化学毒物？该化学毒物对人体有何危害？

2. 该患者的膳食如何调配？

职业接触有毒有害物质种类繁多，主要有重金属铅、汞、镉等，卤代烃类有四氯化碳和三氯甲烷、氯化氢，芳香烃类有苯、硝基苯等，有机磷及有机氯等杀虫剂以及硅尘、煤尘、棉尘等，这些化学毒物长期、少量进入机体，将会引起各种毒性反应，破坏机体的生理功能，干扰营养素在体内的代谢，甚至发生特定靶器官或靶组织的严重病变，危害人体健康。而机体的营养状况与化学毒物的作用及其结果均有密切联系。合理的营养措施，能提高机体各系统对毒物的耐受和抵抗力，增强对有毒有害物质的代谢解毒能力，减少毒物吸收并促使其转化为无毒物质排出体外，利于康复和减轻症状。

一、营养素与毒物的相互影响

1. 蛋白质与毒物 良好的蛋白质营养状况，既可提高机体对毒物的耐受能力，也可调节肝微粒体酶活性至最佳状态，增强机体解毒能力。尤其是含硫氨基酸充足的优质蛋白质供给，可提高谷胱甘肽还原酶的活性，膳食蛋白质缺乏时，可影响毒物在体内代谢转化所需酶的合成或活性。此外，蛋白质中的含硫氨基酸如甲硫氨酸、胱氨酸和半胱氨酸等，能给机体提供 – SH。– SH 能结合某些金属毒物，可影响其吸收和排出，或拮抗其对含 – SH 酶的毒性作用，并为体内合成重要解毒剂如谷胱甘肽、金属硫蛋白等提供原料，这些均有利于机体的解毒和防癌作用。

2. 脂肪与毒物 膳食中脂肪能增加脂溶性毒物在肠道吸收和体内蓄积。膳食中脂肪的供能比例大于 30% 时，脂溶性毒物有机氯、苯以及铅、饱和烃类、卤代烃类、芳香烃类等在肠道的吸收及体内蓄积增加，但磷脂作为肝内质网生物膜的重要成分，适量的补充又有助于提高单加氧酶（monooxygenase）［又称混合功能氧化酶（mixed functional oxidase，MFO）］的活性，加速生物转化及毒物的排出。食物中缺少亚油酸等必需脂肪酸或胆碱都可能影响微粒体中磷脂的产生。这不仅影响 MFO 功能，也影响诱导作用，使与毒物代谢有关的酶系统不能根据毒物代谢的需要而适应地增加活性，从而影响毒物的代谢。

3. 糖类与毒物 "结合"反应是人体对毒物的解毒反应，需要耗能，糖类的生物氧化能快速地提供能量并供给结合反应所需的葡萄糖醛酸，增加膳食中糖类的供给量，可以提高机体对卤代烃类和磷等毒物的抵抗力。糖原的减少对肝脏解毒功能有不良影响。饥饿引起肝糖原减少，加剧四氯化碳、三氯甲烷的毒性。

4. 维生素与毒物 维生素 A 缺乏改变内质网的结构，影响 MFO 的作用。维生素 C 具有良好的氧化还原作用，被认为是体内重要的自由基清除剂之一，能清除毒物代谢时所产生的自由基，保护机体免受大多数毒物造成的氧化损伤。维生素 E 及其他抗氧化营养素，如 β-胡萝卜素等可直接参与清除自由基的反应，也可保护生物膜免受自由基的攻击，维持膜的稳定性。高脂肪膳食使脂溶性毒物在肠道的吸收及体内蓄积增加。

5. 微量元素与毒物

（1）铁：铁与机体能量代谢和防毒能力有直接或间接关系。体内含铁的血红素酶有线粒体中的细胞色素 b、c_1、a、a_3、微粒体中的细胞色素 P450 和 b_5 及过氧化氢酶等。缺铁使上述酶活性降低，进而影响线粒体的生物氧化和解毒反应。某些毒物亦能干扰铁的吸收和利用，直接或间接地引起缺铁性贫血，如镉、锰、铅等，补充铁对这些毒物有一定的防治作用。

（2）锌：锌对金属毒物有直接、间接的拮抗作用。锌在消化道可拮抗镉、铅、汞、铜等的吸收，在体内可恢复被铅等损害的一些酶的活性。锌能诱导肝脏合成金属硫蛋白，后者能结合镉、汞等毒物，使之暂时隔离封闭，减少其毒性。锌亦可使还原型谷胱甘肽生成增多，升高谷胱甘肽过氧化物酶（glutathione peroxidase，GSH-Px）和谷胱甘肽转硫酶的活性。因此锌具有抗氧化能力，保护机体不受或少受自由基的攻击。锌能提高机体免疫功能，而许多毒物的致病机制之一就是损害机体的免疫功能，故补锌能提高抗毒能力。

（3）硒：硒以硒胱氨酸的形式存在于 GSH-Px 分子中。硒的主要生理功能是以 GSH-Px 的形式发挥抗氧化作用，保护细胞生物膜的结构。GSH-Px 能将过氧化物还原为无毒的羟基化合物，将过氧化氢（H_2O_2）还原为水，从而起到保护细胞膜的作用。硒亦参与抗氧化剂辅酶 Q 的组成。缺硒使肝微粒体酶活性下降，影响毒物的转化。硒在元素周期表中与硫同族，化学性质相似，能与某些金属毒物如汞、镉、铝等，形成难溶的硒化物，减轻这些毒物的毒性。

二、接触有毒化学物质人员的营养和膳食

（一）铅作业人员的营养和膳食

铅（lead）主要通过呼吸道和消化道侵入人体，引起慢性或急性铅中毒。铅作业比较广泛，从事冶金、蓄电池、印刷、陶瓷、染料等工业的工人皆有接触。铅在体内有蓄积作用，以不溶性正磷酸铅 [Pb_2（PO4）$_2$] 沉积在骨骼中，同时对神经系统和造血系统均有一定影响。

1. 蛋白质 铅作业工人应供给足够的蛋白质，一般以占总热量的 14%～15% 为宜，应注意蛋白质的质量，供给营养价值高的优质蛋白质。增加甲硫氨酸和半胱氨酸的摄入量可减轻中毒症状，甲硫氨酸有促进红细胞生成的作用。

2. 脂肪 过多可促进铅在小肠内吸收，故铅作业工人膳食中脂肪不宜过多。果胶有使铅沉淀，减少铅吸收作用，铅作业工人可多吃含果胶的水果。此外，维生素 A、维生素 B_1、维生素 B_2、维生素 B_{12} 和叶酸在预防铅中毒方面均有一定作用，在膳食中应予以补充。

3. 维生素 长期接触铅的作业工人，因铅在体内促进维生素 C 氧化，故血和尿中维生素 C 含量降低，如在与铅接触的同时，给予大量维生素 C，可推迟中毒或使中毒症状减轻。对已有中毒症状的铅作业工人每日可补充 200 mg 维生素 C。对铅作业工人的维生素 C 补给量，我国有人建议每日应补给 125mg，有的国家规定每日补给 150mg。

4. 措施 铅在体内的代谢过程与钙相似。为了使铅作业工人既可从体内排铅，又不致引起急性铅中毒，在膳食供应上应采取以下措施：①对从事铅作业的人员可每日供应一餐少钙多磷膳食作为保健餐，以促进铅由体内排泄，防止在骨骼中沉积。②如接触铅的人员已出现明显急性中毒症状，则应以多钙少磷膳食为主，使铅暂时在骨骼中沉积，待急性中毒症状消失或减轻后，再适当采用少钙多磷膳食，使铅陆续排

出体外。日常食物中，蔬菜、水果和乳类是含钙丰富的呈碱性食物，粮食、豆类、蛋、肉则为含磷丰富的呈酸性食物。铅作业工人的膳食可根据铅代谢情况选择。

（二）汞作业人员的营养和膳食

汞（mercury）及其化合物可通过呼吸道、消化道或皮肤进入机体。职业中毒以呼吸道吸入为主，但通过被汞污染的食物或饮水也可引起中毒。汞及其化合物主要蓄积于肾、肝和脑组织中，主要损害中枢神经和肾脏。

1. 蛋白质　由于肾脏损害，慢性汞中毒时即有蛋白尿，而引起蛋白质丧失，因此膳食应补充优质蛋白质，尤其应供给富含蛋氨酸和半胱氨酸的蛋白质，因这种氨基酸含有巯基，巯基可与汞结合成为稳定的化合物，保护体内巯基酶系统，起到解毒作用。如甲基汞于体内经胆道排出，后又被肠道吸收，贮留于体内，若供给含半胱氨酸的蛋白质，汞即可与半胱氨酸的巯基结合，排出体外，使体内甲基汞量减少。果胶也可与汞结合，加速汞离子排出，从而降低血液中汞离子浓度。

2. 矿物质　硒可预防汞中毒，许多实验证明，硒在体内能对抗无机汞和有机汞的毒性作用，减轻慢性中毒症状。硒对汞解毒的机制为当硒与汞同时注入机体时，汞与硒结合在同一血浆蛋白分子上，经透析查明硒附着于蛋白质的一个巯基上，而汞又附着在硒上，使大部分汞不能达到靶组织，防止了中毒的发生。

3. 维生素　由于维生素 E 与硒在营养上有协同作用，故也可防止甲基汞中毒。动物实验证明，维生素 E 可防止甲基汞所引起的神经系统改变，能提高动物的存活率，故对汞作业工人应注意硒和维生素 E 的供给。

（三）苯作业人员的营养和膳食

苯（benzene）在工业上应用广泛。人吸入苯蒸气后，一部分进入血液，在体内氧化为酚类化合物后，与硫的代谢产物硫酸和糖的代谢产物葡萄糖醛酸结合，形成硫酸酚酯和葡萄糖醛酚酯。此外，尚有少量其他产物由尿中排出。苯是一种神经细胞毒，可使血管壁发生脂肪变性，也可使骨髓受到损害，对造血系统有破坏作用。苯的硝基化合物，特别是三硝基甲苯常引起肝脏损害，发生中毒性肝炎及肝脂肪变性。

1. 蛋白质　经动物实验证明，苯中毒动物饲以高蛋白饲料生长发育好，存活时间长，血中谷胱甘肽含量比较稳定。蛋白质缺乏时，可使肝细胞分化减退，同时细胞色素 P450 及细胞色素 P450 还原酶活性下降，苯胺于肝微粒体中的氧化下降，即生理解毒作用的生物转化速度减慢，使毒性不能及时消除。

2. 脂肪　膳食中脂肪过多可促进苯的吸收，故膳食脂肪摄入量应低于正常人，但也不宜过低。对苯中毒工人膳食中脂肪供给量问题，目前尚无定论。为促进肝脂肪变性的恢复，膳食中应含有抗脂肪肝物质，如甲硫氨酸、胆碱和卵磷脂等。

3. 维生素　有人建议，接触苯的人员每日应额外供应维生素 C 150mg、铁15mg，以增强苯在体内的代谢，防止贫血。维生素 K 对治疗苯中毒有一定效果。此外，维生素 B_1、维生素 B_6 和烟酸等对治疗苯中毒也有较好效果。

因此，对苯作业工人的营养应在保证全面膳食的基础上，增加优质蛋白质的供给量，多补充维生素 C，适当提高铁的供给量，并补充一定量的复合 B 族维生素。由于食欲减退，应注意膳食的调配和烹调方法的采用，能达到增进食欲的目的。

（四）磷作业人员的营养和膳食

磷（phosphorus）中毒主要表现为肝功能损害，机体氧化功能降低与新陈代谢障碍，蛋白质分解加速，尿中氮排泄量增高，血中磷储备降低，肝糖原消失快，乳酸增加，血糖降低。

1. 矿物质 由于体内磷增高，钙磷正常平衡受到破坏，骨组织发生脱钙现象，血清中钙含量增高。此外，尚有神经与心脏血管系统病变。磷作业人员的膳食中应供给富含维生素的食品，尤其是新鲜蔬菜水果应较多，一方面含有丰富的维生素 C 可加速磷在体内的氧化过程，另一方面蔬菜水果为呈碱性食品，可中和磷被氧化形成的酸性化合物，有助于维持体内正常酸碱平衡。

2. 蛋白质 磷作业人员的膳食应富有优质蛋白质，每日至少应供给蛋白质 90g，保健餐中至少含 35g。膳食中应含有丰富的糖类，脂肪含量不宜过多，以便更好地保护肝脏。

3. 维生素 磷作业工人维生素代谢也受影响，易出现维生素 C 缺乏。维生素 B_1 和维生素 B_2 的消耗量同样增加，对磷作业人员补充维生素 B_1 和 B_2 则有较好的预防效果。保健餐应供应维生素 C 60～70mg，每日膳食中至少应供给维生素 B_1 1.5～2.0mg、维生素 B_2 1.5mg，有的国家规定磷作业人员保健餐应特殊供给维生素 C 150mg 和维生素 B_1 4mg。为保持体内钙代谢正常，膳食中应含有较多钙质。

（五）矿工的营养和膳食

矿工（miner）主要以煤矿工人为主。煤矿工人的工作性质有许多特点，如长时间（8～9 小时）在地下工作；工作面很分散，难设井下固定食堂；体力劳动较重，且不见日光；有些矿常在山区，远离蔬菜基地；井下作业常受粉尘、毒气、高温等影响。矿工的多发病，主要为感冒、支气管炎、慢性胃肠炎、硅沉着病、皮肤化脓性疾病，以及其他特殊中毒等。对矿工的合理营养要求，主要应适应其工作特点并防止多发病。

1. 能量 矿工的热能需要量一般为 16 736～20 920kJ（4000～5000kcal）。煤矿工人热能消耗量受很多因素影响，如工种的差别、机械化程度、煤层厚薄、井下通风情况、作业姿势和井下温度等。因煤矿工人热能需要量大，应供给高热能膳食，一天食物分配应力求均衡，上班间应供给一餐。有的煤矿过去曾于工间供应一次保健餐，包括饼干、蛋糕、馒头、鸡蛋和豆浆，其中加乳粉少许和糖 50g，可供热能 5021～5858kJ（1200～1400kcal），长期实行后，劳动生产率提高，发病率下降。

2. 维生素 矿区食堂蔬菜的供给应做好合理安排，特别是绿叶蔬菜，对保证胡萝卜素和维生素 C 的供给极为重要。维生素 A 和胡萝卜素可增强皮肤抵抗力。在高温高湿工作面从事劳动时，每班出汗量可高达 5L 以上，为此，应以饮料形式补充维生素 C、维生素 B_1、维生素 B_2 和食盐。

三、接触化学毒物人员的营养膳食原则

针对接触化学毒物的人员主要是去除体内的化学毒物、减少化学毒物在肠道的吸收、修补化学毒物对机体的损害，增强机体免疫力，其膳食营养原则如下。

1. 补充富含含硫氨基酸的优质蛋白质　专家建议职业接触铅的人群蛋白质供给量占总能量的14%~15%，其中动物性蛋白质宜占总蛋白质的50%。

2. 补充 B 族维生素　适当补充对中毒靶组织和靶器官有保护作用的营养素，如维生素 B_1、维生素 B_{12} 及叶酸，维生素 B_1 的食物来源主要包括豆类、谷类、瘦肉，叶酸来源于绿叶蔬菜，维生素 B_{12} 的来源主要为动物肝脏及发酵制品。临床上维生素 B_1、维生素 B_{12}、维生素 B_6 通常作为神经系统的营养物质用于铅中毒人群。

3. 供给充足的维生素 C　多数专家建议职业接触毒物人群应供给维生素 C 150~200mg/d，除每日供给 500g 蔬菜外，至少还应补充维生素 C 100mg/d。

4. 镉作业人员补充足够的钙和维生素 D　因镉的存在，肾不能将 25-OH-D 羟化为 $1,25$-$(OH)_2D_3$，从而阻碍钙结合蛋白的形成，影响钙的吸收和利用，尿钙排出亦增加。机体缺钙又可增加镉在肠道的吸收及其在骨骼组织中的沉积，引起镉对骨骼的损害，因此，维生素 D 对镉毒有一定的防治作用。临床上，慢性镉中毒每日可用大剂量（$1250~2500\mu g$，含 50 000~100 000U）的维生素 D 治疗，同时每日补充 4g 葡萄糖酸钙，可获显著效果。

5. 对于铅和苯中毒人员，补充有关营养素促进造血　由于铅和苯对造血系统有毒性作用，其中毒预防和治疗时，需要在平衡膳食的基础上适当补充铁、维生素 B_{12} 及叶酸，以促进血红蛋白的合成和红细胞的生成。对因毒性而引起的出血倾向者除补充维生素 C 外，也应补充维生素 K。

6. 保证矿物元素的膳食供应　供给充足的硒、铁、钙等矿物元素，以抵抗有毒金属的吸收并促进其排出。

7. 保证蔬菜和水果的摄入量　蔬菜水果中丰富的维生素和矿物元素不仅有利于增加机体解毒功能，而且其中丰富的植物纤维、果胶、植酸等成分，对于促进毒物排出具有重要作用。如胡萝卜含有大量的果胶物质，这种物质能与重金属结合，加速离子排出，降低体内毒物的浓度。

8. 适当限制膳食脂肪的摄入　为避免高脂肪膳食所导致的毒物在小肠吸收的增加，专家建议脂肪供能比例不宜超过25%。

本章小结

本章拓展练习及参考答案

项目六　常见疾病人群的营养与保健

任务一　肥胖人群的营养与保健

———— · 案│例│导│入 · ————

【案例】

李先生，28岁，身高180cm，体重90kg。平时喜好油炸、辛辣等食品，因工作忙碌等原因，经常加班，所以经常订外卖，并常在晚上10点左右加餐一些甜点等。生活作息非常不规律，平时走路容易气喘，几乎不进行体育运动。

【问题】

1. 请对李先生做出营养评价。

2. 您对李先生提出的营养建议是什么？

由于社会经济水平的提高以及人们生活方式的改变，全世界肥胖症患者的人数也逐年增加，已成为一项全球性的公共卫生问题。肥胖不仅是一种独立性的疾病，也是高血压、冠心病、糖尿病、脑卒中、癌症等多种慢性疾病的重要病因。可见，超重、肥胖的形势较为严峻，防控迫在眉睫。了解成人超重、肥胖流行现状及其影响因素，为采取相应的干预措施提供参考依据，进而降低高血压、糖尿病等慢性病的发生，推进"健康中国2030"战略的实施。

一、肥胖的概念及诊断

（一）概念

肥胖（obesity）是一种由多因素引起的慢性代谢性疾病，是指体内脂肪堆积过多和/或分布异常并达到危害健康的程度。

（二）诊断

根据人体测量数据可以有许多不同的肥胖判定标准和方法，常用的方法如下。

1. 身高标准体重法　这是 WHO 推荐常用的衡量肥胖的方法，肥胖度（%）=［实际体重（kg）－身高标准体重（kg）］/身高标准体重（kg）×100%。判断标准是：凡肥胖度 ≥10% 为超重；20%~29% 为轻度肥胖；30%~49% 为中度肥胖；≥50% 为重度肥胖。

2. 体重指数（BMI）法　体重指数计算公式为 BMI = 体重（kg）/［身高（m）$]^2$。中国成人居民 BMI 衡量标准：BMI <18.5 为消瘦，18.5~23.9 为正常，24.0~27.9 为超重，≥28 为肥胖。

3. 腰围和腰臀比　相比肥胖，肥胖者身体脂肪分布类型是肥胖相关疾病患病率和死亡率更重要的危险因素。关于腹部脂肪分布的衡量标准，WHO 建议采用腰围和腰臀比，并且规定男性腰围≥102cm、女性腰围≥88cm 为向心性肥胖；腰臀比男性≥0.9、女性≥0.8 为向心性肥胖。我国针对腰围提出男性≥90cm、女性≥85cm 为向心性肥胖。

4. 皮褶厚度法　皮褶厚度一般不单独作为判定肥胖的标准，而是与身高标准体重结合起来判定。判定方法是：凡肥胖度≥20%，两处的皮褶厚度≥80%，或其中一处皮褶厚度≥95% 者为肥胖；凡肥胖度 <10%，无论两处的皮褶厚度如何，均为体重正常者。

二、肥胖的原因

（一）遗传因素

遗传是导致肥胖症的先天性因素，包括基因的多态性（包括 DNA 甲基化、非编码 RNA 等）、人体内微生物、生活习惯等，其中与遗传相关的肥胖症即为遗传性肥胖。

（二）非遗传因素

1. 饮食不当　经常食用高脂、高糖、高盐饮食，加之进食量比较大，长期摄入热量远超身体所需，体内的热量过剩而无法被人体完全消耗，转化成脂肪堆积，从而造成身体的肥胖。

2. 缺乏运动 长期久坐、久卧，严重缺乏运动的人群，会导致身体中过多的热量得不到消耗而转变为脂肪储存于身体的各个部位，造成体重超标引起肥胖。

3. 药物因素 长期服用激素类药物，比如西酞普兰、醋酸泼尼松等，容易引起内分泌失调，使身体新陈代谢降低出现肥胖。

4. 精神因素 如果长期精神压力较大，或者过度紧张、焦虑等，可能会引起交感神经过度兴奋，体内分泌较多的胰岛素，分解体内的葡萄糖，而使得食欲增加，摄入过多食物引起肥胖。

三、肥胖人群的合理营养与保健

肥胖人群的
营养与保健

《中国超重/肥胖医学营养治疗指南（2021）》中指出：近十几年来，全球超重/肥胖的患病率以惊人的速度增长，并呈快速蔓延趋势。《中国居民营养与慢性病状况报告（2020年）》显示，我国成年居民超重肥胖率已超50%，6~17岁儿童青少年超重肥胖率近20%，6岁以下儿童超重肥胖率达10%，这将成为影响国人身心健康的主要公共卫生问题。生活方式管理是肥胖治疗的基础，尤其是饮食、运动和行为管理在肥胖自然病程任何阶段的预防和控制中均不可或缺。

（一）减少热量的摄入

限能量膳食（calorie restrict diet，CRD）是指在目标能量摄入基础上每日减少能量摄入500~1000kcal或较推荐摄入量减少1/3的总能量，其中糖类占每日总能量的50%~60%，脂肪占每日总能量的25%~30%。CRD可实现有效的体重管理，提高大豆蛋白质的摄入比例或乳制品的摄入量可能有助于增强减重效果。

（二）运动疗法

诸多研究显示运动可使超重/肥胖者的体质量、腰围、体脂下降，故运动应作为医学营养减重治疗的重要基石。建议超重/肥胖个体每周至少150分钟中等强度的运动以达到适度减重的效果。如需达到减重≥5%体重的效果，每周运动时间应达到300分钟，运动强度应为中-高强度运动量或运动能量消耗达每周2000kcal及以上。

（三）营养教育

营养教育可增加个体与群体的营养相关知识，改变饮食结构、饮食习惯和依从性，降低能量摄入，增加运动量，降低血脂、血压，改善血糖、糖化血红蛋白水平和胰岛功能，进而达到减轻体重、降低BMI和肥胖发病率的目的。另外，营养教育可显著改善肥胖者的社会心理相关指标，如显著降低其抑郁评分。基于互联网小程序/手机应用程序，采用在线营养知识理论教学形式，提供营养和运动等相关建议是营养教育的有效手段。

─────── · 知 | 识 | 拓 | 展 · ───────

保证睡眠更利于减肥

　　都说减肥是"三分练，七分吃"，但这个减肥公式中忽略了另一个重要的因素，那就是睡眠。良好的睡眠反映的是比较规律的作息和低应激的生活状态，这些对于减肥的维持非常重要。

　　睡眠不足会让体内激素分泌紊乱。试验显示，让健康人每天只睡 4 个小时，2 天之后，他们的血糖测试结果就会像糖尿病前期患者一样。睡眠不足会让人的身体处在持续应激状态，长此以往就会导致心血管疾病、糖尿病、代谢综合征以及肥胖。睡眠不足也会降低机体代谢水平。

　　这些对于已经出现代谢适应的减肥维持期无疑是雪上加霜，所以放松心情、保证睡眠、规律生活对于维持体重很重要。

任务二　心脑血管疾病人群的营养与保健

─────── · 案 | 例 | 导 | 入 · ───────

　　【案例】

　　患者，男，65 岁。身高 175cm，体重 75kg。患者夜间突然出现胸闷、气促、乏力等症状，且伴有大汗淋漓。家人立即送往医院急诊科就诊。

　　主诉：吸烟二十余年，每日约十根。喜吃高脂食物，平时不爱运动。

　　既往史：五年前在体检中被诊断为高血压，期间服药一直不规律。

　　心脏彩超检查：左心室收缩功能减弱，心室射血分数（EF）为 50%。

　　临床诊断：急性冠脉综合征。

　　【问题】

　　1. 患者存在的营养问题有哪些？

　　2. 患者以后应如何改善膳食？

一、心脑血管疾病的概述

　　心脑血管疾病（cardiovascular and cerebrovascular disease）具有高患病率、高致残率、高复发率和高死亡率的特点，为社会带来了沉重的经济负担。目前全国有高血压患者 2.7 亿、脑卒中患者 1300 万、冠心病患者 1100 万。高血压、血脂异常、糖尿病、肥胖，以及吸烟、缺乏体力活动、不健康饮食习惯等是心脑血管疾病主要的且可以改变的危险因素。中国 18 岁及以上居民高血压患病率为 25.2%，血脂异常达到 40.4%，均呈现上升趋势。对这些危险因素采取干预措施不仅能够预防或推迟心脑血管疾病的发生，而且能够和药物治疗协同作用预防心脑血管疾病的复发。主要病因如下。

（一）高脂血症

脂肪摄入过多、脂蛋白合成及代谢过程的异常均可导致血脂异常。按照发病原因，高脂血症（hyperlipidemia）可分为原发性和继发性两种。原发性高脂血症多与基因突变有关，具有明显的遗传倾向，因此具有家族聚集性。由其他疾病及已知原因导致的血脂异常称为继发性高脂血症。如糖尿病、肾病综合征、肝脏疾病、糖皮质激素、噻嗪类利尿药、β 受体阻断药等均可导致继发性高脂血症发生。

（二）动脉粥样硬化

动脉粥样硬化（atherosclerosis）病因尚不完全清楚，可能与年龄相关。正常成人的动脉具有弹性，但随着年龄的增长，动脉壁结构改变，动脉逐渐变硬。受累动脉的病变从内膜开始，局部有脂质积聚、纤维组织增生和钙质沉着，形成斑块，由于在动脉内膜积聚的脂质外观呈黄色粥样，故称为动脉粥样硬化，其是心脑血管系统疾病中最常见的疾病，可影响到身体内的大中动脉，如冠状动脉、颈动脉、脑动脉、肾动脉等。

（三）高血压

高血压人群的营养与保健

高血压发病原因不明，通常认为与遗传因素、年龄及不良生活方式等多因素有关。很多不良的日常行为习惯都是高血压发生的危险因素，如高钠低钾饮食、超重和肥胖、过量饮酒、长期精神紧张等。

———— · 知 | 识 | 拓 | 展 · ————

血栓——心脑血管疾病的"杀手"

现代人的餐桌上充斥着高蛋白、高脂肪、高糖饮食。过剩的营养物质进入体内来不及代谢和消耗，就成为"垃圾"，并在血管内大量流动，与血管壁发生碰撞和摩擦。当血管壁擦伤后，体内的免疫细胞等在修复血管受损处，血小板激活与纤维蛋白、红细胞缠绕在一起，日后会形成血栓的斑块。血栓形成进一步导致管腔变窄，血管壁变厚变硬。随着血栓发生的部位不同，会引起各种疾病，严重威胁着生命健康。

可见血栓是引起心血管疾病的重要因素，预防血栓发生对预防心血管疾病的发生具有重要意义。

二、心脑血管疾病患者的合理营养与保健

心脑血管疾病预防包括对所有可以调控因素的控制，如戒烟、控制体重、调节血脂、积极的生活方式、合理饮食等。其中，膳食预防是最有效的措施之一。

冠心病人群的
营养与保健

（一）膳食原则

总的膳食原则应在平衡膳食的基础上控制总能量和总脂肪的摄入，限制饮食中饱和脂肪酸和胆固醇含量，保证充足的膳食纤维和多种维生素，补充适量的矿物质。

（二）营养措施

1. 限制总能量摄入，维持健康体重 肥胖的重要原因之一就是总能量摄入过度，肥胖是心脑血管疾病的重要危险因素，因此应该控制总能量的摄入，保持每日能量摄入与消耗的平衡，适当增加运动，保持理想体重。

2. 限制脂肪的摄入 限制总脂肪的摄入是预防心脑血管疾病的重要措施。每日脂肪摄入以占总能量的 20%～25% 为宜，少吃富含胆固醇的食物，如猪脑、动物内脏、肥肉等，但吃鸡蛋时不必弃去蛋黄。

3. 摄入充足的膳食纤维 高纤维膳食可降低血胰岛素水平，提高人体胰岛素敏感性，利于脂代谢的调节，同时也利于防止便秘。因此，在日常饮食中多食富含膳食纤维的食物，如燕麦、玉米、蔬菜、水果类。

4. 保证充足的维生素和微量元素 维生素 E 和很多水溶性维生素及微量元素具有改善心血管系统的功能，特别是维生素 E 和维生素 C 具有抗氧化作用。应多食用新鲜蔬菜和水果补充维生素和微量元素。

5. 低盐饮食，戒烟限酒 高血压是心脑血管疾病的重要危险因素。为预防高血压，每日食盐的摄入量应在 6g 以下。戒除吸烟习惯，可少量饮酒，但不可酗酒。

6. 适当多吃富含植物化学物的食品 植物化学物有利于心血管的健康，鼓励多吃富含植物化学物的食物，如大豆、黑色和绿色食物、洋葱、香菇等。

任务三 糖尿病人群的营养与保健

———— · 案 | 例 | 导 | 入 · ————

【案例】
　　患者，刘某，男，71 岁。空腹血糖值为 17.8mmol/L。自述长期饮食不节，大鱼大肉、饮酒、作息不规律。近日体重从 70kg 降到 60kg 左右，夜尿增多，时感口渴，有轻度脂肪肝，皮肤干燥、瘙痒后到皮肤科，吃中药进行治疗。

> 【问题】
> 1. 请评价该患者的饮食情况。
> 2. 根据患者的病情，怎样为患者制订饮食计划？

糖尿病（diabetes）是一组以慢性血葡萄糖（简称血糖）水平增高为特征的代谢性疾病，由于机体胰岛素分泌缺陷和/或胰岛素作用缺陷所引起。糖尿病临床表现为"三多一少"，即多饮、多食、多尿、体重减少。据估算，目前我国糖尿病患者超过1.1 亿，糖尿病前期人群约 1.5 亿。糖尿病并发症累及血管、眼、肾、足、肝脏等多个器官，致残率和致死率高，严重影响患者健康。糖尿病分为两型，即 1 型糖尿病和2 型糖尿病。2 型糖尿病在我国最常见，肥胖是其重要危险因素。糖尿病前期人群接受适当的生活方式干预可延迟或预防糖尿病的发生。

一、糖尿病的病因

除了部分特殊类型糖尿病的分子病因明确外，绝大多数糖尿病的分子病因尚不明确。糖尿病有一定的遗传易感性，存在家族聚集现象。但是，流行病学和临床医学研究已经明确，导致 2 型糖尿病的主要原因是不良的生活方式。要减少我国糖尿病的患者数，改善不良生活方式形成的社会环境是根本出路。

（一）遗传因素

遗传因素在 1 型糖尿病发病中起重要作用，已经发现有 50 多个遗传变异与 1 型糖尿病的遗传易感性有关。2 型糖尿病的发生同样也与遗传因素相关，目前已经发现400 多个遗传变异与 2 型糖尿病或高血糖发生的风险相关。需要注意的是，遗传因素只是令个体有一定程度的疾病易感性，并不足以致病，一般是环境因素与多个基因异常的总体效用导致糖尿病的发生。

（二）环境因素

与 1 型糖尿病发生相关的环境因素不明，病毒感染可能是导致 1 型糖尿病的环境因素之一，包括腮腺炎病毒、柯萨奇病毒等，这些病毒可直接攻击胰岛 B 细胞，并可启动自身免疫反应进一步损伤胰岛 B 细胞。

环境因素在 2 型糖尿病的发生中显得尤其重要，具体包括年龄增长、现代生活方式、营养过剩、体力活动不足等。导致 2 型糖尿病发生风险增高的最重要环境因素是不良生活方式形成的社会环境。

（三）自身免疫系统缺陷

在环境因素和遗传因素的共同作用下，免疫系统对产生胰岛素的胰岛细胞发动攻击，即自身免疫，使胰岛 B 细胞损伤和消失并最终导致胰岛素分泌减少或缺乏。

二、糖尿病患者的合理营养与保健

糖尿病是一种病因尚不十分明确的慢性代谢性疾病，糖尿病的治疗遵循综合治疗，包括健康教育、饮食治疗、运动疗法、药物治疗及自我监测等多种措施，其中饮食治疗是控制血糖最基本、最有效的治疗措施之一。

糖尿病人群的
营养与保健

（一）饮食治疗

合理饮食可控制糖尿病进一步发展，尤其是轻型患者（空腹血糖≤11.1mmol/L）。单纯采用营养治疗即可达到控制血糖的目的。糖尿病营养治疗要有效控制每日总能量的摄入，其中三大产能营养素（蛋白质、脂肪、糖类）营养比例要合适。食物种类多样化，注意微量营养素的补充，制定食谱要遵循个体化原则，饮食结构和餐次可合理分配。

1. 能量 控制总能量摄入是糖尿病营养治疗的首要原则。制定总能量应根据患者的标准体重、生理条件、劳动强度、工作性质而定。对于正常体重的糖尿病患者，能量摄入以维持或略低于理想体重为宜。肥胖者应减少能量摄入，使体重逐渐下降至理想体重5%左右的范围。儿童、孕妇、哺乳期妇女、营养不良及消瘦者、伴消耗性疾病而体重低于标准体重者，为适应患者的生理需要和适当增加体重，能量摄入量可适当增加10%~20%。

2. 糖类 糖类摄入应占总能量的50%~60%。在合理控制总能量的基础上，适当提高糖类摄入量，有助于提高胰岛素的敏感性和改善葡萄糖耐量。当糖类摄入不足时，体内需分解脂肪和蛋白质供能，易引起酮血症；但糖类过多也会使血糖升高，增加胰岛负担，不利于疾病的治疗。因此，成年患者每日糖类摄入量应控制在200~300g，肥胖者可酌情控制在150~200g。糖类的摄入量应根据患者个体差异、病情、血糖、糖化血红蛋白和用药情况进行计算并调整至适宜个体的量。

3. 脂肪 脂肪摄入量应占总能量比例的20%~25%，最高不应超过30%。限制膳食脂肪摄入量尤其是饱和脂肪酸，有利于防止或延缓糖尿病患者心脑血管并发症的发生。日常烹调用油及食品中所含的脂肪均应计算在内。饱和脂肪酸和多不饱和脂肪酸均不宜超过总能量的10%，而单不饱和脂肪酸则是优质脂肪来源，其在花生油及橄榄油中含量丰富，应占总能量摄入的10%左右。胆固醇摄入量应低于300mg/d，合并高脂血症者应低于200mg/d。糖尿病患者应避免过量进食富含胆固醇的食物，如动物脑、肝、肾等。

4. 蛋白质 蛋白质的摄入量应占总能量的12%~20%，其中至少30%来自高生物价的蛋白质，如乳、蛋、瘦肉及大豆制品等优质蛋白质。糖尿病患者机体糖异生作用增强，蛋白质消耗增加，易出现负氮平衡，因此应确保成人摄入量1.2~1.5g/（kg·d），儿童、孕妇、哺乳期妇女及营养不良者可达1.5~2.0g/（kg·d）。但长期高蛋白饮食对糖尿病患者并无益处，对于已患糖尿病肾病的患者，应根据肾功能损害程度限制蛋白质摄入量，一般为0.5~0.8g/（kg·d）。

5. 维生素和矿物质 糖尿病患者因主食和水果摄入量受限，且体内物质代谢相对旺盛，较易发生维生素和矿物质缺乏，而调节维生素和矿物质的平衡，有利于纠正糖尿病患者代谢紊乱，防止并发症发生。因此，供给足够的维生素和适宜的矿物质也是糖尿病营养治疗的原则之一。糖尿病患者应注意补充 B 族维生素和维生素 C，注意补充铬和锌，适量增加钙的摄入量，减少食盐的摄入量。

6. 膳食纤维 可溶性膳食纤维可使餐后血糖和胰岛素水平降低，还可降低胆固醇的作用，其在水果、豆类、海带等食物中含量较多。不溶性膳食纤维存在于谷类和豆类的外皮及植物的茎叶部，能促进肠蠕动，加快食物通过肠道，减少吸收，具有间接缓解餐后血糖升高和减肥的作用。建议成人每天摄入膳食纤维量为 $25 \sim 30 \text{g/d}$。

7. 饮酒 对平时不饮酒的患者不鼓励饮酒，对有饮酒习惯的患者在病情稳定情况下不强调戒酒，但要控制饮酒量。

8. 饮食分配及餐次安排 根据血糖升高时间、用药时间和病情是否稳定等情况，并结合患者的饮食习惯合理分配餐次，至少一日 3 餐，尽量定时、定量，早、中、晚餐能量按 25%、40%、35% 的比例分配。口服降糖药或注射胰岛素后易出现低血糖的患者，可在 3 次正餐之间加餐 2 ~ 3 次。加餐量应从正餐的总量中扣除，做到加餐不加量。在总能量范围内，适当增加餐次有利于改善糖耐量并可预防低血糖的发生。

（二）运动治疗

科学有效的运动有利于糖尿病患者控制血糖、血脂及体重。运动时间一般推荐患者在餐后 1 ~ 2 小时开始运动，运动量应循序渐进，每日运动时间 30 ~ 60 分钟为宜，每周运动 5 天。运动方式推荐有氧运动，尽量不做无氧运动，快走、慢跑等是较为适合糖尿病患者的运动方式。若患者出现急性并发症不推荐运动，比如糖尿病酮症酸中毒、高渗高血糖，或合并严重感染。如糖尿病患者近期频繁出现血糖波动，甚至发生过低血糖，也应暂停运动。

（三）自我监测

增加患者对糖尿病知识的了解，是实施糖尿病自我管理的重要手段。血糖过高是引起糖尿病症状和导致并发症的主要原因，为了解糖尿病患者血糖是否良好控制，必须经常监测血糖等项目，以便及时调整治疗方案，早期发现和防治并发症。自我监测应做到：①每天监测血糖、血压。②每月测体重、尿常规、腰围、腰臀比值。③每季测血脂、糖化血红蛋白、肾功能，查眼底及心电图。

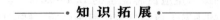

·知|识|拓|展·

水果含糖量

水果含糖量在 10% ~ 14%，相对来讲不算太高，但也不可以随便乱吃的，而且不同品种、不同食用方式等因素会影响含糖量。

1. **含糖量低放心吃**　小番茄。
2. **含糖量中低适量吃**　苹果、橘子、樱桃、草莓、桃子、李子、枇杷、柚子、橙子、牛油果、甜瓜、杨桃、菠萝、梨、木瓜、柠檬、火龙果、蓝莓、西瓜、猕猴桃、桑葚。
3. **含糖量中高少量吃**　人参果、无花果、山竹、柿子、百香果、香蕉、甘蔗、荔枝、龙眼、鲜枣、哈密瓜、芒果。
4. **含糖量高尽量不吃**　榴莲、菠萝蜜、山楂、椰子、红枣。

任务四　骨质疏松症人群的营养与保健

·案│例│导│入·

【案例】

患者，袁某，女，50岁。因"全身疼痛、乏力5年，加重4个月"入院。

现病史：患者5年前开始出现全身疼痛，以腰部及四肢关节疼痛为主，伴全身乏力，当时未予特殊重视。4月前，患者自觉上述症状加重，在当地多次应用感冒药物治疗。1天前来院门诊就诊，行骨密度检查示骨质疏松，$T_{1\sim4}$：−2.7。

个人史：患者平素体力活动少，晒太阳少，食欲缺乏，睡眠一般，便秘，小便正常，身高、体重较前无明显变化。无烟酒及其他特殊药物使用史。16岁月经初潮，2/28～30天，43岁绝经，平素月经稀少。无家族遗传病。

检查：腰椎CT，$L_{3\sim4}$、$L_{4\sim5}$椎间盘膨出，腰椎骨质疏松，退行性变。骨密度，$L_{1\sim4}$ T值均低于−2.5。

【问题】

请为该患者的合理膳食安排提供合理化建议？

一、骨质疏松症概述

骨质疏松症（osteoporosis）是一种代谢性骨病，主要是由于骨量丢失与降低、骨组织微结构破坏、骨脆性增加，导致患者出现骨折的全身代谢性骨病。骨质疏松症的发病与年龄息息相关，已经成为影响中老年生活质量的重要原因。我国低骨量人数达到2.1亿，存在患骨质疏松症的风险。我国60岁以上老年人骨质疏松患病率为36%，也就是说平均每10人中就有将近4例骨质疏松症患者，其中男性发病率为23%，女性发病率为49%。2023年全国老年人口健康状况调查数据显示，65岁及以上老年人骨质疏松患病率为39.1%，其中女性高于男性。而70岁及以上老年人骨质疏松患病率更高，为50%左右，骨折是骨质疏松后的严重后果。2010年，我国因骨质疏松导致骨折的人数达到 233 万，其中脊柱椎体骨折患者占 70% 以上。预计未来几十年，骨质疏松症及其导致的骨折发病率依然呈上升趋势。

（一）类型

按照病因可分为原发性和继发性。原发性的病因往往不够明确。继发性骨质疏松病因明确，常因内分泌疾病（如甲状腺功能亢进症、甲状旁腺功能亢进症等）引起，也可因药物作用（如激素等）影响到骨代谢而引发骨质疏松。

（二）病因

1. 绝经后骨质疏松症 雌激素可以影响骨代谢。绝经后雌激素水平降低，无法有效抑制破骨细胞，导致破骨细胞活跃，骨细胞被快速分解、吸收，骨量下降且流失加快，骨骼中空隙增加，形成骨质疏松。

2. 老年性骨质疏松 首先，老年人性激素减少，刺激破骨细胞的同时，抑制成骨细胞，造成骨量减少。其次，衰老过程中会出现营养吸收能力下降、器官功能衰退等现象，导致维生素 D 缺乏，慢性的负钙平衡等也会导致骨量及骨质的下降。

3. 特发性骨质疏松 特发性骨质疏松的病因目前仍未明确，可能与骨代谢调节异常，比如骨吸收增加，或者青春期生长突然增加，骨量突增、骨形成和吸收的平衡被打破，又或者与儿童钙代谢异常有关。

4. 继发性骨质疏松 主要由影响骨代谢的疾病或药物导致，常见的影响因素有内分泌疾病（如甲状腺功能亢进症、甲状旁腺功能亢进症）、消化系统疾病（胃切除术后、肝胆疾病）、血液病（白血病、淋巴瘤、浆细胞病）、结缔组织病（类风湿关节炎、痛风、系统性红斑狼疮）、药物影响（糖皮质激素、甲氨蝶呤）等。

二、骨质疏松症人群的合理营养与保健

（一）合理饮食

骨骼的健康与多种营养素的均衡摄入密切相关，其中，钙和维生素 D 是维护骨骼健康最为关键的两种营养素。

1. 钙的充足摄入 钙是构成骨骼和牙齿的主要成分，对于维持骨密度和骨强度至关重要。建议成人每日钙摄入量达到 800～1000mg，以满足骨骼对钙的需求。日常生活中牛奶、酸奶、奶酪等乳制品是钙的优质来源。

2. 维生素 D 维生素 D 能促进肠道对钙的吸收和利用，有助于骨骼的矿化过程。人体可以通过日光照射合成维生素 D，但受地理位置、季节、生活习惯等因素影响。很多人存在维生素 D 摄入不足的问题，因此适量食用富含维生素 D 的食物（如鱼肝油、蛋黄、强化奶制品等）或在医生指导下补充维生素 D 制剂是必要的，除了钙和维生素 D，磷、镁、钾、蛋白质等营养素也对骨骼健康有重要影响，保持这些营养素的均衡摄入同样重要。

（二）科学运动

运动是防治骨质疏松不可或缺的一环，通过运动可以刺激骨骼生长，提高骨密度，增强肌肉力量和协调性，从而减少跌倒和骨折的风险。

1. 重量训练　重量训练或抗阻力运动能够直接刺激骨骼，促使其增加密度和强度，包括使用哑铃、杠铃、健身器械进行的练习，自身体重训练（如俯卧撑、深蹲等），建议每周进行 2~3 次重量训练，每次 20~30 分钟，注意适量、适度，避免过度运动造成的损伤。

2. 有氧运动　有氧运动如快走、慢跑、游泳、骑自行车等，虽然对骨骼的直接刺激作用不如重量训练，但它们能增强心肺功能，改善血液循环，为骨骼提供更多的营养和氧气，建议每周进行 3~5 次有氧运动，每次 30 分钟以上。

（三）营养教育

健康的生活方式对于骨质疏松的防治同样重要，戒烟限酒、避免长期大量饮用咖啡和碳酸饮料、定期体检等都是预防骨质疏松的有效措施，此外，保持良好的心态、保证充足的睡眠也对骨骼健康有益。

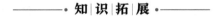

———————·知│识│拓│展·———————

你缺钙了吗?

1. 婴儿　不易入睡、不易进入深睡状态；入睡后爱啼哭、易惊醒、多汗；X型腿、O型腿，鸡胸，指甲灰白或有白痕；厌食、偏食；白天烦躁、坐立不安；智力发育迟、说话晚；学步晚，13 个月后才开始学步。

2. 儿童/青少年　缺钙时会感到明显的生长痛，腿软、易抽筋；乏力、烦躁、精力不集中，容易疲倦；偏食、厌食；龋齿、牙齿发育不良；易过敏、易感冒。

3. 中年人　当经常性倦怠、乏力、抽筋、腰酸背痛、易过敏、易感冒、牙齿松动等时，应怀疑是否缺钙，尤其是中年女性。

4. 老年人　老年性皮肤病痒；脚后跟痛，腰椎、颈椎疼痛；牙齿松动、脱落；明显的驼背、身高降低。

如果有以上症状，就该注意了，这是身体告诉我们该补钙了。

任务五　肿瘤人群的营养与保健

───── • 案|例|导|入 • ─────

【案例】

　　患者，李某，男，75岁。间断上腹痛10余年，加重2周，呕血、黑便6小时。10余年前开始无明显诱因间断上腹胀痛，餐后半小时明显，持续2~3小时，可自行缓解。近2周来加重，纳差，服中药后无效。6小时前突觉上腹胀、恶心、头晕，先后两次解柏油样便，共约700g，并呕吐咖啡样液1次，约200ml。

　　辅助检查：Hb 82g/L，WBC 5.5×10^9，PLT 300×10^9/L，大便隐血试验强阳性。

【问题】

　　如何进行李某的营养支持？

一、肿瘤的概述

　　肿瘤（tumor）是指机体在各种致瘤因子作用下，局部组织细胞增生所形成的新生物。肿瘤的发生机制尚未完全明确，与生活习惯、遗传因素、内分泌因素、环境污染与职业、医源性因素及细胞毒性药物、激素、免疫抑制剂等因素有关。

　　根据新生物的细胞特性及对机体的危害性程度，将肿瘤分为良性肿瘤和恶性肿瘤两大类。恶性肿瘤可分为癌和肉瘤，癌是指来源于上皮组织的恶性肿瘤。肉瘤是指间叶组织，包括纤维结缔组织、脂肪、肌肉、脉管、骨和软骨组织等发生的恶性肿瘤。

（一）肿瘤人群的生理特点

　　肿瘤人群的癌症相关营养不良（cancer-related malnutrition，CRM）几乎是普遍存在的，在50%~80%的癌症患者中发生。当肿瘤或其治疗导致有害的代谢变化，从而改变患者利用营养素的能力时，就会导致营养不良，这种变化通过分解代谢、炎症和合成代谢抵抗等过程发生。同时，由于食欲缺乏、呕吐、腹泻、吞咽困难、恶心和疼痛，食物摄入量通常会减少，这也会影响患者营养状况易导致营养不良的发生。肿瘤患者发生营养不良，会导致对肿瘤治疗的敏感性和耐受性降低，影响肿瘤治疗的效果，进而降低生活质量，甚至导致死亡。

（二）肿瘤人群与营养的关系

　　癌症形成与发展的原因尚未明确，属于多种因素相互影响、相互作用的结果，包括遗传因素、环境因素和精神心理因素等。80%的癌症患者是由不良的生活方式和环境因素所致，其中，不合理膳食、吸烟、饮酒分别占诱发癌症因素的35%、30%和10%。

每日摄入食物是人体与外环境联系最直接的纽带，也是机体内环境代谢的物质基础。营养影响恶性肿瘤生成的启动、促进、进展的任一阶段，食物中既存在致癌因素，也存在抗癌因素，两者都可以影响癌症的发生。

1. 能量　能量摄入过多，超重、肥胖者罹患乳腺癌、结肠癌、胰腺癌、子宫内膜癌和前列腺癌的机会高于标准体重者。

2. 蛋白质　蛋白质摄入过低或过高均会促进肿瘤的生长。流行病学资料显示，食管癌、胃癌患者发病前蛋白质摄入量比正常对照组低。但过多摄入动物性蛋白质，使一些癌症的风险升高，如结肠癌、乳腺癌和胰腺癌等。

3. 脂肪　流行病学资料表明，脂肪的摄入量与结肠癌、直肠癌、乳腺癌、肺癌、前列腺癌的风险呈正相关，膳食脂肪的种类与癌症的发生也有关系，饱和脂肪酸和动物油脂的摄入与肺癌、乳腺癌、结肠癌、直肠癌、子宫内膜癌、前列腺癌风险增加有关。

4. 糖类　高淀粉摄入人群胃癌和食管癌发病率较高，而这些人群的高淀粉摄入多伴有低蛋白质摄入。膳食纤维在防癌方面起很重要的作用，减少结肠癌、直肠癌的发病风险。

5. 维生素　目前，维生素预防癌症的研究成果已应用于临床和预防医学，其中具有抗氧化活性的维生素A、维生素C、维生素E及类胡萝卜素等研究较多。

6. 矿物质　流行病学调查结果显示，高钙、高维生素D膳食与肠癌发病率呈负相关。锌缺乏和过高都与癌症发生有关，锌缺乏导致机体免疫功能减退，而锌过高会影响硒的吸收。硒的防癌作用较为肯定，流行病学资料显示，土壤和植物中的硒含量、人群硒的摄入量、血清硒水平与人类各种癌症（肺癌、食管癌、胃癌、肝癌、肠癌、乳腺癌等）的死亡率呈负相关。高铁膳食可能增加肠癌和肝癌的风险。

────・知│识│拓│展・────

> **如何应对化疗副作用**
>
> **1. 恶心、呕吐**　①遵医嘱服止吐药，缓解后可尝试喝水，状况良好再进流食，再过渡至软食。②避免油腻或甜食。③食用温凉食物。④舒适的用餐环境。⑤分时段吃固体和液体食物。⑥以正坐或半坐卧姿势进食。
>
> **2. 腹泻**　①避免进食油腻、刺激性及含粗纤维的食物。②适度摄取含水溶性纤维食物。③可服用益生菌。④补充水分及电解质，防止代谢异常与体力虚弱。
>
> **3. 食欲缺乏**　①少量多餐，一天可增至6~8餐。②调整进食顺序，先固体再液体。③增加营养密度，浓汤、坚果粉、五谷粉可搭配使用。④增加色香味，变化烹调方式、利用一些调味料来引起食欲。⑤多散步可助消化、促食欲。

二、肿瘤人群的营养支持治疗

癌症人群的
营养与保健

（一）营养支持治疗的概念

营养支持治疗是根据患者的诊断、病理生理及心理方面的变化，选择合适的支持途径，补充人体需要的营养物质和能量，达到疾病好转或痊愈的治疗方法。根据其途径分为口服、管饲的肠内营养（enteral nultrition，EN）和经静脉的肠外营养（parenteral nultrition，PN）。

肿瘤患者的营养支持治疗是其综合治疗的重要组成部分。许多肿瘤患者因营养不良而发生恶病质，影响患者的预后。尽管有研究者认为补充营养在改善患者营养状态的同时，也会促使肿瘤生长。但是，临床实践证明，营养支持治疗对肿瘤患者非常重要，如果患者的营养状况得不到改善，其他治疗方法则难以实施或难以达到预期效果。作为肿瘤治疗的重要辅助手段之一，营养支持治疗可以预防和纠正肿瘤发展过程中所发生的营养缺失，防止和纠正患者体重减少，延缓肿瘤的复发和转移。

（二）营养支持治疗在肿瘤治疗中的作用

单独应用营养支持治疗对肿瘤治疗的效果有限，与其他支持治疗一同使用效果更好，如姑息性放疗、止痛治疗、皮质类固醇激素治疗和社会及心理治疗配合应用。

肿瘤导致的组织破坏，对正常组织的营养物质的夺取，体液的异常丢失，患者食欲缺乏、呕吐、腹泻、胸水、腹水，手术、放疗、化疗及感染等都会导致或加重患者的营养不良，导致长期负氮平衡、免疫力低下，最终发展为恶病质。因此，对肿瘤患者给予营养支持治疗可以改善其营养状况，恢复体质，更好地接受抗肿瘤治疗。

（三）营养支持治疗的应用

1. 肿瘤患者临床营养支持治疗的原则　①营养状况良好或仅有轻度营养缺乏，估计自然饮食能满足需要的患者，在手术、化疗或放疗时无需特殊的营养支持治疗。②发生严重营养不良或因胃肠道疾病，估计患者的饮食摄入不足超过一周，应给予肠内或肠外营养支持治疗，且同时进行抗肿瘤治疗。③对于化疗或放疗无效的进展期肿瘤患者，不主张静脉营养支持治疗。

2. 营养支持治疗途径的选择　对于中度营养不良和围手术期不能进食的患者，都可以采用营养支持治疗，可选择不同的途径，如下。①经口进食，只要患者能够经口进食，就应当鼓励患者尽量经口进食。不能经口进食或进食量不能满足机体需要者可以通过鼻饲途径给予肠内营养支持。②静脉营养，对于肿瘤晚期和围手术期患者可选择静脉营养支持治疗。

任务六　痛风人群的营养与保健

———————· 案|例|导|入 ·———————

【案例】

患者，刘某，男，50 岁，个体经营者。

主诉：右侧第一跖趾关节疼痛 3 天。

现病史：患者 10 余年前出现间歇性右侧第一跖趾关节红肿、疼痛、皮温增高，伴脱屑，数天后可自行缓解，3～4 个月发作一次，定期复查血尿酸约 500μmol/L，对症服药（具体用药不详）。3 天前右侧第一跖趾关节处开始疼痛，随后疼痛逐渐加重。就诊前晨起发现该关节明显红肿，脚掌难以着地，晚上入睡后疼醒，为求进一步诊疗来我院就诊。患者自发病以来神志清，精神差，饮食欠佳，睡眠差，大、小便正常，体重较前未见明显变化。

既往史：无特殊。

个人史：吸烟史 15 年，平均 30 支/日。近三年每周有 3～4 天在外就晚餐，每次约饮白酒 100ml 加啤酒 3000ml。喜欢吃畜肉，尤其是肥瘦相间的肉；喜欢吃海鲜；喜欢吃过油菜；喜欢喝可乐、雪碧等饮料。

查体：T 36.5℃，P 86 次/分，R 16 次/分，BP 125/70mmHg。患者身高 180cm，体重 100kg，体型肥胖，意识清楚，查体合作，右侧第一跖趾关节明显红肿。

实验室检查：肝功、肾功检查结果示谷丙转氨酶（ALT）56.0U/L，谷草转氨酶（AST）45.0U/L，血尿酸（UA）620.9μmol/L；血常规示 C 反应蛋白（CRP）22.09mg/L。

临床诊断：痛风。

【问题】

1. 请对该患者的饮食作客观评价。

2. 请您给予该患者营养指导。

一、痛风概述

痛风（gout）是嘌呤合成代谢紊乱和/或尿酸排泄减少、血尿酸增高所致的一组疾病。随着我国人民从传统的以植物性食物为主的膳食模式向西方的以动物性食物为主的膳食模式的改变，以及久坐不动的生活方式，我国痛风的发病率逐年上升，目前已接近西方发达国家的水平。痛风多见于体型肥胖的男性，女性发病少见。

根据引起血尿酸升高的原因，痛风可以分为原发性痛风和继发性痛风两大类。原发性痛风除少数是由嘌呤代谢的一些酶的缺陷引起外，大多数病因尚未明确，属于遗传性疾病，患者常伴有肥胖、高脂血症、糖尿病、原发性高血压和动脉粥样硬化等。继发性痛风可由血液病、肾脏病、高嘌呤食物、药物等多种因素引起。

（一）危险因素

1. 饮食因素　动物内脏、海鲜、肉类、浓肉汤等高嘌呤食物以及酒、含糖饮料等都可以引起血尿酸升高。

2. 遗传因素　原发性痛风患者中有10%~25%家族史。

3. 疾病因素　痛风多与心血管疾病和代谢性疾病伴发，相互作用、相互影响。

4. 体形　肥胖患者多存在高胰岛素血症，而胰岛素可以促进肾小管对尿酸的重吸收，进而引起血尿酸升高。

5. 药物　噻嗪类及袢利尿药、小剂量阿司匹林、烟酸等都可以引起血尿酸升高。

（二）临床表现及分期

典型痛风的自然病程包括4个阶段，如下。

1. 无症状性高尿酸血症　指血尿酸升高，没有关节炎发作。血尿酸越高，发展成为痛风的趋势就越大。

2. 急性痛风性关节炎　是痛风最常见的首发症状，是尿酸盐在关节内结晶、沉积和脱落引起的炎症反应。最易累及第一跖趾关节，其次为踝、跟、膝、腕、指、肘等关节。初起85%~90%为单关节受累，反复发作则受累关节增多。典型的发作起病急骤，关节红、肿、热、痛和活动受限，可伴发热等，发作可持续数小时至数天不等。发作缓解后，关节功能可恢复，受累的关节部位可出现脱屑、瘙痒。

3. 间歇期　指两次发作之间的一段静止期，如果没有经过有效治疗，可以频繁发作，间歇期缩短，症状加剧。随着病程进展，可累及多个关节。

4. 痛风石与慢性痛风性关节炎　痛风石是尿酸盐结晶沉积于结缔组织引起的一种慢性异物样反应而形成的异物结节，呈黄白色大小不一的隆起，初起质软，随着纤维组织增生渐变硬如石，常见于耳郭、关节内及附近。痛风石是痛风特征性的损害，其发生率与高尿酸血症的持续时间和严重程度呈正相关。痛风石不断增大、增多，关节结构及其软组织会被破坏，纤维组织和骨质增生，最终可导致关节强直、畸形、活动受限、功能丧失。

———— •知│识│拓│展• ————

高尿酸血症的危害

1. 高尿酸血症与痛风　高尿酸血症是痛风的发病基础，血尿酸水平越高，持续时间越长，发展成为痛风的趋势就越大。

2. 高尿酸血症与肾病　血尿酸水平升高可导致急性尿酸性肾病、慢性尿酸性肾病、肾结石，可增加发生肾衰竭的风险。

　　3. 高尿酸血症与高血压　尿酸与肾动脉性高血压相关，血尿酸水平升高可增加发生高血压的风险。

　　4. 高尿酸血症与糖尿病　血尿酸水平与胰岛素抵抗显著相关，血尿酸水平升高可增加发生糖尿病的风险。

　　5. 高尿酸血症与代谢综合征　代谢综合征的患病率随着血尿酸水平的升高而升高。血尿酸水平与体重指数、腰围、甘油三酯、总胆固醇和低密度脂蛋白胆固醇呈正相关，与高密度脂蛋白胆固醇呈负相关。

二、痛风患者的合理营养与保健

（一）营养治疗的目的

　　痛风营养治疗的目的是减少外源性嘌呤生成的尿酸，并增加尿酸的排泄，以降低血尿酸的水平。通过饮食控制外源性嘌呤的摄入，减少尿酸的来源，可以减少痛风急性发作的次数，防止痛风并发症的发生。

（二）营养治疗的原则

　　1. 限制嘌呤的摄入　摄入过多的嘌呤可使血尿酸的水平升高，诱发痛风的发作。痛风患者应长期控制嘌呤的摄入，根据患者的病情限制饮食中嘌呤的含量。急性期的痛风患者应严格限制嘌呤的摄入量，每天应限制在 150mg 以内，可以选择嘌呤含量低的食物。在缓解期，根据患者的病情可以限量选用嘌呤含量中等的食物。

　　2. 控制能量的摄入　痛风患者多伴有超重或肥胖，应控制能量的摄入使患者尽量达到或稍低于其标准体重。超重或肥胖的痛风患者应当减轻体重，可在原有每天摄入总热量的基础上，减少 10%～15%，使体重逐渐下降至标准范围内。

　　3. 适量限制脂肪的摄入　脂肪可减少尿酸的排泄，痛风患者应适量限制脂肪的摄入。建议痛风患者每天脂肪的摄入量为 40～50g，避免食用油炸食物、油煎食物和肥肉等脂肪含量较高的食物，尽量采用蒸、煮、炖等用油少的烹调方法。

　　4. 适量限制蛋白质的摄入　适量限制蛋白质的摄入可以控制嘌呤的摄入。建议痛风患者每天蛋白质的摄入量为 0.8～1.0g/kg，以植物蛋白为主。优质蛋白质可选用奶类和蛋类，尽量不选用肉、鱼和禽类等，如果一定要用，可煮沸弃汤后食用少量。

　　5. 合理供给糖类　糖类可以促进尿酸的排出，建议痛风患者每天糖类的摄入量占总能量的 55%～65%。痛风患者可以吃富含糖类的食物，如馒头、花卷、米饭等。

　　6. 充足的维生素和矿物质　多吃富含维生素和矿物质的蔬菜和水果，有助于尿酸的排泄。因为痛风患者常常伴有高血压和高脂血症等疾病，所以痛风患者应当注意限制钠盐的摄入，建议钠盐的用量为每天 2～5g。

　　7. 充足饮水　建议痛风患者每天摄入的液体量维持在 2000～3000ml，以保证一定的尿量，从而促进尿酸排泄。

8. 限制刺激性食物 酒精的摄入量与痛风的发作呈正相关，因此痛风患者不宜饮酒。此外，痛风患者也不宜食用强烈的香料和调味品。

（三）食物选择

根据嘌呤含量食物分类如下。

1. 高嘌呤食物

（1）肉类：动物内脏、浓肉汤等。

（2）水产类：沙丁鱼、凤尾鱼、鲭鱼、蛤蜊、干贝、海虾、虾米等。

（3）豆类和菌藻类：黄豆、扁豆、紫菜、香菇等。

（4）其他：酵母粉、啤酒等。

2. 中等嘌呤食物

（1）畜禽肉类：猪、牛、羊等畜肉和鸡、鸭、鹅等禽肉。

（2）水产类：草鱼、鲤鱼、鳕鱼、鲈鱼、鳝鱼、螃蟹和香螺等。

（3）豆类及其制品：红豆、绿豆、黑豆、豆腐、豆腐干、豆浆等。

（4）蔬菜类：笋干、芦笋、四季豆、豇豆、豌豆、蘑菇、菜花、海带、银耳等。

（5）其他：花生、芝麻、腰果、杏仁、莲子、栗子等。

3. 低嘌呤食物

（1）主食类：米、面、面包、糕点、饼干等。

（2）奶类及其制品：鲜奶、酸奶、奶粉等。

（3）蛋类：鸡蛋、鸭蛋等。

（4）蔬菜类：白菜、卷心菜、莴笋、茼蒿、芹菜、荠菜、西红柿、茄子、黄瓜、冬瓜、苦瓜、白萝卜、胡萝卜、土豆、辣椒等。

（5）水果类：杏、石榴、苹果、葡萄、菠萝、香蕉、梨、西瓜、桃子等。

痛风患者宜选用低嘌呤食物，在痛风的缓解期患者可以根据个人的情况限量选用中等嘌呤食物，禁用高嘌呤食物。

任务七　更年期综合征人群的营养与保健

──────── · 案│例│导│入 · ────────

【案例】

患者，李某，女性，50岁。中学教师。

主诉：阴道不规则流血伴潮热2周。

现病史：患者平素月经规律，近一年来月经紊乱，月经周期不规则，25～60天不等，月经持续时间长，10～20天不等，月经量时多时少。患者2周前开始出现阴道不规则流血，并反复出现短暂的面部及颈部皮肤阵阵发红，伴有轰热，继之出汗，持续时间一般不超过2分钟，每天发作数次，为求进一步诊疗来我院就诊。患者自发病以来神志清，精神可，饮食可，睡眠欠佳，大、小便正常，体重较前未见明显变化。

　　既往史：无特殊。

　　个人史：无吸烟史，无饮酒嗜好。

　　查体：T 36.4℃，P 90 次/分，R 15 次/分，BP 120/71mmHg。患者身高160cm，体重80kg，体型肥胖。意识清楚，查体合作，外阴发育正常，阴道分泌物量少，宫颈光滑，肥大，子宫前位，大小正常，无压痛。

　　实验室检查：血常规示血红蛋白（Hb）浓度95.00g/L。性激素检查结果示雌二醇（E_2）28.01pg/ml，促卵泡激素（FSH）21.56U/L，黄体生成素（LH）16.61U/L，孕酮（P）2.31nmol/ml。

　　辅助检查：盆腔彩超示子宫前位，大小正常，子宫内膜厚5mm，未见宫内节育器，双侧卵巢略小。

　　临床诊断：更年期综合征。

　　【问题】

　　请您给予该患者营养指导。

一、更年期综合征概述

　　更年期综合征（climacteric syndrome）是由于女性卵巢功能减退或衰竭，导致月经紊乱或绝经，同时出现的由于性激素波动或减少所导致的一系列躯体症状和精神心理症状，又称围绝经期综合征、绝经综合征。更年期综合征是妇科的常见疾病，据推测，至2030年，我国的绝经期女性数量将达到2.1亿，约占全球更年期总人口的1/7，其中超过85%的女性可能会出现不同程度的更年期综合征症状。

　　部分女性的更年期症状比较轻，不影响正常生活和工作，仅需要进行生活作息调适即可以缓解症状。但有些女性的更年期症状比较明显，严重影响正常工作和生活，导致家庭关系紧张，因此可产生严重的负面情绪，重则出现严重的精神症状，甚至产生轻生的念头。

（一）发病机制

　　更年期主要是由于卵巢功能的逐渐衰退，表现为卵泡数目的逐渐减少直至耗竭和雌激素水平呈现波动性的下降直至永久性的低下。

　　1. 卵巢储备功能下降　更年期最根本的变化是卵巢内的卵泡数量减少，对促性腺激素不敏感，逐渐导致窦卵泡不能发育成为优势的卵泡，出现不排卵，卵泡的储备继续减少直至耗竭，卵巢的体积逐渐缩小，卵巢的皮质变薄。

　　2. 内分泌发生变化　在更年期的早期，雌激素的水平波动很大，甚至偶有高于正常卵泡期水平的现象，随着卵巢功能的逐渐耗竭，卵泡完全停止发育，雌激素的水平迅速下降。孕激素的水平比雌激素的水平下降更早出现，与不排卵有关，绝经后期无孕酮的分泌。绝经前促卵泡激素的水平呈波动型，黄体生成素的水平逐渐升高，绝经后促卵泡激素的水平和黄体生成素的水平都升高，促卵泡激素/黄体生成素 >1。

——— · 知|识|拓|展 · ———

雌激素的主要生理作用

1. 可促进子宫平滑肌细胞增生和肥大，增加子宫平滑肌对缩宫素的敏感性。
2. 可修复月经期后的子宫内膜。
3. 可使宫颈口松弛、扩张，宫颈黏液分泌增多。
4. 可促进输卵管肌层发育和上皮的分泌活动。
5. 可使阴道上皮细胞增生和角化，黏膜变厚，使阴道维持酸性环境。
6. 可使阴唇发育、丰满、色素加深，促进第二性征发育。
7. 可协同促卵泡激素促进卵泡的发育。
8. 可通过对下丘脑和垂体的正、负反馈调节，控制促性腺激素的分泌。
9. 对代谢有一定作用，可促进钠与水的潴留；可降低循环中胆固醇的水平；可维持和促进骨基质代谢。

（二）临床表现

更年期综合征的临床表现众多，主要包括如下。

1. 月经紊乱 月经紊乱是绝经过渡期的常见症状，约50%以上妇女可以出现2~8年无排卵性月经，表现为月经周期不规则、月经量增加和月经持续时间长。

2. 血管舒缩症状 主要表现为潮热，是雌激素水平下降的特征性症状。其特点是反复出现短暂的面部及颈部皮肤阵阵发红，伴有轰热，继之出汗，持续时间一般不超过1~3分钟。症状轻的患者每天发作数次，症状严重的患者每天十余次或者更多，夜间或应激状态易促发。

3. 精神神经症状 主要包括情绪、记忆和认知功能症状。更年期妇女因自主神经紊乱而出现情绪波动、性格改变、激动易怒、焦虑不安、情绪低落、多疑、轻生、记忆力减退、注意力不集中、失眠等症状。

4. 心血管疾病 雌激素对女性心血管系统具有保护作用，可以改善心血管功能并抑制动脉粥样硬化。绝经后妇女易发生动脉粥样硬化、心肌缺血、心肌梗死、高血压及脑出血。

5. 泌尿生殖道症状 因性激素的水平下降，导致泌尿生殖道萎缩，主要表现为阴道干燥、外阴瘙痒、反复发生的阴道炎、尿急、排尿困难和反复发生的尿路感染等。

6. 骨矿含量改变 雌激素具有保护骨矿含量的作用，是女性一生维持骨矿含量的关键激素，其机制主要与雌激素对骨生成的直接作用和对抗甲状旁腺的骨吸收作用有关。绝经后妇女雌激素的水平下降，骨质吸收的速度快于骨质的生成，从而促使骨质丢失变疏松。

7. 皮肤黏膜症状　主要表现为皮肤干燥、瘙痒、光泽消失、弹性减退、眼干涩、口干、口腔溃疡、皮肤感觉异常和脱发等症状。

二、更年期综合征患者的合理营养与保健

（一）营养治疗的目的

更年期综合征人群的营养与保健

进入更年期后，人体逐渐出现衰老的现象，代谢及生理功能也随之发生改变，常伴有机体适应能力的减退及抵抗力的下降，对于营养的需求也与以前不尽相同，因此应重视更年期综合征患者的营养。更年期综合征患者营养治疗的目的是缓解患者的更年期症状，提高患者的抵抗力，改善患者的生活质量。

（二）营养治疗的原则

1. 能量　更年期综合征患者的能量供给应该接近或略少于中年人的能量供给，建议患者每天的能量摄入在 1600～2200kcal，如果患者每天的体力活动量不是很大，建议患者每天的能量摄入在 2000kcal 以内。定期了解患者的体重变化有利于对患者能量摄入的合理性作出衡量。

2. 糖类　糖类是我国居民的主要能量来源，建议更年期综合征患者糖类提供的能量占每天总能量的55%~60%，一般应从米、面、玉米等食物中获取，应尽量减少单糖的摄入。

3. 蛋白质　更年期综合征患者应保证充足的蛋白质的摄入，尤其注意要保证优质蛋白的摄入。建议更年期综合征患者蛋白质的摄入量应为每天 1.0g/kg，应保证一半为优质蛋白。优质蛋白的主要来源有蛋类、奶类、畜禽肉类、鱼虾、大豆及其制品等。

4. 脂肪　脂肪的热量较高，更年期综合征患者不易摄入过多的脂肪，但脂肪的摄入也不应过少，长期摄入过少的脂肪易引起患者必需脂肪酸的缺乏，还会影响患者脂溶性维生素的吸收。更年期综合征患者应摄入适当的脂肪，建议脂肪提供的能量占每天总能量的25%~30%。患者应少食用动物油，适当食用植物油。

5. 维生素和矿物质　维生素是人体不可缺少的营养物质，尤其是维生素 D 对更年期女性钙、磷的代谢起着非常重要的作用。维生素 D 可通过膳食摄入或在皮肤内自身合成。矿物质也是人体必需的营养素，包括钙、磷、钠、钾等常量元素和锌、硒等微量元素。建议更年期综合征患者均衡饮食，保证充足的维生素和矿物质的摄入。

6. 膳食纤维　膳食纤维具有改善大肠功能的作用，可以缩短排便时间，可以增加排便量和排便次数。膳食纤维还可以调节肠道内的菌群，肠道内菌群的增加和肠内容物的液体增加必然稀释肠内容物和增加粪便量。更年期综合征患者容易发生便秘，建议患者多摄入富含膳食纤维的新鲜蔬菜和水果。

任务八　慢性疲劳综合征人群的营养与保健

──────── • 案|例|导|入 • ────────

【案例】

患者，刘某，女，39 岁，公务员。

主诉：疲劳、乏力 2 年，加重 1 月。

现病史：患者 2 年前开始出现疲劳、乏力、困倦、身体酸痛，感觉做什么事都提不起劲，体力活动或脑力活动增加可使症状加重，休息后症状不能缓解，曾多次检查，未发现明显的器质性病变。1 月前患者自觉上述症状加重，工作效率明显下降，为求进一步诊治，遂来我院就诊。患者自发病以来神志清，精神差，饮食欠佳，睡眠差，大、小便正常，体重较前未见明显变化。

既往史：无特殊。

个人史：无吸烟史，饮酒史 10 年，平均每日 50ml。

查体：T 36.6℃，P 95 次/分，R 15 次/分，BP 129/81mmHg。患者身高 160cm，体重 80kg，体型肥胖。

实验室检查：肝功能、肾功能检查结果示谷丙转氨酶（ALT）25.0U/L，谷草转氨酶（AST）26.0U/L；血常规示血红蛋白（Hb）浓度 125g/L。

辅助检查：心电图检查示窦性心律；颅脑 CT 平扫未见明显异常。

临床诊断：慢性疲劳综合征。

【问题】

请您给予该患者营养指导。

一、慢性疲劳综合征概述

慢性疲劳综合征（chronic fatigue syndrome）是一种身体出现慢性疲劳症状的病症，在排除其他疾病的情况下疲劳持续 6 个月或者以上。慢性疲劳综合征的主要症状是不易恢复的疲劳，这种疲劳没法用一般的劳累及疾病状况解释，并且随着体力活动或脑力活动而加重，休息后疲劳不能缓解。

据世界卫生组织报道，全世界约有 70% 以上的人处于慢性疲劳综合征的状态。我国处于慢性疲劳综合征状态的人已经超过 7 亿，占全国总人口的 60%~70%。慢性疲劳综合征的主要患者人群已经从体力劳动者转向脑力劳动者，在互联网、媒体、医疗和科学教育等行业的从业者中比较常见，并且呈现年轻化趋势。

（一）病因

慢性疲劳综合征的病因尚不清。一些假说认为慢性疲劳综合征是一种尚未明确的免疫系统疾病或由于血压调节机制异常引起。

临床营养学家统计发现，大多数慢性疲劳综合征患者长期营养不良、伏案工作时间长及精神压力过大。营养学家认为，营养不良或失衡加上精神压力过大容易导致的后果如下。①内分泌器官的细胞受损，进而导致内分泌紊乱。②免疫系统的细胞受损和免疫调节机制失衡。③抗氧化膳食物质摄入不足，从而导致体内的自由基产生过多，造成自由基氧化破坏压力加大。

（二）临床表现

1. 持续性疲劳　排除其他疾病的情况下疲劳持续 6 个月或者以上。

2. 记忆力减退　短期记忆力减退或者注意力不能集中。

3. 痛　咽痛，淋巴结痛，肌肉酸痛和头痛。不伴有红肿的肌肉或者关节疼痛。

4. 睡眠　睡眠质量不佳、睡眠后精力不能恢复。

5. 感染　复发性的上呼吸道感染。

6. 身体症状　肢体皮肤粗糙，干涩，脱屑较多；容颜早衰，面色无华；指（趾）甲失去正常的平滑与光泽；毛发脱落易断。

7. 心理症状　情绪低落，抑郁，焦虑不安，思绪混乱，反应迟钝，做事缺乏信心，犹豫不决，情绪不稳，脾气暴躁等。

8. 消化系统症状　食欲减退，无饥饿感，有时可能出现偏食，进食后消化不良，腹胀，便秘或者大便次数增多等。

9. 运动系统症状　全身疲惫，四肢乏力，活动迟缓，肌痛和关节痛等。

10. 神经系统症状　头晕、失眠、多梦、夜惊、嗜睡和记忆力减退等症状。

11. 泌尿生殖系统症状　尿频、尿急，排尿有泡沫；女性月经不调或提前闭经，性冷淡；男性遗精、阳痿、早泄等。

12. 感官系统症状　眼疼痛，干涩不适，对光敏感；耳鸣，听力下降等。

二、患者的合理营养与保健

（一）营养治疗的目的

慢性疲劳综合征患者营养治疗的目的是改善患者的营养状况，缓解患者的症状，促进患者的康复。

慢性疲劳综
合征人群的
营养与保健

（二）营养治疗的原则

1. 糖类　糖类是人体能量的主要来源，如果没有摄入足够的糖类，人体容易产生疲劳感。糖类可以分为简单糖类和复合糖类。过多地摄入简单糖类，会使人感到疲劳、倦怠，而复合糖类进入人体后不会被身体很快地消耗，可以持续补充人体的能量。建议慢性疲劳综合征患者多摄入复合糖类，少摄入简单糖类。复合糖类主要存在于全谷类、豆类、蔬菜中，如燕麦、糙米、黑豆、胡萝卜等。简单糖类主要存在于甜味食物、饮料及加工食品中，如糖果、巧克力、蛋糕等。

2. 蛋白质　蛋白质是构成生命的基础物质，参与各种酶、激素、血红蛋白和肌红蛋白等生物活性物质的合成，可以调节人体的各项生理功能及能量代谢，具有抗疲劳的作用。而摄取过多的色氨酸，反而可以引发慢性疲劳，因此慢性疲劳综合征患者蛋白质的补充，除了足量更需要优质。优质蛋白质中所含的氨基酸更符合人体所需的氨基酸的种类和比例。建议慢性疲劳综合征患者增加优质蛋白质的摄入。

3. 脂肪　慢性疲劳综合征患者常缺乏必需脂肪酸，尤其是 η-3 系脂肪酸。充足的 η-3 系脂肪酸，具有稳定情绪、促进大脑发育、抗炎、抗过敏、消除疲劳的作用。富含 η-3 系脂肪酸的食物有亚麻籽油、鱼油和深海鱼等。

4. B 族维生素　维生素 B_1 可以促进体内的糖代谢，使糖代谢的中间产物丙酮酸彻底氧化，提供机体所需要的能量，消除疲劳。维生素 B_1 对疲劳物质乳酸的分解尤为重要。维生素 B_6、维生素 B_{12} 等 B 族维生素是缓解压力和营养神经的天然解毒剂，是消除疲劳所必不可缺少的营养素，也是中国人最容易缺乏的维生素，适量补充这些维生素对慢性疲劳综合征患者尤其有益。

5. 抗氧化营养素和植物化合物　疲劳、压力大使体内细胞易受到自由基的攻击，造成氧化伤害，从而影响人体的健康。慢性疲劳综合征患者应多摄入富含抗氧化营养素和植物化合物的新鲜蔬菜和水果，如青椒、菠菜、花椰菜、柑橘类、草莓和奇异果等，可保护身体免受损害，也具有抗压的效果。

6. 矿物质　矿物质可以维持肌肉、神经和心脏的正常功能，对于稳定患者的情绪具有一定的作用。钙可以保持血液呈弱碱性的正常状态，从而防止机体陷入酸性易疲劳的状态。疲劳和乏力是镁缺乏的常见症状，大多数慢性疲劳综合征患者缺乏镁。锌与人体的免疫抗病能力有关，能够使机体减少病毒感染后患慢性疲劳综合征的概率。钾元素能够使大脑的神经介质正常有序地工作，确保大脑轻松，人体钾缺乏时也会软弱无力，影响精力的集中。因此，慢性疲劳综合征患者应摄入充足的钙、锌、钾等矿物质。

7. 膳食纤维　疲劳、压力大会引起人体交感神经活跃，抑制肠道蠕动，长期容易发生便秘。慢性疲劳综合征患者多摄入富含膳食纤维的全谷类、蔬菜和水果等，并且补充适当的水分，可以促进肠道蠕动，预防便秘，消除疲劳。

────── • 知|识|拓|展 • ──────

缓解慢性疲劳综合征的方法

1. 规律作息　合理安排时间，保证充足的睡眠时间，不熬夜，以避免过度疲劳。

2. 锻炼身体　养成运动的良好习惯，每周可进行 150~300 分钟中等强度或

75～150分钟高强度的有氧运动，每周可进行2次以上的肌肉力量训练。

3. 放松心情　要学会放松自己，可以通过冥想、呼吸练习、按摩等来减轻身体上及心理上的疲劳感。

4. 释放压力　学会自己释放压力，给自己的负面情绪一个出口，保持积极乐观的生活态度。

5. 寻求帮助　定期体检，关注自己的身体健康。如果慢性疲劳综合征严重影响自己的日常生活，建议寻求医生的帮助，获得更多的治疗方法。

任务九　神经衰弱人群的营养与保健

·案│例│导│入·

【案例】

患者，王某，男，42岁，副经理。

主诉：失眠、乏力、烦躁2年，加重2周。

现病史：患者2年前因为工作压力大出现失眠，易醒，醒后感到不解乏，白天自觉精力不足，注意力无法集中，记忆力明显减退，经常遗忘东西、记错事情，并时常感到烦躁、焦虑。近2周来上述症状明显加重，几乎不能正常工作，为求进一步诊治，遂来我院就诊。患者自发病以来神志清，精神差，食欲减退，大、小便正常，体重较前未见明显变化。

既往史：无特殊

个人史：吸烟史20年，平均20支/日。饮酒史20年，平均每天100ml。

查体：T 36.3℃，P 91次/分，R 15次/分，BP 126/80mmHg。患者身高170cm，体重90kg，体型肥胖。

实验室检查：肝功能、肾功能检查结果示谷丙转氨酶（ALT）45.0U/L，谷草转氨酶（AST）46.0U/L，血尿酸（UA）430.9μmol/L；血常规示血红蛋白（Hb）135.00g/L。

辅助检查：心电图检查示窦性心律；颅脑CT平扫未见明显异常。

临床诊断：神经衰弱。

【问题】

1. 该患者发病的诱发因素是什么？

2. 请您给予该患者营养指导。

一、神经衰弱概述

神经衰弱（neurasthenia）是指在长期的紧张和压力下，产生以脑和躯体功能衰弱为主要特征的一种精神病理状态。神经衰弱患者由于大脑神经活动长期持续性过度紧张，导致大脑的兴奋、抑制功能失调，使患者精神容易兴奋、脑力容易疲乏，并伴有情绪烦恼及心理和生理的症状。流行病学调查显示，神经衰弱仍然是我国常见的神经症，在专科门诊中占全年初诊病例的 65.8%，且女性的患病率明显高于男性，以脑力劳动者居多。

（一）诱发因素

1. 压力过大 持续的工作压力、家庭压力、学习压力或其他慢性压力源使大脑活动过度紧张，超过神经系统的耐受界限导致神经衰弱。

2. 用脑过度 学习、工作任务过重，脑力劳动时间过久，注意力高度集中能够使大脑神经细胞过度消耗能量，神经系统功能失调进而导致神经衰弱。

3. 生活无规律 生活、学习、工作没有规律，经常熬夜，睡眠不足，导致大脑过度疲劳，不能及时恢复，可影响大脑的正常功能导致神经衰弱的症状。

4. 精神创伤 生活中遇到某些事情可产生忧伤、焦虑、惊恐等不良情绪，若不良情绪持续时间过长或过于强烈，会成为大脑的一种不良刺激而诱发神经衰弱。

5. 疾病困扰 患有颅脑损伤、慢性疼痛症、慢性中毒、传染病、营养障碍等疾病，机体抵抗力下降，精神紧张，如果不能采取正确的态度对待疾病，可产生精神负担，对外界的各种事物逐渐失去兴趣，经常处于烦恼和焦虑之中，使神经系统长期紧张进而诱发神经衰弱。

6. 自然环境因素不良 长期处于嘈杂喧闹的环境中，正常的休息、睡眠得不到保证；长期接触亮光、污染的空气和刺鼻的气味等，也可使神经系统受到损害从而诱发神经衰弱。

（二）临床表现

本病的发病一般较缓慢，病程较长，常见症状如下。

1. 脑力易疲劳 患者常常感觉自己的精力不足，一动脑思考就会感到疲乏，反应比较迟钝，注意力不能集中，记忆力减退，经常遗忘东西，工作效率明显下降。

2. 体力易疲劳 患者常常轻微运动、活动就可出现疲劳感。

3. 对刺激敏感 患者睡前会不由自主地开始回忆、联想往事，导致神经兴奋从而无法入睡。神经衰弱患者对周围的声音及光线也分外敏感。

4. 情绪易波动 患者烦躁、易怒，部分患者还会伴有一定程度的焦虑及抑郁状态。

5. 疼痛 主要是肌肉紧张性疼痛，常由紧张情绪所引起，可表现为头痛、腰背疼痛、四肢疼痛等。

6. 睡眠障碍 入睡困难、辗转难眠、多梦、睡眠浅、易惊醒，醒后不易再入睡，睡眠质量差等。

7. 心理生理障碍　某些神经衰弱患者会出现一组症状，如头晕、眼花、心悸、多汗、胸闷、腹胀、消化不良、耳鸣、尿频、月经紊乱等。

二、患者的合理营养与保健

（一）营养治疗的目的

神经衰弱患者营养治疗的目的是缓解患者神经衰弱的症状，促进神经系统正常工作，促进患者的康复。

（二）营养治疗的原则

神经衰弱人群
的营养与保健

1. 摄入足够的能量　神经衰弱患者的食欲较差，导致患者营养素的摄入量不能满足每天人体的需要量，持续时间过长会影响患者的病情。因此，要根据神经衰弱患者的营养状况来采取合适的方法补充营养，每天所提供的能量要达到1600kcal以上。

2. 增加优质蛋白质的摄入　神经衰弱患者每天摄入蛋白质的总量不应低于60g，患者可以多吃蛋类、奶类、畜禽肉类、鱼虾、大豆及其制品等富含优质蛋白的食物。

3. 适当的脂肪摄入　神经衰弱患者应摄入适当的脂肪，建议脂肪提供的能量占患者每天总能量的20%~25%为宜，同时患者应多食用富含不饱和脂肪酸的芝麻油、菜籽油等植物油。

4. 增加维生素的摄入　维生素对于保护神经衰弱患者的神经组织及维持其正常的功能具有重要的作用。B族维生素、维生素E及维生素C有助于缓解神经衰弱患者的病情。因此，神经衰弱患者应多吃新鲜的蔬菜和水果，也可以每天补充适量的维生素制剂。

5. 增加矿物质的摄入　钙缺乏可以导致人体的神经调节功能下降，当遇到紧张、劳累等应激源时，不能维持正常的神经兴奋及抑制能力。铁缺乏可以导致人的智力降低，神经功能紊乱。锌缺乏可以影响人体脑细胞的能量代谢和氧化还原过程。铜与人体的神经系统密切相关，铜缺乏可以导致人体神经系统的内抑制过程失调。因此，神经衰弱患者应增加钙、铁、锌、铜等矿物质的摄入。

6. 戒烟、忌酒　建议神经衰弱患者应戒烟、忌酒，少饮或不饮茶、咖啡等刺激性的饮品。同时，神经衰弱患者可配合心理治疗，鼓励患者振作精神，树立战胜疾病的信心。

──────── • 知｜识｜拓｜展 • ────────

神经衰弱患者如何做好自我心理保健？

1. 保持愉快的情绪　乐观的情绪，舒畅的心情，对治疗神经衰弱有很大的帮助。

2. 克服不良的情绪

（1）转移法：患者可以通过听音乐、散步、打球等方式来松弛自己的紧张情绪，缓解不良的情绪。

（2）发泄法：患者通过语言表达自己的气愤，以求得内心愉快。

（3）幽默法：幽默可以使愤怒、不安等不良的情绪得以缓解。

（4）合理法：患者寻找理由，进行自我安慰，从而缓解不良的情绪。

（5）升华法：是对不良情绪反应的一种较高水平的宣泄方式，可以将情绪激起的能量引导到对他人、对自己和对社会都有利的方面。

任务十　慢性阻塞性肺疾病人群的营养与保健

———————•案|例|导|入•———————

【案例】

患者，姜某，男，75 岁，农民。

主诉：慢性咳嗽、咳痰 20 年，加重伴喘息 5 天。

现病史：患者于 20 年前无明显诱因出现咳嗽、咳痰症状，此后每年的冬春季节上述症状反复发作，严重时咳黄痰，近 10 年来患者逐渐出现呼吸困难的症状。5 天前患者着凉后再次出现咳嗽、咳痰、喘息的症状，痰为黄白色黏痰，不易咳出，伴胸闷、心悸，伴发热，为求进一步诊疗来我院就诊。患者自发病以来神志清，精神差，食欲减退，睡眠差，大、小便正常，体重较前未见明显变化。

既往史：无特殊。

个人史：吸烟 40 年，每天平均 40 支/日，已戒烟 2 年。饮酒史 10 年，每天平均 100ml，已戒酒 1 年。

查体：T 38.9℃，P 106 次/分，R 25 次/分，BP 132/80mmHg。患者身高 170cm，体重 50kg，急性病容，体形消瘦。口唇发绀，桶状胸，肋间隙增宽，双肺呼吸音粗，可闻及散在的干啰音、湿啰音。

实验室检查：血常规示白细胞计数（WBC）12.06×10^9/L，C 反应蛋白（CRP）15.09mg/L；生化常规检查结果示总蛋白（TP）54.75g/L，白蛋白（ALB）32.73g/L，前白蛋白（PA）125mg/L，谷丙转氨酶（ALT）51.0U/L，谷草转氨酶（AST）42.0U/L。

辅助检查：胸部 X 线片示肋间隙增宽，双肺纹理模糊、增多，透光度增强。

临床诊断：慢性阻塞性肺疾病伴急性加重。

【问题】

1. 该患者营养状况怎么样?
2. 请您给予该患者营养指导。

一、慢性阻塞性肺疾病概述

慢性阻塞性肺疾病（chronic obstructive pulmonary disease，COPD）是呼吸系统的常见病和多发病，是一种对有害气体和/或有害颗粒物质发生异常气道炎症反应的慢性呼吸道疾病，以气道气流受限为特征，气流受限不完全可逆，并呈进行性发展。慢性阻塞性肺疾病与慢性支气管炎和肺气肿有着密切联系，当慢性支气管炎和肺气肿患者肺功能检查出现气流受限，并且不能完全可逆时，即可诊断为慢性阻塞性肺疾病。

慢性阻塞性肺疾病好发于中老年人，可由于长期的慢性呼吸困难、反复发生的肺部感染和营养不良而严重影响患者的日常生活，甚至危及患者的生命。慢性阻塞性肺疾病是全世界范围内的常见病和多发病，也是全世界范围内威胁人类健康的主要疾病，全球 40 岁以上人群发病率已高达 9%~10%，且有逐年上升之势。

（一）病因和发病机制

1. 吸烟 长期大量吸烟是慢性阻塞性肺疾病发生的重要因素。吸烟开始的年龄越早，时间越长，每天的吸烟量越多，慢性阻塞性肺疾病的患病率就越高，而且病情发展迅速，肺功能障碍迅速加剧。

2. 感染 感染尤其是反复的呼吸道感染是慢性阻塞性肺疾病发生发展的重要因素之一。呼吸道病毒、细菌、衣原体和支原体感染是慢性阻塞性肺疾病发生的重要原因，常见的致病菌有肺炎链球菌、流感嗜血杆菌等。

3. 遗传因素 慢性阻塞性肺疾病有遗传易感性。肺气肿的形成与遗传因素所导致的蛋白酶/抗蛋白酶失衡有一定的关系，主要是因为 α_1-抗胰蛋白酶的先天性缺乏引起。

4. 环境因素

（1）空气污染：颗粒物质（PM）及有害气体物质对支气管黏膜有刺激和细胞毒性作用，当空气中 PM2.5 浓度超过 $35\mu g/m^3$ 时，慢性阻塞性肺疾病的发生风险明显增加。

（2）燃料烟雾：煤炭、柴草和动物粪便等燃料产生的烟雾中含有大量的有害成分，如碳氧化物、未燃烧完全的碳氢化合物颗粒等，长期暴露于这些物质会损伤气道和肺泡，增加慢性阻塞性肺疾病的发生风险。

（3）职业性粉尘：职业性粉尘的浓度过大或接触时间过久，可引起慢性阻塞性肺疾病的发生。

（二）临床表现

1. 慢性咳嗽 是慢性阻塞性肺疾病常见的症状。咳嗽症状出现缓慢，随病程发展可终身不愈，常晨间咳嗽明显，夜间阵咳或排痰。

2. 咳痰 多为咳嗽的伴随症状，痰液一般为白色黏液或浆液泡沫性痰，偶可带血丝，清晨排痰较多，急性加重时痰液可变为黏液脓性而不易咳出。

3. 气短或呼吸困难 早期仅在较剧烈活动时出现，之后逐渐加重，以致在日常活动甚至休息时感到气短或呼吸困难，是慢性阻塞性肺疾病的标志性症状。

4. 喘息和胸闷 部分患者有明显的喘息和胸闷，此非慢性阻塞性肺疾病的特异性症状，常见于重度患者或急性加重期的患者。

5. 其他 慢性阻塞性肺疾病主要累及肺脏，但也可引起肺外的不良反应。重度慢性阻塞性肺疾病急性加重，可出现嗜睡、头痛和神志恍惚等神经精神症状。晚期患者常见体重下降、食欲减退和营养不良等。

——————· 知 识 拓 展 ·——————

营养不良对慢性阻塞性肺疾病患者的影响

1. 呼吸肌的耐力和收缩力下降 呼吸肌群具有足够的耐力和收缩力是保证正常通气必不可少的条件。呼吸肌不断的收缩需要消耗营养物质，因此呼吸肌的肌力明显受患者营养状态的影响。

2. 降低换气通道的能力 营养不良可使慢性阻塞性肺疾病患者维持正常通气的动力减少，呼吸肌群的储备能力下降。营养不良还可影响患者的通气驱动力，降低呼吸中枢对缺氧的反应。

3. 降低肺的防御和免疫功能 营养不良可严重损害慢性阻塞性肺疾病患者肺的防御和免疫功能，患者会出现肺功能下降、反复感染和呼吸衰竭，而这些表现又加重了营养不良。

二、慢性阻塞性肺疾病患者的合理营养与保健

（一）营养治疗的目的

慢性阻塞性肺疾病患者营养治疗的目的是维持患者的理想体重，增强呼吸肌的力量，增强患者的免疫力，预防和减少急性并发症的发生，促进患者的康复。

（二）营养治疗的原则

1. 能量 慢性阻塞性肺疾病患者往往合并有蛋白质－能量营养不良，因此需要给患者提供充足的能量。慢性阻塞性肺疾病患者个体间的能量需求差异极大，宜采用间接能量测定仪确定个体化的能量需求，也可使用 Harris－Benedict 公式计算出基础

能量消耗（Basal energy expenditure，BEE），乘以相应的系数来计算。

男性：BEE（kJ/d）=［66.47 + 13.75×体重（kg）+ 5.0×身高（cm）－
6.76×年龄（岁）］×4.184

女性：BEE（kJ/d）=［655.1 + 9.56×体重（kg）+ 1.85×身高（cm）－
4.68×年龄（岁）］×4.184

患者每日的能量需要可按照下列公式计算：全日总能量（kJ/d）= BEE × C ×
1.1 × A

式中，C 为校正系数，用于校正较高的基础能量消耗，男性为 1.16，女性为
1.19；1.1 是为纠正慢性阻塞性肺疾病患者的体重减轻，增加 10% BEE；A 为活动系
数，如卧床状态的活动系数为 1.2，轻度活动的活动系数为 1.3，中度活动的活动系
数为 1.5，重度活动的活动系数为 1.75。

2. 糖类 糖类的呼吸商在三大营养物质中是最高的，在体内代谢可产生较多的
二氧化碳，对慢性阻塞性肺疾病患者不利，因此不主张患者摄入过多的糖类。建议慢
性阻塞性肺疾病稳定期的患者糖类提供的能量占总能量的 50%～60% 为宜。如合并呼
吸衰竭等应激状态时，应减少糖类的摄入量。

3. 蛋白质 由于慢性阻塞性肺疾病患者的蛋白质分解代谢亢进，为促进合成代
谢应供给患者充足的蛋白质，尤其应注意支链氨基酸的供给。建议慢性阻塞性肺疾病
患者蛋白质供能占全日总能量的 15%～20%，当患者继发呼吸道感染，甚至呼吸衰竭
等应激状态时，能量消耗增加，蛋白质的供能比可适当地提高。

4. 脂肪 脂肪的呼吸商在三大营养物质中是最低的，因此高脂饮食可以减少二
氧化碳的生成，对慢性阻塞性肺疾病患者有利。建议慢性阻塞性肺疾病稳定期的患者
脂肪供能占全日总能量的 20%～30%，具有严重通气障碍和呼吸衰竭的患者可适当增
加脂肪的供给量。

5. 维生素和矿物质 研究显示，慢性阻塞性肺疾病患者体内的抗氧化剂如维生
素 A、维生素 C 和维生素 E 等的水平降低，因此患者饮食中应供给富含此类营养素的
食物。磷、镁和钾对维持呼吸肌的收缩很重要，铜、铁和硒等一些必需微量元素具有
抗氧化作用，能够抑制肺部的炎症反应，应注意补充。

6. 水 由于慢性阻塞性肺疾病患者呼吸困难和气促可引起水分丢失过多，体内
缺水易导致痰液黏稠而不易咳出，应保证机体水分的补充。

7. 餐次 慢性阻塞性肺疾病患者多伴有食欲缺乏，可以根据患者的病情，合理
安排患者的餐次，每天 4～6 餐，每餐不宜过饱，每餐间隔 2～3 小时。

（三）营养补充的途径

应根据患者的病情选择营养补充的途径。对于缓解期和轻症的慢性阻塞性肺疾病
患者，首先推荐口服营养补充，经口摄食困难的患者可以采用管饲营养。对于急性发
作期、胃肠功能差、单纯肠内营养支持已不能满足其需求的慢性阻塞性肺疾病患者，
可采用短期的肠外营养支持。肠外营养支持的输注途径有中心静脉途径和周围静脉途

径两种。对于营养支持时间超过 2 周的患者，宜采用中心静脉途径，而短期或部分肠外营养者则适用于周围静脉途径。

| 本章小结 | 本章拓展练习及参考答案 |

项目七　保健科学概论

———— · 学 习 目 标 · ————

1. 素质目标　建立健康的生活方式，养成良好的生活习惯，保持积极心态，懂得健康饮食，提高生活质量，预防疾病，并促进整体健康。关注自己和他人的身体健康，树立正确的审美观，形成科学的保健意识。

2. 知识目标　掌握各种营养素对人的大脑、皮肤的生理功能，常用的健脑、美容的食物；熟悉大脑的基本结构、工作原理，皮肤的基本结构；了解营养与健脑、营养与美容的关系。

3. 能力目标　具备分析和解决营养问题的能力；能学会应用合理的膳食结构改善个人的饮食习惯；能运用所学的营养知识对自己和他人进行营养教育，解答关于健康方面的问题；能够辩证地理解健康与美丽的关系。

任务一　营养与健脑

———— · 案 | 例 | 导 | 入 · ————

【案例】

患者，刘先生，退休教师，62 岁，身高 175cm，体重 80kg。

主诉：记忆力明显减退，经常忘记刚刚发生的事情。反应迟钝，思维不如以前敏捷。情绪波动大，容易焦虑、沮丧。偶尔出现头痛、头晕的症状。语言表达能力有所下降，有时难以找到合适的词汇表达自己的想法。

观察：刘先生饮食习惯偏向油腻，很少吃蔬菜、水果。

诊断：血液检测结果发现，刘先生体内维生素 B_{12} 和叶酸水平偏低，MRI 扫描结果显示刘先生大脑皮质萎缩，海马结构尤为明显；神经心理学测试结果显示为轻度认知功能障碍。

【问题】

1. 请对刘先生的营养状况做出正确评价。

2. 您对刘先生的营养建议是什么？

一、营养素与健脑

营养素与健脑

脑（brain）是人体最旺盛的活动器官，是神经系统的中枢。人脑重量只有 1400g 左右，却要消耗掉人体所需能量的 20%。对脑力劳动者来说，大脑的能量消耗更大，如果不能合理补充必要的营养素，不但会使人精神疲乏，而且可以引起神经衰弱，严重者会出现痴呆。

（一）脑的基本结构

脑由大脑、小脑和脑干三部分组成，大脑是神经系统最高级的部分，其重量占人体总重量的 2%。大脑皮层的褶皱形成的凸起，称为脑回，凹槽称为沟，能增加大脑的表面积。大脑由左、右两个半球构成，两半球间由横行神经纤维相联系，每个大脑半球都是由两类细胞和许多血管构成。第一类细胞是神经细胞，又称神经元，是大脑结构和功能的基本单位。另一类细胞是胶质细胞。胶质细胞就像胶水一样，把神经元联合在一起。胶质细胞又分为三种，分别是星形胶质细胞、小胶质细胞和少突胶质细胞，作用各不相同。星形胶质细胞的主要作用是给神经元运输营养并排出废物；小胶质细胞是中枢神经系统最重要的一道免疫防线；少突胶质细胞主要功能是包裹轴突，就像在电线外面包的绝缘层，可以帮助传递神经电信号避免信号串线。大脑中还含有丰富的血管，是人体里血管最多的一个器官，如果把其中的全部血管串联起来，长度大约有 160 000km，丰富的血流为大脑提供足够的氧和营养物质，保证脑的高代谢状态。

（二）大脑的基本工作原理

大脑的周边部分包裹着灰质（即大脑皮质），是神经元胞体和神经胶质细胞分布的主要部分，是调节人体生理活动的最高级中枢，含有多个功能区，如运动中枢、感觉中枢、听觉中枢、视觉中枢等；而大脑中央部则是白质，它由神经元的胶质纤维构成，负责传递神经信号，这种分层结构使得大脑能够高效处理信息，执行各种功能。大脑工作的时候，神经元之间通过电化学反应传递信号。大脑有 1000 多亿个神经元，每个神经元的树突和轴突形成连接，构成行为和精神活动的结构基础。要让大脑足够强大和健康，就要避免它遭受伤害，并供给充足的营养，使其得到充足的训练和充分的挑战。

大脑的工作原理是极其复杂的，目前研究仍在不断探索。

（三）不同营养素与健脑的关系

1. 蛋白质与健脑 蛋白质是构建大脑的基础物质，占脑干重的 30%~35%，仅次于脂肪。脑在代谢中需要大量的蛋白质。人的智力活动需要大量的活性化学物质参与，如乙酰胆碱、去甲肾上腺素、多巴胺、5 - 羟色胺及各种氨基酸等，它们不能在体内自然合成，必须从外界食物中摄取。蛋白质还是维持脑细胞的兴奋与抑制过程的主要物质，在记忆、语言、思维、运动、神经传导等方面有着重要作用。

2. 糖类与健脑　大脑所需能量的90%以上是由血液葡萄糖供给的。神经元在工作时需要大量的葡萄糖，人脑每天需要116～145g的糖。脑高度依赖血糖氧化供给能量，当血糖不足时，脑的耗氧量就下降，轻者感到疲倦，降低人的思维和记忆力，重者可发生昏迷。因此，血糖的波动，尤其是血糖大幅度降低，会引起脑功能紊乱，严重时会造成脑细胞坏死，造成不可逆转的组织结构变化。

3. 脂类与健脑　脂类是最重要的健脑营养素。脑内脂类含量最多，约占脑干重（除去水分）的60%，是脑细胞的主要构成材料。构成大脑的脂肪主要是特殊形式的脂质，包括不饱和脂肪酸、卵磷脂以及胆固醇。向脑提供质量优良、数量丰富的脂类物质，可促进脑神经细胞发育和神经纤维髓鞘的形成，并保证它们的良好功能。从营养学的角度来说，脂肪可分为能源脂肪和结构脂肪。能源脂肪主要由饱和脂肪酸构成，以能量的贮藏形态积蓄于体内，其主要生理功能是供给能量；结构脂肪由不饱和脂肪酸构成，以构成细胞的结构形态存在于脑、肝、肺、心、脾、睾丸及肌肉组织的细胞内。构成大脑的重要材料是结构脂肪而不是能源脂肪，其中40%～50%为多不饱和脂肪酸（如DHA）。因此，摄取富含不饱和脂肪酸尤其是多不饱和脂肪酸的食物，对大脑发育及神经功能的维持很重要。而这些脂肪酸人体不能自行合成，必须从食物中摄取。有大量文献指出，每天至少摄入 ω-3 系列的必需脂肪酸（EPA和DHA都是ω-3 脂肪酸）1～3g，会对情绪和健康产生积极的影响。

4. 维生素与健脑

（1）B族维生素（硫胺素和烟酸）：B族维生素可促进神经系统发育、神经介质的合成，增强记忆力。缺乏维生素 B_1 引起的脚气病患者，会产生疲劳、倦怠及头痛的神经炎症状，此时因为脑部中枢神经得不到足够的能量，神经无法正常发挥作用，常出现精神不振、焦躁、容易发怒、注意力不集中、对学习不感兴趣等现象。

值得一提的是，维生素 B_{12} 对神经细胞的生长和修复起到重要作用，它能够促进神经细胞的生长，帮助受损的神经细胞得到修复，从而维护神经系统的正常功能，这直接关系到神经信号的传递和神经系统的整体健康。维生素 B_{12} 还参与神经递质的合成。神经递质是神经细胞之间传递信息的化学物质，对于维持神经系统的正常功能至关重要。维生素 B_{12} 的缺乏可能会导致神经递质合成不足，从而影响神经系统的正常运作。

此外，维生素 B_{12} 能通过促进神经细胞的修复和生长，缓解神经系统的紧张和疲劳状态，帮助人们保持良好的精神状态。

最后，维生素 B_{12} 还可以与其他营养素协同作用，共同维护神经细胞的健康。例如，维生素 B_{12} 与叶酸共同作用，可以促进红细胞的生成和发育，改善贫血等症状。

（2）维生素C（抗坏血酸）：维生素C能延缓脑细胞老化，具有抗菌、抗病毒、抗衰老、抗癌及增强免疫力的功效。大量维生素C能维持神经血管的通透性，确保及时、顺利地补充脑所需要的营养，增强脑细胞结构的坚固性，消除脑细胞结构的松弛与紧缩。若维生素C不足，则容易使神经血管发生堵塞、变细，使脑细胞的结构松弛或紧张，导致脑细胞活力降低和脑功能低下。维生素C缺乏时还会阻碍胶原蛋白的合成，使皮肤干燥、出现皱纹且弹性降低。

（3）维生素 A（视黄醇）：维生素 A 能促使大脑、骨骼发育健全，具有抗癌、增强抵抗力的作用，也是维护良好视力不可缺少的营养素。若体内缺乏维生素 A，容易患夜盲症、眼干燥症、角膜软化症等视觉疾病。过量摄入维生素 A 可能导致急性中毒反应。当体内维生素 A 大量蓄积时，可能出现烦躁不安、嗜睡、恶心、呕吐、头痛、头晕等不适症状。少数人还可能出现惊厥、烦躁等严重症状。孕妇过量摄入维生素 A 可能导致胎儿畸形或流产。

（4）维生素 E（生育酚）：维生素 E 具有极强的抗氧化作用。脑细胞中细胞膜的主要成分是不饱和脂肪酸和磷脂，容易被葡萄糖代谢时产生的活性氧所氧化，而维生素 E 则可以阻止过氧化反应发生，防止脑内产生过氧化脂肪，预防退行性变，起到健脑、抗衰老的作用。若能常吃富含维生素 E 的食品，则可以预防大脑疲劳，保持大脑活力。

（5）维生素 D：维生素 D 是提高神经细胞的反应灵敏性不可缺少的营养素，有助于维持神经元的正常功能和突触的可塑性，增强记忆力，对学习有积极影响。适量晒太阳或摄取富含维生素 D 的食物，如鱼类、牛奶和蘑菇，都可以帮助提高维生素 D 的水平。

5. 矿物质与健脑 矿物质虽然在大脑中含量很少，但在大脑发育与智力开发方面能起到重要作用。

（1）钙：钙是脑神经元代谢不可缺少的重要物质，脑内钙的含量水平将影响人的脑功能状况，钙的含量充足，能保持头脑冷静，减轻大脑疲劳，而且产生的疲劳也易于消除；钙不足时，往往发生病态性异常兴奋（如多动、注意力不集中）的现象。钙的另一个重要作用是能保持身体正常的弱碱性状态。钙离子还影响神经传导信息，调节神经肌肉的兴奋性，缺乏时神经、肌肉兴奋失调，易引起肌肉痉挛。缺钙严重时，会增加骨钙溶出，引起脑细胞及其末梢神经上的钙沉着，破坏脑功能，引起痴呆症。

（2）磷：磷是构成脑神经组织与发展脑功能不可缺少的营养素。一般膳食中都有较多的磷，磷缺乏症比较少见。要注意的是，早产儿如果只喂母乳，可能会出现磷不足现象，因为人奶中的磷比牛奶中少得多，可以给早产儿补充牛奶。对足月婴儿来说，母乳中钙磷比例最理想。

（3）铁：铁是血红蛋白的重要组成成分，参与血红蛋白、DNA 以及能量代谢等重要的生理过程。缺铁可导致血红蛋白的合成受阻，红细胞生成减少，妨碍氧的输送，进而影响大脑的功能。可见，铁对于维持大脑的正常运作也是很重要的。中老年人也可能因为缺铁而表现为面色苍白、心悸气短、失眠多梦、易疲劳、淡漠等症状。在儿童和青少年的生长发育阶段，大脑对缺氧非常敏感，缺铁导致贫血后，大脑将不能得到充足的营养物质和氧气，从而不能正常发育，影响智力发展。但若摄入过量的铁则会使脑细胞及脑微血管中的自由基增加，损坏脑细胞结构导致中风。

（4）锌：锌也是与脑功能关系密切的元素。锌是合成核酸与蛋白质所需酶的重要成分，能促进细胞更新，增强免疫功能。缺锌时脑中核酸与蛋白质含量都会减少。

脑中锌的分布和蛋白质分布相似，功能活跃的皮质含锌较高，尤其在海马旁回含量最高。海马旁回参与学习、记忆以及情绪和条件反射的形成过程，缺锌则影响大脑功能，记忆力易减退。另外，缺锌还能延缓脑组织的髓鞘形成过程，使神经递质的反应能力降低。人在出生前后短期缺锌也会导致成年后持久的行为异常，记忆能力受到损害。孕妇严重缺锌可能造成胎儿中枢神经系统发育不健全。据调查，智商较高的小学生血锌都达合理水平。

（5）碘：碘与脑的发育密切相关。碘是合成甲状腺激素的主要原料。胚胎时期缺碘，甲状腺激素将合成不足，致使中枢神经系统的发育分化迟缓，脑成熟缓慢，影响智力发育，所以碘被称为"智力元素"。胎儿或新生儿缺碘可能会引起呆小病，患儿运动协调障碍，认知功能受损害，生长发育迟缓，身体矮小，反应迟钝，聋哑痴呆，智力低下等。因此妊娠期间一定要摄入足够的碘。孕妇每日需要摄入 150μg 碘。

（6）硒：硒能够清除人体内过多的氧自由基，延缓大脑的衰老速度，改善脑部功能，提高大脑的记忆力。补充适量的硒元素可以促进血液中的一种关键蛋白增长，这种蛋白有助于增加人体内的神经元数量，从而提高记忆力。对于中老年人而言，补充硒元素有助于延缓记忆衰退，使大脑保持活力。对于儿童来说，补充硒元素可以减少癫痫的发生。

（7）镁：镁是一种重要的微量元素。镁是多种酶类的辅因子，参与神经递质的合成和代谢过程，有助于大脑的信息传递和处理。镁离子具有调节钙离子通道的功能，影响神经冲动的产生和传导，适当补镁可降低细胞内钙水平，减少突触后膜去极化，从而降低神经元的兴奋性，有助于缓解焦虑、紧张等症状，改善认知功能。镁能够稳定神经细胞膜电位，防止其过度兴奋，预防发生癫痫；镁还有镇静、催眠的作用，适量补充镁元素有助于改善睡眠质量。此外，镁还可以维持神经系统的正常功能，如果体内的镁元素摄入不足，可能会导致神经系统受到损伤，容易出现情绪不稳定、记忆力减退等症状。

（8）铜：铜是大脑的重要营养物质，能维持大脑的正常功能。铜是大脑神经递质的重要成分，如果体内铜元素摄取不足，脑细胞色素氧化酶减少，导致脑细胞活力下降，可能会导致神经系统失调，进而引发大脑功能障碍，表现为记忆衰退、思维紊乱、反应迟钝、步态不稳、运动失常等症状。

（9）锰：锰参与神经递质的合成与代谢，维持正常脑功能。同时，锰还能在脑组织中激活单磷酸腺苷后调节神经间质，对老年痴呆的治疗有一定的作用。

6. 水与健脑　正常人脑组织的含水量丰富，约达 80%。摄入充足的水分对于大脑的健康和功能至关重要。如果摄入水分不足，神经元将无法正常工作，即使轻微的脱水也会使人精力减退、记忆力受损、影响思维，而长期缺水或饮水不足都会导致大脑细胞受损甚至死亡，从而影响大脑的正常功能和智力水平。喝水可以促进大脑的血液循环，有利于氧气和营养物质输送到大脑，促进大脑细胞的代谢，帮助清除废物和毒素，从而减少疲劳、头痛和焦虑等负面情绪，使人感到轻松愉快，并保持大脑的活力和健康状态。《中国居民膳食指南（2022）》中指出一个成人每天应喝 1500～1700ml 水（约合 8 杯），炎热天气或运动时应适当增量。

二、常用养脑健脑食物

1. 鱼类和贝类 鱼、贝是最佳的健脑食品。鱼和贝类含有较多的不饱和脂肪酸、丰富的磷、锌、钙等矿物质和优质蛋白质等，这些都是大脑所需的主要营养素，如三文鱼、沙丁鱼、鳕鱼、金枪鱼等都是很好的健脑食物。三文鱼中 60% 的脂肪中有 20% 是 DHA 和 EPA 等 ω-3 系列多不饱和脂肪酸，这些多不饱和脂肪酸易被人体消化，吸收率达 95%，可以改善大脑记忆力和认知能力，还有抗炎作用，能够减轻体内的炎症反应。野生三文鱼还含有名为虾青素的抗氧化剂，这种抗氧化剂能帮助保护神经元，使其免受损害，是理想的健脑物质。

2. 蔬菜 绿叶蔬菜富含维生素 C、叶酸、β-胡萝卜素、矿物质和抗氧化剂等营养素，如菠菜、西蓝花、油菜、荠菜、萝卜叶、韭菜、番茄、辣椒、大蒜、芹菜、茼蒿等。经常食用这些绿叶蔬菜有助于保持大脑健康。另外，黄花菜富含蛋白质、脂肪、钙、铁和维生素 B_1，经常食用可减轻失眠；甜菜叶、甘蓝等深色蔬菜富含叶黄素和玉米黄质等抗氧化物质，经常食用有助于保护视网膜，使大脑免受紫外线伤害；胡萝卜、花椰菜、红薯、南瓜、黄玉米、金针菜等红黄色蔬菜富含胡萝卜素、维生素 C、维生素 A、膳食纤维、钾等营养物质，经常食用可以帮助维持大脑的正常功能，增强记忆力和学习能力。

3. 坚果和种子 核桃、芝麻、花生、大豆等木本植物的果实和种子中不饱和脂肪酸的含量非常丰富。核桃仁含有的脂肪酸中 70.1% 是亚油酸，11.4% 是亚麻酸，还含有锰等矿物质，是最佳的植物性健脑食品。另外，杏仁、腰果、亚麻籽等也含有丰富的多不饱和脂肪酸、蛋白质、维生素 E 和矿物质，对大脑健康也是有益的。

4. 粮谷类 燕麦、糙米、全麦面包等富含 B 族维生素、矿物质和膳食纤维，经常食用有助于维持神经系统的正常功能、促进新陈代谢等。小米中含有较多的色氨酸，可以转化为血清素，是一种能够暂时抑制大脑思维活跃度的神经递质，可以起到安神助眠的作用，有助于缓解疲劳和焦虑。

5. 水果 橙子内含丰富的维生素 C，有助于促进脑部功能。苹果内含乙酰胆碱等大脑代谢不可缺少的物质。蓝莓、草莓、黑莓这些莓类富含植物色素类黄酮，常吃这些食物能提高大脑记忆力。

6. 奶及其制品 奶类富含的营养素有脂肪、蛋白质、矿物质、维生素和益生菌，其中蛋白质易被人体消化吸收，能够有效地减缓智力衰退，是很好的健脑食品。每人每日饮 250～500g 为宜。

7. 动物的肝脏 动物的肝脏中含有较多的铁质和维生素 A，中医认为肝有清火明目作用，经常食用动物肝脏可使大脑获得充分的营养和氧气，还可对眼睛起保健作用。

8. 蛋黄 蛋黄含优质蛋白质和人脑需要的卵磷脂以及多种微量元素。每人每天摄取 80～120g 鸡蛋，就能满足脑对必需氨基酸的需要。

9. 豆类 豆类食品含有主要的健脑营养物质是蛋白质、不饱和脂肪酸、糖、钙质、维生素 A 和 B 族维生素等。大豆中的不饱和脂肪酸能降低血液中的胆固醇和甘油三脂，可以预防高胆固醇、高脂血症；还含有 64% 的卵磷脂，它是神经组织构成和脑代谢中的重要物质；还含有丰富的大豆异黄酮，对预防认知衰退有一定的作用。

10. 绿茶 绿茶中含有一定量的咖啡因，是一种中枢神经兴奋剂。适量摄入咖啡因可以提高注意力、警觉性和反应速度，有助于改善大脑功能。茶氨酸是绿茶中特有的一种氨基酸，具有镇静和放松作用，帮助缓解焦虑和压力，改善睡眠质量，从而有助于大脑的恢复和休息。绿茶富含抗氧化剂，如儿茶素，可以帮助清除体内的自由基，减少氧化应激，对大脑健康非常有益。

总之，多样化的饮食可以使大脑获得全面的营养，以满足大脑对各种营养素的需求。蛋白质是大脑的基本构成成分之一，适量摄入优质蛋白质有助于维持大脑的正常功能。增加富含抗氧化剂的食物，可以帮助清除体内的自由基，减少氧化应激，从而保护大脑免受损伤。摄入充足的水分有助于维持大脑的正常代谢和功能。日常生活中尽量避免过度饮酒、吸烟、摄入过多的糖分和饱和脂肪酸。良好的生活习惯和适度的锻炼都可以进一步提高大脑的认知功能和记忆力。

———————— • 知|识|拓|展 • ————————

能够令衰老的大脑保持健康的五个习惯

大脑相当于"办事窗口"，100 亿个脑细胞相当于"办事员"，虽然随着年龄增长，脑细胞不断死亡，但勤用脑、善用脑的人，传递信息的树突不减反增，也会有新的神经细胞产生，其他脑细胞的衰老也随之放慢，可见科学用脑是最好的防衰养生法，胜过任何补脑的灵丹妙药。因此，我们在生活中要健康地利用大脑，遵守健康的生活习惯。

1. 保证充足的睡眠。每晚睡眠不少于 8 小时。
2. 定期锻炼。每周不少于 3 次有氧运动，每次至少 30 分钟。
3. 减轻压力。精心冥想可以缓解压力保护大脑。
4. 锻炼大脑。经常学习一些新知识或者新技能。
5. 食用健康、低脂食品。

资料来源（有改动）：申艳芝. 吃出超级大脑：大脑营养真相 [M]. 北京：北京联合出版社，2017.

任务二 营养与美容

———————— • 案|例|导|入 • ————————

【案例】

患者，刘某，男，高三学生，20 岁，身高 180cm，体重 75kg。

主诉：面部长有很多痤疮，带有白头，瘙痒厉害，脸和头部皮肤油腻。口气重，排便时间长。

个人史：喜欢吃肉，很少吃蔬菜和水果，不吃海鲜类食物。学习压力大，经常熬夜，不爱运动。

【问题】

1. 请分析刘某可能有怎样的营养问题？

2. 您对刘某的营养建议，以及如何给刘某安排膳食？

3. 还有其他改善措施吗？

一、营养素与美容

营养素与美容

美容（cosmetology）不仅是外表的修饰，更重要的是身体内在的健康美。人体各个器官的健康状况会在人的面部表现出来，身体的各个器官都健康，人的面容状态才能保持良好状态。人的生命活动需要不断摄取各种必需营养素进行正常的新陈代谢。因此，合理膳食是美容的基础，能够改善皮肤生长发育的内环境，使人的皮肤细腻、润滑并富有光泽，真正达到美容的效果。"内调外养"是正确的美容方法，所谓的"内调外养"即70%内调，30%外敷。70%的内调中，营养是最主要的因素，蛋白质、脂肪、糖类、维生素和矿物质等都是皮肤细胞生长和修复所必需的营养素。

（一）皮肤的结构特点

皮肤覆盖在人体的表层，是人体最大的器官，总重量约占体重的16%，成人皮肤面积为$1.5 \sim 2.0 m^2$，厚度为$0.5 \sim 4.0 mm$。皮肤主要由三层结构组成：表皮层、真皮层和皮下组织。表皮位于皮肤表层，表皮内没有血管，由角质层和生发层组成。角质层细胞排列紧密，细菌不易侵入，体内水分不会过分散失。如果角质层表皮细胞脱落则成为皮屑。真皮比表皮厚，位于表皮之下，主要由结缔组织构成。真皮含有大量弹性纤维和胶原纤维，使皮肤有一定的弹性和韧性。真皮还含有丰富的血管和感觉神经末梢。皮肤上有毛发、汗腺、皮脂腺等一些皮肤附属物，毛发主要对人体起保护作用，例如头发可以减轻紫外线对头皮的伤害。汗腺有分泌部和导管两个部分，分泌部位于真皮深层，有盘曲成团的细管构成。导管细长，开口于皮肤表面，汗腺分泌的汗液，可以通过导管排出，带走体内的一部分热量，对人体体温具有调节作用。皮脂腺主要起滋润皮肤和毛发、防止皮肤干燥的作用。真皮下是皮下组织，是皮肤的最深层，主要由脂肪细胞和疏松结缔组织构成，可以缓冲外界压力，具有保温作用。

（二）皮肤的功能和作用

1. 皮肤是人体的保护屏障 皮肤能防止外界的有害物质和微生物入侵，是人体的保护屏障。这一功能主要由皮肤的表皮层实现，尤其是角质层。角质层坚韧而致密，不仅可以抵抗摩擦，还有绝缘和抵抗酸碱刺激的作用。同时，它能够阻止水分通过和细菌入侵，保护我们的身体免受外界环境的伤害。

2. 皮肤具有调节体温的作用 皮肤中含有温度感受器，可以感受外界温度的变化，当外界温度升高时，皮肤血管会扩张，增加血流量，帮助身体散发热量，防止体温过高。相反，当外界温度降低时，皮肤血管会收缩，减少血流量，以减少热量的散失，保持体温的稳定。这种血管的收缩与扩张由交感神经精确调节，确保体温在一定范围内维持动态平衡。

3. 皮肤的分泌和排泄作用 人体通过汗腺分泌汗液，汗液不仅可以带走大量的热量，还有助于排除部分新陈代谢终产物，维持体内盐代谢平衡，减少毒素。同时，皮脂腺分泌皮脂排到皮肤表面，与汗液和表面的水分形成乳化膜，起到良好的屏障作用。

4. 皮肤具有吸收作用 皮肤的吸收作用主要是通过表皮至真皮的渗透和腺体导管的吸收两个途径实现的。这使得皮肤能够吸收一些必要的营养物质和药物，同时也可能吸收一些有害物质，因此在使用护肤品和化妆品时需要特别注意。

5. 皮肤参与代谢过程 真皮和皮下组织中贮存有大量的水和脂肪，不仅能使皮肤显得润泽而丰满，也为机体储存大量能量。皮肤的代谢过程与整个机体的代谢密切相关，它帮助维持身体的正常功能和健康状态。

综上所述，皮肤具有保护、调节、分泌、排泄、吸收和代谢等功能，使人体能够抵御外界伤害，维持身体的正常功能和健康状态。

（三）不同营养素与美容的关系

1. 蛋白质与美容 蛋白质是皮肤组织的主要构成成分，具有较强亲水性，调节人体的新陈代谢，能使皮肤保持光滑、细嫩的状态，维持皮肤的弹性、韧性，减少皱纹。同时，可提高机体免疫力，防止因病原微生物侵害而导致组织细胞功能减退。蛋白质还能促进细胞分裂，延缓皮肤衰老。细胞分裂变缓会加速人体的衰老，而促使细胞分裂的主要物质是线粒体，线粒体需要蛋白质提供营养。如果体内蛋白质不足，线粒体就会变少，从而加速人体衰老。胶原蛋白能调节皮肤的内分泌，增加皮肤光滑程度，防止皮肤过敏，保持肌肤水油平衡，对皮肤的美容效果显著。

2. 脂肪与美容 脂肪是皮肤细胞和皮下组织的主要成分，可维持水分平衡，防止皮肤干燥，抵御外界伤害，保护皮肤免受外界环境中有害物质及紫外线的损伤，还具有保温贮能的作用，使皮肤饱满富有弹性，延缓皮肤衰老，防止形成皱纹。适量的脂肪摄入可以促进脂溶性维生素（维生素 A、维生素 D、维生素 E 和维生素 K）的吸收和利用，有助于使皮肤细腻、润湿和保持弹性。

3. 糖类与美容 糖类是健康皮肤的重要营养物质。适量摄入糖类能促进蛋白质的合成与利用，并维持脂肪的正常代谢，有助于美容润肤。膳食纤维丰富的食物，可促进胃肠道蠕动，有助于消化和排便，减少体内毒素的堆积，保持肌肤的光滑和细腻。但过量摄入糖类，会导致胰岛素分泌过多，引发糖尿病、肥胖等疾患，对肌肤产生不良影响。因此，适量摄入糖类是保持肌肤健康的关键。

4. 维生素与美容

（1）维生素 A：维生素 A 具有抗角质化的作用，能在一定程度上溶解皮肤的角质层，防止皮肤过度角化，使皮肤保持光滑细腻。此外，维生素 A 还具有抗氧化的功能，通过维持皮肤细胞的正常代谢功能，抑制活性氧的产生，保护皮肤免受自由基的损害，延缓衰老过程。维生素 A 对于促进皮肤下层的胶原蛋白再生也具有重要作用，有助于皮肤黏膜的生长和修复，使皮肤更加紧致有弹性。

膳食中维生素 A 长期缺乏或不足时，会出现角化过度的毛囊性丘疹，最早出现在大腿前外侧和上臂后侧，后扩展到上、下肢伸侧。由于皮脂腺分泌减少，皮肤干燥且出现皱纹，外表与蟾蜍的皮肤相似，故维生素 A 缺乏病又称蟾皮病。维生素 A 不足会导致性激素比例失调，皮肤容易长痤疮。

维生素 A 摄入过量则会产生色素沉积，皮肤变黄。孕妇如长期过量摄取维生素 A，生出畸形儿的概率可能会增加。

（2）维生素 E：维生素 E 在美容方面有多种功效。①抗氧化作用，保护皮肤免受自由基的损害。自由基是由外界环境和内部代谢过程产生的有害分子，会导致皮肤老化，形成皱纹和色斑。维生素 E 能够中和自由基，保护皮肤的胶原蛋白和弹性纤维，使皮肤细腻、紧致、光滑。②淡化色斑、黄褐斑和痘印，使皮肤更加白皙。细胞内某些成分被氧化分解后的沉淀物被称为脂褐素，俗称老年斑。补充维生素 E 可减少脂褐素的形成。③维持结缔组织弹性和促进血液循环的作用，使皮肤有丰富的营养供应，并及时排出体内垃圾，对皮肤中的胶原纤维和弹力纤维有"滋润"作用，淡化眼周细纹，使皮肤更滋润、细嫩。④促进细胞的再生和修复，加速伤口愈合，减少瘢痕形成。⑤增加皮肤的水分含量，防止皮肤干燥和粗糙。对于敏感肌肤，维生素 E 可以减轻皮肤炎症，舒缓肌肤，缓解过敏和痒痛。

维生素 E 缺乏对健康有不良影响，发病初期出现皮肤干燥、粗糙等症状，随着病情的发展，还会导致面部皮肤松弛，内分泌失调，皮肤变暗、老化，而人体的肌肉和骨骼也会出现老化、退化等症状。患者会出现乏力、肌肉无力等，严重者全身无力、四肢酸痛。

在成人中维生素 E 缺乏较为少见，但可出现在低体重的早产儿、β-脂蛋白缺乏症、脂肪吸收障碍的患者中，可出现视网膜退行性病变、溶血性贫血、肌无力、神经退行性病变、小脑共济失调等。

（3）维生素 C：维生素 C 首先能抑制酪氨酸酶的活性从而抑制黑色素在体内的生成，使皮肤美白，色斑淡化。其次，维生素 C 具有抗氧化和抗自由基的作用，可以使皮肤免受紫外线的伤害，对暗沉皮肤有所改善。此外，维生素 C 还能促进胶原蛋白的合成，增加皮肤的弹性和光泽，抵抗衰老，保持皮肤健康。但过量摄入维生素 C 可能会出现腹泻、腹胀。结石患者，长期过量摄入会增加尿中草酸盐的排泄，有尿路结石的风险。

（4）B 族维生素：B 族维生素多数可以加快皮肤代谢，使血液循环畅通，促进色素代谢，抑制色素生成。①维生素 B_1（硫胺素）可以促进糖类的代谢，使身体产生能量。这对于保持皮肤的活力和光泽非常重要。同时，维生素 B_1 还有助于维持神经系统的健康，从而有助于减少因压力或疲劳引起的皮肤问题。维生素 B_1 能使胃肠功能得到改善，增进食欲，促进消化，防止肥胖；能滋润皮肤，减少皱纹，防止皮肤老化；可使身体消瘦者的皮肤变得丰满。维生素 B_1 不足时会使皮肤发黄，易过敏；容易使皮肤过早衰老，产生皱纹。②维生素 B_2 可以促进皮肤的油脂分泌，有助于改善皮肤状态。如果体内缺乏维生素 B_2，可能会导致皮肤油脂分泌过多，从而出现皮肤油腻、生痤疮等情况。维生素 B_2 可以促进皮肤黏膜的修复，有利于改善皮肤暗黄、干燥等情况。维生素 B_2 具有抗氧化作用，可以抵抗自由基对皮肤的损害，从而延缓皮肤衰老。维生素 B_2 可以促进眼部神经的发育，有利于缓解视疲劳，还可以预防眼部疾病，如角膜炎、结膜炎等。机体缺乏维生素 B_2 时，皮肤对日光比较敏感，容易出现日光性皮炎。③维生素 B_3（烟酰胺或烟酸）能够预防光老化和光致癌，外用可以增强皮肤屏障功能，增加其有效组分，如神经酰胺等，促进真皮胶原合成，改善老化的皮肤外观。同时还能减少皮脂分泌、缩小毛孔、改善色素沉着和红斑，减缓痤疮的形成。烟酸缺乏时易出现糙皮病；过量摄入烟酸产生的副作用主要表现为皮肤发红、眼部不适、恶心、呕吐、高尿酸血症和糖耐量异常等。

（5）维生素 D：维生素 D 是一种脂溶性维生素，具有多种美容功效。它可以抑制细胞内脂褐素的生成，减少皮肤斑点的形成，具有祛斑作用。此外，维生素 D 还可以改善皮肤弹力，减少皮肤皱纹。维生素 D 还可以控制皮肤的代谢效率，将毒素排出体外，有助于保持皮肤的水分，避免水分失调。维生素 D 还可以帮助皮肤吸收各种营养，比如钙元素和磷元素等，从而改善人体代谢，减少各种负面损伤。通常情况下，人们不需要专门补充维生素 D，如果维生素 D 缺乏，可以每天进行一定时间的户外活动或多晒太阳，这都能补充维生素 D。

5. 矿物质与美容

（1）铁：铁对血红蛋白、肌红蛋白的合成有促进作用，能改善皮肤状况，预防脱发。铁的缺乏会导致血红蛋白水平降低，从而影响流向皮肤的氧气量，使皮肤失去红润的光彩。因此，通过日常饮食摄入富含铁的食物，可以使皮肤更加红润，具有光泽。人体缺铁会导致缺铁性贫血，使人的面部皮肤苍白、干燥，头发干枯、易脱落，指甲无光泽、脆而易脱落。

（2）钙：①钙能够促进皮肤组织的生成，使皮肤保持弹性，进而抑制皱纹和老年斑的生成。这是因为钙离子是细胞信号转导的重要物质，它在调节皮肤细胞生长、分化和修复方面发挥关键作用。②钙还可以保持头发的正常光泽。③钙能调节和维持细胞内外钙离子的平衡，维持细胞功能，从而延缓衰老过程。④钙还是一种抗过敏剂，它能够增强机体对外界一些特异过敏物质的抵抗能力，减少皮肤瘙痒，因此钙制剂是预防荨麻疹、湿疹、皮炎等各种瘙痒症皮肤病的常用营养素。但是，过度摄入高钙食物或补钙剂都可能导致皮肤发黄。这是因为体内铁元素在转化成血红蛋白时需要一定量的钙参与，当体内的钙含量过高时，会导致血液中的铁含量相对降低，进而影响到血红蛋白合成的速度，使皮肤出现暂时性的色素沉着现象。

（3）锌：锌能够维持皮肤的正常结构和功能，促进皮肤的新陈代谢，从而使皮肤变得更加有弹性、细腻和白皙，改善皮肤暗黄、色素沉着等问题，使肤色更加均匀和健康。锌还可以预防脂质的氧化，防止皮肤老化。此外，锌还具有抗紫外线和抗辐射的效果，能够增强身体的抵抗力和抗病能力。人体缺锌会使皮肤变得干燥、粗糙和上皮角化，并迅速出现皱纹，易生痤疮。

（4）硒：①硒是一种重要的抗氧化剂，能清除体内的自由基，减少体内毒素的积累，从而防止氧化、延缓衰老。自由基的累积是导致皮肤老化、皱纹产生的主要原因之一，因此，摄取充足的硒元素可以改善皮肤，使皮肤紧致，淡化色斑。②硒元素还能提高人体的免疫力。免疫力下降，可能导致各种皮肤疾病的发生，如湿疹、痤疮、脱发、皮炎等。适量地摄入硒元素，可以增强身体抵抗疾病的能力，从而有效预防和缓解以上皮肤问题。③硒元素对头发护理和健康也有一定的作用。适量地摄入硒元素，可以防止头发脱落，让秀发更加浓密、健康有光泽。充足的硒元素还能使视觉器官功能健全，改善和提高视力，使眼睛明亮有神。

（5）铜：①铜能够保护细胞膜免受自由基的侵害，有助于皮肤和关节中胶原蛋白和弹性蛋白的产生，促进结缔组织的形成，从而防止皮肤过早衰老，保持皮肤弹性。②铜是黑色素的一种成分，增加头发、皮肤和眼睛的色素，起到防晒保护作用。③铜还有助于新细胞的产生，补充皮肤表层的营养。临床研究表明，铜有助于改善皮肤弹性，减少面部细纹和皱纹，促进伤口愈合。铜缺乏时会引起皮肤干燥、色素沉着、脱发等。

（6）钾：钾能够加速酶的活动促进血液循环，维持皮肤和头发的正常代谢和营养供应。

（7）镁：镁有助于消除疲劳，提高身体的免疫力和抵抗力，保持皮肤的健康和光泽。

（8）钠：钠有助于维持体内的水分平衡，保持皮肤的水分含量。水分是保证皮肤富有弹性和光泽的关键因素，足够的矿物质摄入可以使皮肤更加滋润光滑。

其他一些矿物质如硫、氯等参与皮肤细胞的代谢过程，促进细胞的更新和修复，维持皮肤的清洁和健康，减少暗疮、粉刺等皮肤问题的发生。

6. 水与美容　正常人的皮肤中水分含量占人体总含水量的18%～20%，喝足够的水可保持皮肤湿润，防止皮肤干燥和出现皱纹。水能够帮助身体排出毒素，保证皮肤健康。此外，充足的水分能够有效防止皮肤干纹的产生，并加速皮肤的修复。血液中的水分有助于输送营养和氧气到皮肤细胞，维持皮肤健康。喝足够的水可以帮助改善皮肤问题，如痤疮或皮肤干燥等。机体失水过多或摄入水分不足，都会导致细胞脱水，使皮肤出现干燥、脱皮等现象，还会出现皱纹、暗疮或粉刺，面部皮肤会显得苍老。

此外，健康的生活方式，如充足的睡眠、适度的运动、合理的护肤等对美容都有积极的影响。

二、常用的美容食物

1. 水果　如草莓、橙子、猕猴桃、苹果、香蕉等，富含维生素C，具有抗氧化作用，有助于保持皮肤的弹性和光泽。

2. 蔬菜　特别是深色蔬菜，如菠菜、西蓝花等富含各种维生素、矿物质和膳食纤维，对皮肤健康非常有益。

3. 坚果 含有利于人体健康的多不饱和脂肪酸、维生素 E 和抗氧化剂，有助于保持皮肤的水分和弹性。

4. 鱼类 三文鱼、鳕鱼、鲈鱼等鱼类富含优质蛋白质和 ω-3 脂肪酸，能够滋润皮肤，减少炎症，有助于抗衰老。

5. 豆类及其制品 豆浆、豆腐、红豆、黑豆等豆类食物富含植物雌激素、优质蛋白、纤维等营养物质，有助于改善皮肤质量和减少皱纹。

6. 谷薯类 如燕麦、红薯等，富含蛋白质、维生素和矿物质和膳食纤维，能促进肠道健康，有益于皮肤。玉米作为谷类的一种，含有丰富的亚油酸、蛋白质、矿物质、维生素、叶黄素和纤维素等，能增强皮肤弹性、延缓皮肤衰老。

7. 乌鸡 乌鸡含有丰富的黑色素，对抗氧化和抗衰老有一定的效果；含有多种维生素和微量元素，有助于延缓衰老，使皮肤保持光滑。

8. 猪蹄 猪蹄含有丰富的胶原蛋白，可增强皮肤弹性。

9. 蜂蜜 蜂蜜含有天然的糖分和酶，具有保湿效果，可以滋润皮肤。具有保湿和滋润皮肤的作用。

10. 红酒 红酒中的非酒精成分"白藜芦醇"具有降低胆固醇和甘油三酯的作用，少量饮用可以软化血管、促进血液循环，使面色红润。红酒中富含的多酚，特别是类黄酮，有助于抵抗自由基的侵袭，降低老化、炎症及细胞损伤，从而延缓衰老过程。

11. 茶饮 茶多酚是茶叶中最重要的成分之一，具有很好的抗氧化性能，它可以清除体内的自由基，减少氧化应激反应，从而保护皮肤细胞免受损伤。茶多酚还具有抗炎、抗紫外线辐射的作用，有助于预防皮肤老化，减少皱纹的形成。另外，茶叶中含有丰富的维生素 C，多种矿物质，如锌、硒、锰等。

综上所述，营养、健康与美容是相互关联、相互影响的，保持充足的营养，维持身体健康是实现皮肤美容的基础和前提。我们应该注重营养平衡、保持健康的生活方式，"内调外养"达到美容效果。

────── • 知│识│拓│展 • ──────

每天只吃一种食物减重不靠谱

只吃水果减重，水果中缺乏蛋白质，长期用水果代替正餐，会造成营养不良、贫血、免疫力下降；虽然短时间内体重看似下降了，但是很可能减掉的是肌肉，进而导致基础代谢率下降，造成体重反弹。

只吃肉减重，只吃肉会导致营养摄入不均衡，肉类（尤其是红肉）含有较高的能量、脂肪和胆固醇，缺乏人体必需的维生素、矿物质和其他微量元素。另外，长期只吃肉，很可能会引发便秘、高脂血症、高尿酸血症等问题。

想要科学减重，可以参照《中国超重/肥胖医学营养治疗指南（2021）》《成人肥胖食养指南（2024 年版）》中提出的限能量平衡膳食、高蛋白饮食等减肥饮食方法进行个体化定制。

本章小结

本章拓展练习及参考答案

项目八　技能训练

任务一　食品标签解读与制作

[实训目的]

1. 学会阅读并理解食品标签上的重要信息；能根据食品标签上重要营养信息，科学选择食品，坚持健康饮食。

2. 能根据食品制作过程和重要的营养信息，设计制作简单的食品标签。

3. 能根据食品标签的有关法规对食品营养标签进行合理的评价。

[实训原理]

1. 预包装食品　预包装食品是指预先定量包装或者制作在包装材料和容器中的食品，包括预先定量包装以及预先定量制作在包装材料和容器中并且是在一定量限范围内具有统一的质量或体积标识的食品。

2. 食品标签　食品标签是指食品包装上的文字、图形、符号及一切说明物。食品标签必须符合我国食品安全国家标准中的关于食品标签的规定，主要包括《预包装食品标签通则》（GB 7718 – 2011）《食品安全国家标准　预包装食品营养标签通则》（GB 28050 – 2011）《食品安全国家标准　预包装特殊膳食用食品标签通则》（GB 13432 – 2013）《预包装饮料酒标签通则》（GB 10344 – 2005）四项，规定中还明确指出进口食品必须有中文标识，否则禁止在中国境内销售。

3. 食品标签的主要功能　食品标签是食品的"身份证"，是消费者选购食品时的第一依据。

（1）食品标签是传递食品特征和性能信息的载体，是企业对食品质量的保证和企业信誉的承诺，是食品安全监管部门监督检查的依据，也是企业品牌形象和信誉的体现。规范、清晰的标签设计有助于提升消费者对产品的信任度。

（2）食品标签是消费者认知食品、了解食品的主要"窗口"，能帮助消费者了解产品的基本信息，如食品名称、营养成分、生产日期和保质期等，为消费者提供决策参考，保障其合法权益。

4. 食品标签解读　食品标签上有必须传递的、国家强制性标识的信息，还有企业自主推荐性信息，阅读食品标签时应重点关注的信息如下。

（1）食品名称：食品标签中最能反映食品属性的信息。相同类型的食品，名称不同，反映的信息不同。以酸奶为例，如果产品名称为发酵乳，按照规定，发酵乳是以乳和乳粉为原料发酵制成的，不能添加其他配料；如果名称为风味发酵乳，就可以添加糖、果蔬、谷物等配料。

（2）配料表：食品标签中最能直观说明食品本质的就是配料表。配料表中列出了食品制造或加工过程中使用的各种原料、辅料、食品添加剂等，它们是按照其使用量的多少依次顺序排列。即配料表中，排在第一位的原料，是这种食品中含量最多的，排序越靠后，原料的含量就越少。配料表着重强调食品的物质组成。

（3）营养成分表：营养成分表是标有食品营养成分名称、含量和营养素参考值（nutrient reference value，NRV）百分比的规范性表格，是包装食品上一个重要的营养信息来源。通过对比营养成分表，更容易选出适合自己的食品，从而帮助保持膳食平衡。营养成分表介绍该食品所含有的能量、蛋白质、糖类、脂肪、钠等核心营养素种类、含量以及相关占比信息，着重强调食品的营养价值。

（4）营养声称和营养成分功能声称：为了快速了解食品的营养特点，我们还需关注营养标签上的营养声称和营养成分功能声称。营养声称是指对食品营养特性的描述和声明，如高钙牛奶、低脂饼干、无糖食品等；营养成分功能声称是指某营养成分可以维持人体正常生长、发育和正常生理功能等作用的声称，可以帮助消费者了解如何通过饮食来促进健康，预防疾病。例如，了解某种食品富含维生素C，具有抗氧化作用，消费者就可以根据个人需要，有意识地增加该食品的摄入量，以维护身体健康。

（5）保质期：保质期是指预包装食品在标签指明的贮存条件下，保持品质的期限。按照食品包装上的指示储存条件，如冷藏、冷冻或避光保存等信息，在规定的期限内，产品完全适于销售并保持标签中不必说明或已经说明的特有品质。保质期是食品生产者对食品质量安全的承诺，保证食品在保质期内的食用安全。过了保质期的食品，其质量可能发生变化，不再适合食用，因此保质期是消费者选择购买食品时的重要参考。

（6）生产日期：生产日期是指食品成为最终产品的日期，也包括包装或灌装日期，也就是将食品装入（灌入）包装物或容器中形成最终销售单元的日期。生产日期是商品生产、流通和消费过程中不可或缺的重要信息，对于保障产品质量、维护消费者权益和确保市场安全具有重要意义。消费者在购买商品时，可以根据生产日期和保质期，来判断产品是否过期，从而确保购买的商品是新鲜、有效的。

［实训任务］

自制一种预包装食品标签，标签应附有配料名称及用量、营养成分及含量、保质期、生产日期等信息。

［实训准备］

1. 各种类型的预包装食品标签。

2. 标签纸，尺子，签字笔，彩笔等。

[实训操作]

1. 搜集 3~5 个预包装食品标签，写出标签中关键的食品信息。

2. 模仿相同类型的预包装食品标签，设计并制作一个预包装食品标签。

[注意事项]

1. 突出重点　标签设计应突出关键信息，如食品的主要特点、营养成分、营养声称和营养功能声称、保质期和生产日期等，使消费者在短时间内快速获取食品的关键信息。

2. 设计规范　标签应遵循一定的设计规范，如字体大小、颜色搭配、布局合理等，确保信息传达的准确性和易读性。

3. 法规要求　预包装食品标签上的营养信息应遵守国家相关法规要求，符合国家营养标准，如实标注营养成分、含量标准等。

4. 体现特色　在满足法规要求的前提下，根据食品特点设计具有特色的标签，如添加二维码、设置互动环节等形式的数字标签，可增强消费者的参与感和体验感。

5. 教育意义　通过标签向消费者传达正确的产品信息，提高消费者对预包装食品的认识，引导消费者作出合理选择，促进健康饮食。

[实训思考]

1. 搜集 3~5 种食品标签，看看它们是否符合食品标签规定？如果有违规情况，请针对存在的问题，提出改进意见。

2. 你认为目前的数字标签有怎样的优缺点？

3. 食品标签上的配料表和营养成分表的区别在哪里？

4. 你认为食品标签中哪些信息属于企业自主推荐性信息？举例说明。

任务二　食谱编制

[实训目的]

1. 掌握食谱编制的理论依据、基本原则、设计步骤和评价方法。

2. 能根据用餐者的生理特点和健康状况，利用计算法为自己或他人编制一日食谱，并学会正确评价。

[实训原理]

1. 食谱编制的理论依据

（1）《中国居民膳食营养素参考摄入量（2023 版）》：膳食营养素参考摄入量

（dietary reference intakes，DRIs）提供每日平均膳食营养素摄入量的参考数据，包括平均需要量（estimated average requirement，EAR）、推荐摄入量（recommended nutrient intake，RNI）、适宜摄入量（adequate intake，AI）、可耐受最高摄入量（tolerable upper intake level，UL）、宏量营养素可接受范围（acceptable macronutrient distribution range，AMDR）、预防非传染性慢性病的建议摄入量（proposed intakes for preventing non-communicable chronic diseases，PI-NCD）和特定建议值（specific proposed level，SPL），一般以推荐摄入量确定膳食中能量和各种营养素的需要量，也是评价已经设计好的食谱的依据。

（2）《中国居民膳食指南（2022）》：是由中国营养学会发布的一项指南，根据营养科学原则与人体需要，结合我国的食物生产供应情况和人群生活实践，提出了食物选择和身体活动的指导意见。

（3）中国居民膳食宝塔：中国居民膳食宝塔是根据《中国居民膳食指南》，结合中国居民的膳食结构特点设计的，编制食谱时可遵照宝塔中各层各类食物的比例进行搭配。

（4）食物成分表：食物成分表是一种提供食物中各种营养成分含量的食谱编制参考工具，可以帮助人们了解不同食物中营养成分的含量，从而进行健康的饮食选择和搭配。对于营养师、医生、健康顾问等专业人士来说，食物成分表也是他们进行营养教育和指导的重要工具。

2. 食谱编制的基本原则

（1）保证营养平衡：根据《中国居民膳食指南（2022）》确定能量、蛋白质、脂肪、糖类以及各种矿物质和维生素的需求量和适宜比例，合理搭配，均衡营养。

（2）提倡食物多样化：食谱编制的重要原则是选取多样化的食物，合理搭配，结合用餐者的饮食习惯，选择健康的烹调制作方法，调制适宜口味。

3. 食谱编制的主要方法　食谱编制的主要方法有营养成分计算法、食物交换份法和计算机软件编制法。

（1）营养成分计算法：营养成分计算法是食谱编制的最基本的方法，根据用餐者的年龄、职业和体型，参照 DRIs 和中国居民膳食宝塔，确定常用食物种类和用量，查阅食物成分表，计算各种营养素的用量。

（2）食物交换份法：食物交换份法是把常用的食品按照所含营养素的特点进行分类，各类食物中只要产生 90kcal 能量的食物称为一个交换份（一份）。一般将食物分为 4 大组 8 小类，包括谷薯组（谷薯类）、蔬菜组（蔬菜类、水果类）、肉蛋组（大豆类、奶类、肉蛋类）和油脂组（坚果类、油脂类）。每类食物都有其独特的营养特点，例如谷薯组主要提供糖类，蔬菜组提供维生素和矿物质，肉蛋组提供蛋白质和脂肪，而油脂组则主要提供脂肪和能量。一个交换份的同类食物在一定重量内所含的蛋白质、脂肪、糖类的量相近，每份食物可以进行等值交换。将这些食物列在表格中，供配餐时交换使用（表 8 - 1 ~ 表 8 - 9）。交换原则为同类食物之间可以互换，不同类别食物之间不能互换。这种方法方便操作，易于掌握。

表 8-1 每一交换份的营养价值表

组别	类别	质量/g	能量/kcal	蛋白质/g	脂肪/g	糖类/g	营养素类别
谷薯组	谷薯类	25	90	2.0	—	20.0	糖类
							膳食纤维
蔬果组	蔬菜类	500	90	5.0	—	17.0	无机盐
	水果类	200	90	1.0	—	21.0	维生素
肉蛋组	豆类	25	90	9.0	4.0	4.0	蛋白质
	奶类	160	90	5.0	5.0	6.0	蛋白质
	肉蛋类	50	90	9.0	6.0	—	蛋白质
油脂组	坚果类	15	90	4.0	7.0	2.0	脂肪
	油脂类	10	90	—	10.0	—	脂肪

表 8-2 能量等值的谷薯类食物交换份表

食品名称	质量/g
大米、小米、黑米、糯米、高粱米、玉米渣、薏米	25
面粉、米粉、玉米面、混合面、荞麦面、燕麦片	25
各种挂面、通心面、龙须面	25
绿豆、红豆、芸豆、干豌豆、干蚕豆	25
馒头、花卷、窝窝头、面包、烧饼、烙饼	35
马铃薯、红薯、白薯、鲜玉米	100

表 8-3 能量等值的蔬菜类食物交换份表

食品名称	质量/g
大（小）白菜、圆白菜、菠菜、油菜、茼蒿、韭菜、雍菜、苋菜、芹菜、莴苣叶	500
油菜薹、花菜、绿豆芽	500
西葫芦、西红柿、冬瓜、苦瓜、黄瓜、茄子、丝瓜、南瓜、青椒	500
鲜蘑菇、水浸海带、水发木耳	500
白萝卜、茭白、冬笋、洋葱	500
鲜豇豆、扁豆、鲜豌豆、四季豆、豆角	300
胡萝卜	200

表 8-4 能量等值的水果类食物交换份表

食品名称	质量/g
柿子、鲜荔枝、香蕉	150
梨、桃、苹果	200
橙子、橘子 柚子	500
李子、杏子	200

续 表

食品名称	质量/g
猕猴桃	200
葡萄	200
草莓	300
西瓜	500

表 8-5　能量等值的豆类食物交换份表

食品名称	质量/g
腐竹	20
大豆	25
大豆粉	25
豆腐丝、豆腐干、油豆腐	50
北豆腐	100
南豆腐	150
豆浆	400

表 8-6　能量等值的奶类食物交换份表

食品名称	质量/g
奶粉	20
脱脂奶粉、奶酪	25
大豆粉	25
牛奶、羊奶	160
无糖酸奶	130

表 8-7　能量等值的肉、蛋类食物交换份表

食品名称	质量/g
熟火腿、香肠、熟腊肉	20
肥瘦猪肉	25
熟叉烧肉、火腿肠、午餐肉、熟酱牛肉、大肉肠	35
瘦猪肉、牛肉、羊肉	50
兔肉	100
鸭肉、鹅肉	50
鸡肉	100
鸡蛋、鸭蛋、松花蛋	60
鹌鹑蛋	60
带鱼、草鱼、鲤鱼、甲鱼、比目鱼、大黄鱼、鳝鱼、鲫鱼	80
对虾、青虾、鲜贝	80
蟹肉、水浸鱿鱼	100

表8-8 能量等值的油脂类食物交换份表

食品名称	质量/g
花生油、香油（1汤匙）	10
玉米油、菜籽油（1汤匙）	10
豆油（1汤匙）	10
红花油（1汤匙）	10
猪油	10
牛油	10
羊油	10
黄油	10

表8-9 不同能量所需的各类食物交换份表

总能量/kcal	总交换/份	谷类/份	蔬菜类/份	肉类/份	水果类/份	乳类/份	油脂类/份
1000	12.0	6	1.0	2.0	0	2	1.0
1200	14.5	7	1.0	3.0	0	2	1.5
1400	16.5	9	1	3	0	2	1.5
1600	19.0	9	1.0	4.0	1	2	2.0
1800	21.0	11	1.0	4.0	1	2	2.0
2000	24.0	13	1.5	4.5	1	2	2.0
2200	26.0	15	1.5	4.5	1	2	2.0
2400	28.5	17	1.5	5.0	1	2	2.0

资料来源：孙长颢. 营养与食品卫生学 [M]. 8版. 北京：人民卫生出版社，2017.

4. 食谱的评价与调整　根据以上步骤设计出营养食谱后，还应该对食谱进行评价，确定编制的食谱是否科学合理。参照食物成分表初步核算该食谱提供的能量和各种营养素的含量，与DRIs进行比较，相差在10%左右，可认为合乎要求，否则要增减或更换食品的种类或数量。值得注意的是，制订食谱时，不必严格要求每份营养餐食谱的能量和各类营养素均与DRIs保持一致。一般情况下，每天的能量、蛋白质、脂肪和糖类的量出入不应该很大，其他营养素以一周为单位进行计算、评价即可。

[实训任务]

利用计算法为自己设计一份一日营养食谱。

[实训准备]

1. 食谱编制对象的基础信息以及相关健康状况。
2. 《中国居民膳食营养素参考摄入量（2023版）》。
3. 《中国居民膳食指南（2022）》。
4. 中国居民膳食宝塔。
5. 食物成分表。
6. 计算器、纸、笔等。

[实训操作]

1. 根据自己的身高和体重，计算标准体重及体重指数（BMI），判断体型（消瘦、正常、肥胖）；再根据自己的体力活动情况，确定全日能量供给量。

全日能量供给量（kcal）＝标准体重（kg）×能量需要量［kcal/(kg·d)］

2. 计算全日蛋白质、脂肪、糖类总量。计算方法如下。

全日蛋白质供给量（g）＝全日能量供给量×15%÷蛋白质能量系数

全日脂肪供给量（g）＝全日能量供给量×25%÷脂肪能量系数

全日糖类供给量（g）＝全日能量供给量×60%÷糖类能量系数

其中，蛋白质能量系数为4kcal/g，脂肪能量系数为9kcal/g，碳水化合物能量系数为4kcal/g。

3. 确定全天主食数量和种类，并进行食物分配。主食的品种主要根据个人饮食习惯确定。

4. 确定全天副食蛋白质需要量。副食包括瘦肉、鸡蛋、牛奶、豆腐等，青菜包括西红柿、青椒、白菜、萝卜等；蛋白质广泛存在于动植物性食物中，除了谷类食物能提供的蛋白质，各类动物性食物和豆类食品是优质蛋白质的主要来源。

5. 确定烹调用油的量。烹调用油应以植物油为主。

6. 根据以上计算确定主副食品的数量，选择食物形成一日食谱，并按照比例分配到三餐中。

7. 评价食谱。

[注意事项]

1. 根据《中国居民膳食指南（2022）》和中国居民膳食宝塔，每日食谱中食物种类应不少于12种，保证新鲜，建议餐餐有蔬菜，每日蔬菜摄入量300~500g，以绿叶蔬菜为主。

2. 计算每日营养素摄入量时，应把加餐、零食、饮品等所含的营养素计算在内。

3. 选择配餐原料时应考虑季节、市场供应、来源、储存安全和卫生等情况，确保原料来源可靠、安全。兼顾经济条件。

[实训思考]

1. 如何评价一份营养食谱？

2. 在日常生活中你有怎样的健康理念？

任务三　孕晚期孕妇的食谱编制

[实训目的]

1. 能为孕晚期孕妇设计一日营养食谱。

2. 能对孕晚期孕妇进行营养膳食指导。

[实训原理]

1. 孕晚期孕妇的生理特点 孕晚期是指怀孕 28 周以后到分娩前的时间段。

（1）基础代谢变化：孕妇基础代谢率加快，每日所需能量约增加 150kcal。

（2）血液循环变化：血容量增加，32～34 周达到高峰期，红细胞平均增加 20%，而红细胞增加的量跟孕妇补铁是否充足有关，如果补铁不足，容易引起孕期生理性贫血。每日铁的推荐量为 29mg。

（3）内分泌变化：孕妇内分泌发生改变，调节营养代谢，促进营养的吸收和利用，对胎儿的生长发育有益，保证妊娠顺利。

（4）消化功能变化：消化液分泌减少，易出现恶心、呕吐、消化不良、便秘等妊娠反应。消化功能的改变，会增加钙、铁、维生素 B_{12} 及叶酸等在肠道的吸收。子宫的增大还可能压迫到孕妇的胃肠道，也会导致孕妇消化不良或者发生便秘。

（5）肾脏功能变化：有效肾血浆流量和肾小球滤过率增加，但肾小管的再吸收能力无相应增加，导致尿液中蛋白质代谢产物增多，葡萄糖、叶酸、水溶性维生素等营养物质随尿排出量也随之增加。

（6）体重的变化：孕晚期胎儿生长发育迅速，妊娠产物相应增加，孕妇自身组织增长，如血液、子宫、乳腺等，以及为泌乳而储备的脂肪等物质也增加，所以母体体重会增加（表 8-10），身体的沉重感越来越明显，这会使孕妇的腰部负荷逐渐增加，出现腰背疼痛、小腿痉挛等症状。为缓解这些症状，孕晚期孕妇除了要进行适当的放松锻炼，保持愉悦的心情之外，还要注意合理饮食，粗细搭配，保证充足的营养供应。

2. 孕晚期孕妇的饮食原则 孕晚期时胎儿体内组织、器官发育迅速，脑细胞分裂增殖加快，骨骼和牙齿开始钙化，孕妇在孕晚期时对营养的需求量极高，营养食谱应科学搭配。孕晚期孕妇应遵循的饮食原则如下。

（1）保持营养均衡，食物多样化，膳食中要有充足的蛋白质、能量、铁、钙和维生素；适当控制主食和脂肪的摄入量，以免营养过剩，使胎儿长得过大，造成难产。

（2）孕晚期应适量增加蛋白质和必需脂肪酸的摄入，补充充足的水溶性维生素。

（3）饮食要清淡，避免摄入过咸食物、浓味食物和化学调料等。

（4）烹调油要用植物油，如花生油、玉米油等，不用猪油等动物性油。

（5）少量多餐。

表 8-10 妊娠期妇女体重增长范围和妊娠中晚期周增重推荐值[1]

妊娠前 BMI	总增重范围/kg	妊娠中晚期每周体重增长值及范围/kg
低体重（BMI＜18.5）	11.0～16.0	0.46（0.37～0.56）[2]
正常体重（18.5≤BMI＜24.0）	8.0～14.0	0.37（0.26～0.48）[2]
超重（24.0≤BMI＜28.0）	7.0～11.0	0.30（0.22～0.37）[2]
肥胖（BMI≥28.0）	5.0～9.0	0.22（0.15～0.30）[2]

注：①数据来源于《中国居民膳食指南（2022）》。②括号内数据为推荐范围。

[实训任务]

刘女士，30 岁，怀孕前身高 165cm，体重 60kg。妊娠 29 周，体重约为 67kg。请利用计算法为孕妇设计一日营养食谱。

[实训准备]

1. 食谱编制对象的基础信息以及相关健康状况。
2. 《中国居民膳食营养素参考摄入量》（DRIs）。
3. 《中国居民膳食指南（2022）》。
4. 中国居民膳食宝塔。
5. 食物成分表。
6. 计算器、纸、笔等。

[实训操作]

1. 计算孕妇怀孕前的 BMI 和标准体重。

$$孕前的 BMI = 60 \div 1.65^2 \approx 22 \ (kg \cdot m^{-2})$$
$$标准体重 = 165 - 105 = 60 \ (kg)$$

2. 求得每日能量需要量。成年女性轻体力劳动者每日能量需要量为 1800kcal，孕晚期孕妇需增加 450kcal，计算该孕妇每日能量需要量。

$$1800 + 450 = 2250 \ (kcal)$$

3. 计算三大产能营养素的全日应提供的能量，按照糖类、蛋白质、脂肪的供能比分别为 51%、30%、19% 计算。

$$糖类供能 = 2250 \times 51\% = 1147.5 \ (kcal)$$
$$脂肪供能 = 2250 \times 30\% = 675 \ (kcal)$$
$$蛋白质供能 = 2250 \times 19\% = 427.5 \ (kcal)$$

4. 根据三大产能营养素的能量系数计算其需要量。

$$糖类的量 = 1147.5 \div 4 = 286.9 \ (g)$$
$$脂肪的量 = 675 \div 9 = 75 \ (g)$$
$$蛋白质的量 = 427.5 \div 4 = 106.9 \ (g)$$

5. 计算一日每餐三大产能营养素提供的能量分别如下。

（1）早餐：糖类供能量 = 1147.5 × 25% = 286.9（kcal）

　　　　　脂肪供能 = 675 × 25% = 168.8（kcal）

　　　　　蛋白质供能 = 427.5 × 25% = 106.9（kcal）

（2）午餐：糖类供能量 =1147.5×35% =401.6（kcal）

脂肪供能 =675×35% =236.3（kcal）

蛋白质供能 =427.5×35% =149.6（kcal）

（3）晚餐：糖类供能量 =1147.5×30% =344.3（kcal）

脂肪供能 =675×30% =202.5（kcal）

蛋白质供能 =427.5×30% =128.25（kcal）

（4）加餐：糖类供能量 =1147.5×10% =114.8（kcal）

脂肪供能 =675×10% =67.5（kcal）

蛋白质供能 =427.5×10% =42.75（kcal）

6. 计算一日三大产能营养素的数量分别如下。

（1）早餐：糖类的量 =286.9÷4 =71.7（g）

脂肪的量 =168.8÷9 =18.8（g）

蛋白质供能 =106.9÷4 =26.7（g）

（2）午餐：糖类的量 =401.6÷4 =100.4（g）

脂肪的量 =236.3÷9 =26.3（g）

蛋白质的量 =149.6÷4 =37.4（g）

（3）晚餐：糖类的量 =344.3÷4 =86.1（g）

脂肪的量 =202.5÷9 =21（g）

蛋白质的量 =128.25÷4 =32.1（g）

（4）加餐：糖类的量 =114.8÷4 =28.7（g）

脂肪的量 =67.5÷9 =7.5（g）

蛋白质的量 =42.75÷4 =10.69（g）

7. 选择常用食品的种类，设定常用食品的用量。先确定主食，主要由粮谷类为主。孕妇应保证每天摄入至少含130g糖类的食物，全谷类250～300g，薯类75g。可以根据孕妇的膳食习惯进行选择，全天主食以小米、大米、玉米面、红薯和标准面粉为主，所提供的能量和营养素（表8-11）。

表8-11　一日主食所提供的能量和营养素

用料名称	用量/ g	能量/ kcal	蛋白质/ g	脂肪/ g	碳水化 合物/g	维生素 A/ μg RAE	核黄素/ mg	维生素 C/ g	钙/ mg	铁/ mg	锌/ mg
小米	60	16.6	5.4	1.9	45.1	4.8	0.060	0.0	24.60	3.06	1.10
大米	60	207.6	7.8	0.5	43.4	0.0	0.060	0.0	4.80	3.06	0.41
玉米面	30	105.0	2.6	0.5	23.5	0.9	0.012	0.0	6.60	0.12	0.02
红薯	75	41.2	0.5	0.1	10.3	42.5	0.007	2.7	12.15	0.14	0.11
标准粉	110	398.2	17.3	2.8	78.0		0.055	0.0	34.10	0.66	0.22
小计	335	968.6	33.5	5.7	200.3	48.2	0.200	2.7	82.30	7.00	1.90

8. 计算需补充的蛋白质、糖类、脂肪用量。由表8-11中数据可以看出，主食335g所含的营养素中，有些营养素不足，不足的部分需从副食中补充。根据中国居

民孕妇膳食指南推荐,孕晚期孕妇应适当增加富含优质蛋白质、钙、铁、碘等营养素的食物,奶量应增至500g,鱼、禽、蛋类合计摄入量增至175~225g。

对于水果、蔬菜、鱼虾等天然食品,计算营养素含量时需考虑可食部比例。例如,每100g可食部苹果含蛋白质0.4g、脂肪0.2g、糖类13.7g,如早餐吃了一个100g苹果,而可食部比例为85%,则100g该苹果含蛋白质、脂肪、糖类的计算如下。

$$蛋白质:(100 \times 85\%) \times 0.4\% \approx 0.3(g)$$
$$脂肪:(100 \times 85\%) \times 0.2\% \approx 0.2(g)$$
$$糖类:(100 \times 85\%) \times 13.7\% \approx 11.6(g)$$

依据《中国食物成分表标准版》第6版,可查得部分食物的可食部比例(表8-12,可食部比例为100%的未列出),可计算其他所选食材中各种能量及营养素的含量(表8-13)。

表8-12　部分副食可食部比例

种类	红薯	鸡蛋	蘑菇	带鱼	菠菜	大白菜	茄子	洋葱	猕猴桃	鲜橙	苹果	核桃
可食部比例/%	90	87	99	76	89	85	95	90	83	74	85	43

表8-13　一日副食所提供的能量和营养素

用料名称	用量/g	能量/kcal	蛋白质/g	脂肪/g	碳水化合物/g	维生素A/μg RAE	核黄素/mg	维生素C/g	钙/mg	铁/mg	锌/mg
鸡蛋	50	60.5	5.7	3.7	1.0	110.9	0.087	Tr	24.36	0.70	0.39
酸奶	250	175.0	8.0	4.8	25.0	47.5	0.350	2.50	350.00	0.50	1.35
牛奶	250	165.0	9.0	9.3	11.5	170.0	0.325	0.00	340.00	2.25	0.65
蘑菇	60	14.3	1.6	0.1	2.4	0.6	0.208	1.19	3.56	0.71	0.55
紫菜	2	5.0	0.5	0	0.9	2.3	0.020	0.04	5.28	1.10	0.05
牛肉	50	80.0	10.0	4.4	0.3	1.5	0.055	Tr	2.50	0.90	2.35
猪肉(瘦)	50	71.5	10.2	3.1	0.8	22.0	0.050	Tr	3.00	1.50	1.50
鸡血	10	4.9	0.8	0.0	0.4	5.6	0.004	—	1.00	2.50	0.05
带鱼	40	38.6	5.4	1.5	0.9	8.8	0.018	Tr	8.51	0.36	0.21
基围虾仁	45	89.6	9.4	0.3	12.5	—	—	Tr	36.45	0.18	0.58
豇豆(煮)	100	133.0	9.0	0.6	24.0	1.0	0.280	Tr	29.00	3.40	0.00
南豆腐	150	130.5	8.6	8.7	5.9	—	0.030	Tr	169.50	1.80	0.65
菠菜	100	24.9	2.3	0.3	4.0	216.3	0.098	28.48	58.74	2.58	0.76
大白菜	150	17.9	1.3	0.1	3.7	1.3	0.013	10.20	36.98	0.38	0.19
茄子	75	12.8	0.8	0.1	3.4	—	0.021	—	35.63	0.36	0.14
洋葱	75	27.0	0.7	0.1	6.1	1.4	0.020	5.40	16.20	0.41	0.16
猕猴桃	100	50.6	0.7	0.5	12.0	9.1	0.017	51.46	22.41	1.00	0.47
鲜橙	100	35.5	0.6	0.1	8.8	9.6	0.030	24.42	14.80	0.30	0.10

续 表

用料名称	用量/g	能量/kcal	蛋白质/g	脂肪/g	碳水化合物/g	维生素 A/μg RAE	核黄素/mg	维生素 C/g	钙/mg	铁/mg	锌/mg
苹果	100	45.1	0.3	0.2	11.6	3.4	0.017	2.55	3.40	0.26	0.03
核桃	10	14.4	0.6	1.3	0.3	—	0.006	0.43	0.00	—	—
合计	1767	1196.0	95.6	39.0	158.1	611.3	1.650	127.70	1161.30	21.20	10.20

注："－"表示未检测，理论上食物中应该存在一定量的该种成分，但未实际检测。"Tr"表示未检出或微量，低于目前检测方法的检出限或未检出。

9. 将各类食物分配到一日三餐，全天食物分配比例可按照早餐 25%、午餐 35%、晚餐 30%，加餐 10% 的比例，形成一日食谱（表 8 – 14）。

表 8 – 14 孕晚期孕妇一日三餐食谱

餐次	食谱
早餐	鲜肉包：标准粉 50g，瘦猪肉 20g 煮红薯：75g 煮鸡蛋：50g 牛奶：250g 水果：苹果 100g
午餐	杂粮饭：大米 60g，小米 60g 大白菜炒蘑菇：大白菜 150g，蘑菇 60g 烧带鱼：带鱼 30g 鸡血紫菜汤：鸡血 10g，紫菜 2g 清炒豇豆：豇豆 100g 牛肉拌洋葱：牛肉 50g；洋葱 75g
加餐	鲜橙 100g
晚餐	杂粮馒头：标准粉 60g，玉米面 30g 虾仁豆腐：基围虾仁 40g，南豆腐 150g 清炒菠菜：菠菜 100g 凉拌茄子：茄子 75g 水果：猕猴桃 100g
加餐	酸奶 250g，核桃 10g。 烹调植物油 25g，食用加碘盐 <5g。

注：孕晚期孕妇一日能量需要量为 2250kcal。

10. 对食谱进行定性及定量评价。

（1）定性评价：根据中国居民膳食宝塔，看是否达到食品多样化的要求，各类食物的量是否达标。

（2）定量评价：①一日中的能量供应是否合理。②三餐能量摄入分配是否合理。③三大产能营养素的供能比例是否合理。④优质蛋白质的供应是否达到总蛋白质的 1/3 以上，豆类蛋白质和动物蛋白质各占多少。⑤各种营养素的摄入量是否超过营养目标的 UL 数值。

[注意事项]

    1. 饮食应多样化，避免偏食或挑食，确保摄入各种营养素。

    2. 适当增加富含铁、钙、锌等微量元素的食物，如瘦肉、动物肝脏、奶制品、豆类等。

    3. 保持适量运动，有助于促进营养吸收和胎儿发育。

    4. 注意饮食卫生，避免生冷、油腻和刺激性食物，以免对胎儿造成不良影响。

[实训思考]

    1. 日常膳食中，可采取哪些措施使孕期体重适宜增长？

    2. 作为一名营养健康管理师，如何进行孕晚期孕妇知识的宣传？

    3. 为使胎儿正常发育，膳食中孕晚期孕妇应做好自我检测和自我管理，请你给出一些合理化的建议。

任务四　居民膳食结构调查与评价

[实训目的]

    1. 能正确使用 24 小时回顾法对居民膳食结构进行调查。

    2. 能进行膳食营养素计算及评价，并提出膳食改善措施。

[实训原理]

    膳食结构是指各类食物的品种和数量在膳食中所占的比重。根据各类食物所能提供的能量及各种营养素的数量和比例，可以衡量膳食结构的组成是否合理。膳食模式评价的依据是"中国居民平衡膳食宝塔"。评价方法是根据 24 小时膳食调查结果，将食物按中国居民膳食宝塔进行分类，统计各类食物的摄入总量，并与膳食宝塔建议的不同能量膳食的各类食物参考摄入量进行比较，分析判断各类食物摄入量是否满足人体需要。

[实训任务]

    选择高职某男大学生（19 岁，身高 178cm，体重 82kg）作为调查对象，用 24 小时回顾法现场询问，记录见表 8 - 15。

表 8 – 15　某男大学生一日膳食组成（24 小时膳食回顾法）

姓名	性别	调查日期	电话		
餐次	食品名称	原料名称	原料质量/g	是否可食部	进餐地点
早餐	馒头	小麦粉	100	是	学校餐厅
	牛奶	纯鲜牛奶	250	是	学校餐厅
	煮鸡蛋	鸡蛋	50	是	学校餐厅
午餐	米饭	大米	150	是	学校餐厅
	胡萝卜肉丝	猪肉	30	是	学校餐厅
		胡萝卜	100	是	学校餐厅
	卤豆腐干	豆腐干	50	是	学校餐厅
	炒菜花	菜花	100	是	学校餐厅
	调味品	盐	3	是	学校餐厅
		花生油	15	是	学校餐厅
晚餐	米饭	大米	120	是	学校餐厅
	鱼香茄子	茄子	120	是	学校餐厅
	肉丝土豆	猪肉	30	是	学校餐厅
		马铃薯	100	是	学校餐厅
	调味品	盐	4	是	学校餐厅
		花生油	15	是	学校餐厅
		酱油	10	是	学校餐厅
	水果	柑橘	150	是	学校餐厅

1. 根据食物成分表，计算该表中各种食物所含营养素，以及该男生一日每种营养素摄入总量，对照 DRIs（2023）标准，计算其占比%（摄入量/推荐摄入量 × 100%，以下雷同），填入表 8 – 16 和表 8 – 17。

表 8 – 16　膳食营养素摄入量

餐次	原料名称	原料质量/g	蛋白质/g	脂肪/g	糖/g	能量/kJ	铁/mg	钙/mg	维生素 A/mg	维生素 B_1/mg	维生素 C/mg
早餐	小麦粉	100									
	纯鲜牛奶	250									
	鸡蛋	50									
午餐	大米	150									
	猪肉	30									
	胡萝卜	100									
	豆腐干	50									
	菜花	100									
	盐	3									
	花生油	15									

续 表

餐次	原料名称	原料质量/ g	蛋白质/ g	脂肪/ g	糖/ g	能量/ kJ	铁/ mg	钙/ mg	维生素A/ mg	维生素B₁/ mg	维生素C/ mg
晚餐	大米	120									
	茄子	120									
	猪肉	30									
	马铃薯	100									
	盐	4									
	花生油	15									
	酱油	10									
	柑橘	150									

表 8 – 17　膳食营养素评价表

营养素	蛋白质/ g	脂肪/ g	糖/ g	能量/ kJ	铁/ mg	钙/ mg	维生素A/ mg	维生素B₁/ mg	维生素B₂/ mg	维生素C/ mg
摄入量										
推荐摄入量										
占比/%										

2. 对膳食结构进行评价。将膳食调查的结果按中国居民膳食宝塔结构的食物进行分类。并对一日能量来源结构、蛋白质来源结构分别填入表 8 – 18 ~ 表 8 – 21 中。

表 8 – 18　各类食物的摄入量和推荐摄入量

食物类别	谷薯类	蔬菜水果	肉禽蛋	豆及豆制品	奶类	油脂	盐
摄入量/g							
推荐摄入量/g							
占比/%							

表 8 – 19　能量来源结构表

营养素来源	摄入量/g	产生的能量/kJ	占总能量百分比/%
蛋白质			
脂类			
糖类			
合计			

表 8 – 20　蛋白质来源结构表

食物来源	摄入量/g	占蛋白质总摄入量百分比/%
动物类		
大豆类		
粮谷类		
合计		

表 8-21 一日三餐能量来源结构表

餐次	摄入能量/kJ	占总摄入能量百分比/%
早餐		
午餐		
晚餐		
合计		

[实训准备]

制定调查问卷、制作各种使用表格。

[实训操作]

1. 选择调查对象（社区居民），制定调查问卷（表8-22）。

表 8-22 24 小时膳食回顾调查问卷

序号	姓名	性别	调查日期	电话
餐次	食品名称	原料名称	原料质量/g	是否可食部	进餐地点
早餐					
午餐					
晚餐					

2. 居民入户调查（或高职学生入班调查），并完成调查问卷的回收。

3. 整理数据并对其进行分析。

（1）将膳食调查的结果按中国居民膳食宝塔结构的食物进行分类，并填入表8-23。

表 8-23 各类食物的摄入量和推荐摄入量

食物类别	谷薯类	蔬菜水果	肉禽蛋豆及豆制品	奶类	油脂	盐
摄入量/g						
推荐摄入量/g						
占比/%						

（2）根据食物成分表，计算被调查居民一日各种营养素摄入量之和，对照 DRIs 标准，计算其比值，填入表8-16～表8-20中。

（3）将被调查居民24小时各类食物的消费量和相应的平衡膳食宝塔建议的量进行比较，一方面评价食物的种类是否齐全，是否做到了食物种类多样化，是否做到了平衡膳食；另一方面需要评价各类食物的消费量是否充足，是否过量或缺乏。

（4）根据以上的分析和评价，给居民膳食结构提供合理的改善建议。

［注意事项］

1. 在进行食物归类时，有些食物要进行折算才能相加。奶类和豆类的品种多，在食物成分表中可能不会全部包括。在从黄豆到豆浆，从奶粉到牛奶进行折算时，可以用该产品质量的 100g，乘以其蛋白质含量，再除以大豆蛋白质的含量。

奶类食物摄入量也应按照每百克各种奶类中蛋白质的含量与每百克鲜奶中蛋白质的含量（3g）的比作为系数，折算成鲜奶的量。另外，鲜玉米可按蔬菜计算。在上例中，谷类的摄入量略低；蔬菜的摄入量也略低，但水果的摄入量高于标准；肉类的摄入量明显低于标准，但鱼虾类的摄入量高于标准；豆类的摄入量远远达不到要求；奶类是标准的一倍；食用油略高于标准。

2. 平衡膳食宝塔建议的各类食物摄入量是一个平均值和比例，无需每天都样样照此，但是要经常遵循宝塔各层各类食物的大体比例。

3. 在调查时间的选择上，由于我国居民日常膳食中食物种类较多，各种食物的摄入频率相差较大，因此选择 1 天的 24 小时回顾法所获得的调查结果在评价调查对象膳食营养状况时变异较大，在代表一定群体的膳食调查设计中，一般选择连续 3 天 24 小时回顾法（每天询问调查对象 24 小时的进餐情况，连续进行 3 天，具有较好的食物摄入代表性）。此外，由于调查对象工作日和休息日的膳食常会有很大的差异，因此，选择 3 天 24 小时回顾法的调查时间应该是相连的两个工作日和一个休息日连续进行。让调查对象尽量回顾所有摄入的食物。

［实训思考］

1. 何为膳食结构？世界膳食结构有哪些类型？
2. 何谓膳食平衡？日常生活中如何达到膳食平衡？
3. 2 人一组完成 24 小时回顾法膳食调查，并根据调查对象的情况，提出膳食调整方案。

任务五　测量人体的体格指标

［实训目的］

1. 能正确选择和使用身高、体重和体格围度的测量器械。

2. 能熟练测量人体的各项体格指标、正确计算体质指数并能根据体格指标了解个体或群体身体的匀称度、体型特点，肥胖或瘦弱程度，为调整膳食营养提供依据，也可为运动员选材提供基础资料，为体育锻炼实践及某些疾病的预防提供有价值的参考数据。

3. 能用跟踪测量的方法，对某一个体在一段时间内的生长速度与标准水平进行比较，可以判断青少年儿童的生长情况属于正常还是异常，从而调整其饮食。

[实训原理]

体格测量是评价群体或个体营养状况的主要方法之一，其指标可归纳为三类：纵向测量指标（身高、坐高等）、横向测量指标（上臂围、小腿围、腰围、臀围、皮褶厚度等）和重量测量指标（体重等）。其中身高、体重、皮褶厚度、上臂围、腰围和臀围等较为常用，前三项是世界卫生组织规定的必测项目。身高是生长发育最具代表性的指标，反映骨骼发育；体重是反映机体营养状况的综合指标；皮褶厚度是用来评估体内脂肪含量，衡量营养状况尤其是消瘦和肥胖程度的重要指标。

[实训任务]

使用合适的测量工具正确测量人体的体格指标。

[实训准备]

1. 场地 场地安静、通风、光线良好，室温 25℃ 左右。

2. 器材设备 ①测量身高，立柱式身高计（或电子式身高计、软尺、立尺），用钢尺校准。②测量体重，机械磅秤（或电子磅秤、刻度体式重计、电子式体重计），用砝码校准。③测量皮褶厚度，皮褶厚度计（简称皮褶计），用标准校正片校准。④测量围度，玻璃纤维软尺。

[实训操作]

一、人体的体格指标的测量

1. 测量身高（适用于 3 岁以上人群）

（1）立柱式身高计放置平稳，被测量者取立正姿势，站在踏板上，挺胸收腹两臂自然下垂，脚跟靠拢，脚尖分开约 60°，双膝并拢挺直，两眼平视正前方，眼眶下缘与耳郭上缘保持在同一水平。

（2）足跟、臀部和双肩胛间三个点同时接触立柱，头部保持立正位置（图 8-1）。

（3）测量者手扶滑测板轻轻向下滑动，直到底面与头颅顶点接触，此时观察被测者姿势是否正确，确认姿势正确后读数。

（4）读数与记录：读数时测量者的眼睛与滑测板底面在同一个水平上，读取滑板底面对应立柱所示数值，以 cm 为单位，精确到 0.1cm。

2. 测量体重（适用于 3 岁以上人群）

（1）准备测量工具：经计算认证的体重榜，分度值 0.1kg。使用前体重榜以 20kg 标准砝码为参考物校准体重计，误差不得超过 ±0.1kg，测量时将体重计放置平稳。

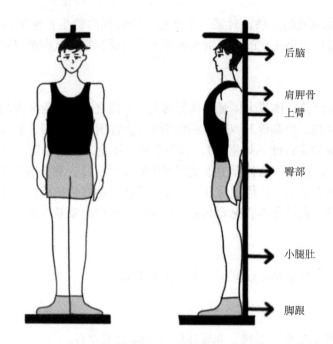

后脑

肩胛骨
上臂

臀部

小腿肚

脚跟

图 8-1 身高测量

（2）测量方法：被测者应处于清晨、空腹、排泄完毕的状态，平静站立于体重秤踏板中央，两腿均匀负重，免冠、赤足、穿贴身内衣裤。

（3）读数与记录：准确记录体重秤读数，精确到 0.1kg。

3. 测量皮褶厚度

（1）准备：专用皮褶计，国际规定的压力为 $10g/mm^2$。世界卫生组织推荐的测量点有三个，分别为肱三头肌、肩胛下和脐旁。

（2）肱三头肌：取左上臂背侧肩胛骨肩峰至尺骨鹰嘴突连线中点，于该点上方 2cm 处，垂直方向用左手拇指和示指、中指将皮肤和皮下组织夹提起来，右手握皮褶计，在该皮脂提起点的下方 1cm 处用皮褶计卡钳夹住皱褶测量，测量时皮褶计应与上臂垂直，在皮褶计指针快速回落后立即读数。以 mm 为单位，精确到小数点后一位。连续测量三次，取平均值，见图 8-2（a）。

（2）肩胛下：上臂自然下垂，取右肩胛骨下角下方 1cm 处，顺自然皮褶方向（皮褶走向与脊柱呈 45°角）测量，方法同上，见图 8-2（b）。

（3）脐旁：脐旁 1cm 处，沿正中线平行方向测量，方法同上，见图 8-2（c）。

4. 测量头围 准备好玻璃纤维软尺，测量通过右侧眉弓与枕骨粗隆最高点平面头部周长。测量者立于被测者的前方或右方，用左手拇指将软尺零点固定于头部右侧齐眉弓上缘处，右手持软尺沿逆时针方向经枕骨粗隆最高处绕头部一圈回到零点（图 8-3）；测量时软尺应紧贴皮肤，左右两侧保持对称，长发者应先将头发在软尺经过处向上下分开。以厘米（cm）为单位，精确到 0.1cm。

5. 测量腰围 准备好玻璃纤维软尺，选择双侧腋中线肋弓下缘和髂嵴连线中点位置作为测量平面，12 岁以下儿童以脐上 2cm 为测量平面。被测者取立位，两眼平

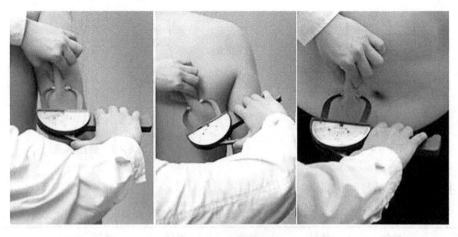

(a) 肱三头肌   (b) 肩胛下   (c) 脐旁

图8-2 皮褶厚度测量

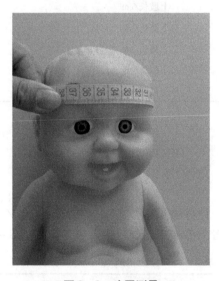

图8-3 头围测量

视前方，自然均匀呼吸，腹部放松，两臂自然下垂，双足并拢（两腿均匀负重），充分裸露肋弓下缘与髂嵴之间测量部位；将双侧腋中线肋弓下缘和髂嵴连线中点处（通常是腰部的天然最窄部位）做标记；将软尺轻轻贴住皮肤，经过双侧标记点，围绕身体一周，平静呼气末读数（图8-5），以厘米（cm）为单位，精确到0.1cm。重复测量两次，两次测量的差值不得超过1cm，取两次测量的平均值。

6. 臀围测量 准备好玻璃纤维软尺，测臀部最高点平面体围。被测者取站立位，两眼平视前方，自然均匀呼吸，腹部放松，两臂自然下垂，双足并拢（两腿均匀负重），穿贴身内衣裤；将软尺轻轻贴住皮肤。经过臀部最高点，围绕身体一周（图8-4）。以厘米（cm）为单位，精确到0.1cm。测量两次，两次差值不超过1cm，取两次测量的平均值。

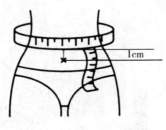
图 8-4　腰围测量

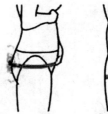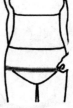
图 8-5　臀围测量

把测量数据填写到记录表（8-24）中。

表 8-24　人体的主要体格指标测量记录表

编号	姓名	性别	年龄	时间	电话
身高/cm		坐高/cm		前臂围/cm	
体重/kg		上肢长/cm		大腿围/cm	
皮质厚度/cm		下肢长/cm		小腿围/cm	
头围/cm		大腿长/cm		肩宽/cm	
腰围/cm		小腿长/cm		盆骨宽/cm	
臀围/cm		上臂围/cm		指距/cm	

二、体格评价

1. 消瘦或肥胖评价

（1）体重指数评价：计算体重指数 $BMI = 体重（kg）/ [身高（m）]^2$，参考我国 BMI 评价标准对被测者的消瘦或肥胖程度做出评价（表 8-25）。

表 8-25　体重指数（BMI）的划分标准

分类	中国	亚洲	WHO
消瘦	<18.5	<18.5	<18.5
正常	18.5~23.9	18.5~22.9	18.5~24.9
超重	24.0~27.9	23.0~24.9	25.0~29.9
肥胖	≥28	≥25	≥30

（2）皮褶厚度评价：正常值男性为 8.3mm，女性为 15.3mm，实测值与同龄正常值相比（表 8-26），评价其营养状况。也可用肩胛下、肱三头肌、腹部脐旁皮褶厚度之和评价营养状况，皮褶厚度之和的正常范围男性 10~40mm，女性 20~50mm 为正常，超出这个范围是肥胖，低于这个范围则是消瘦。

表 8-26 人群皮褶厚度评价表

皮褶厚度测量值/正常值	评价
>120%	肥胖
>90%	正常
81%~90%	轻度营养不良
60%~80%	中度营养不良
<60%	重度营养不良

（3）头围评价：头围对于评估儿童，特别是 3 岁以下儿童的营养状况有很大意义。婴儿出生时头围平均值约为 34cm，6 个月为 44cm，1 岁为 46cm，2 岁为 48cm，5 岁为 50cm，15 岁时平均值为 54~58cm，与成人相近。如果出生时头围小于32cm，3 岁后头围为 42~45cm 时，称为小头畸形，大脑发育不全时头围偏小，头围过大应注意有无脑积水。一般情况下，成人头围正常值为 54~58cm。头围标准属于相对概念，一般大致符合即可。

（4）腰臀比（waist-to-hip ratio，WHR）指数：WHR = 腰围（cm）/臀围（cm），正常比值为男性 $0.85 < WHR < 0.9$，女性 $0.67 < WHR < 0.8$。超过正常值可判定为向心性肥胖。

（5）标准体重：标准体重 = 身高（cm）－105。实际体重在标准体重 ±10% 以内为正常范围；±（10%~20%）为超重或减重；超过 ±20% 为肥胖或瘦弱。

2. 人体比例评价

（1）长腿型（短腿型）：身高中点为耻骨联合上缘，该点至支撑面（脚底）的垂直距离为身高的 1/2，小于 1/2 为短腿型，大于 1/2 为长腿型。

（2）长躯型（短躯型）：一般用"坐高/身高×100"这一指数评价人体体格、体型特征。坐高/身高×100 得数小于 52 为短躯型；52~54 为中躯型；大于 54 为长躯型。但受年龄、性别和种族等因素的影响，儿童较成人大，女性较男性大，亚洲人较欧洲人大。

[注意事项]

1. 身高计应选择平坦靠墙的地方放置，立柱的刻度尺应面向光源。

2. 严格掌握"三点靠立柱""两点呈水平"的测量姿势要求。

3. 水平压板与头部接触时，头顶的发结要放开，饰物要取下。

4. 测量体重在早晨空腹的情况下，排空大小便、只穿短裤和内衣，光脚进行体重测量。

5. 皮褶厚度计应该放在稳定的平面上，测试过程中，要尽可能地让测试的手段接触到皮肤，确保数据的准确性。

6. 测量围度时，测量时要将软尺贴近皮肤，避免过于用力牵扯测量尺，需要两个人配合共同测量，并注意手势不要过于紧或过松。

[实训思考]

1. 人体体格测量的指标有哪些？
2. 根据体格测量对象的情况，提出膳食指导意见和运动方案。
3. 判定成人向心性肥胖的标准是什么？
4. 3人一组完成上述各指标测量的实训操作，测试对象为小组成员。

任务六　测量成人健康基本生理指标

[实训目的]

1. 能正确测量人体体温、脉搏、呼吸频率和血压等生理指标。
2. 能根据测试对象的基本生理指标提出合理膳食指导意见和运动处方。

[实训原理]

1. 体温　体温是指机体深部的平均温度，不同部位检测到的结果也不同。体温是反映人体健康状况重要的生理指标，它的变化通常标志着疾病的发生、发展和转归，故可以用于临床疾病的预防、诊断。从操作便利性和稳定性考虑，临床上通常采用口腔温度、直肠温度和腋窝温度代表体温，其中腋窝是临床最常用的测温部位，因为腋窝测量温度安全、卫生、方便。

成人正常口腔温度 36.7~37.7℃，直肠温度 36.9~37.9℃，腋窝温度 36.0~37.0℃，一天中早晨略低，下午略高，波动幅度不超过1℃。人在运动或进食后体温略高，女性月经期前或妊娠期体温略高，老年人体温略低。体温高于正常范围称为发热，见于感染、创伤、恶性肿瘤、脑血管意外及各种体腔内出血等。体温低于正常范围称为体温过低，见于休克、严重营养不良、甲状腺功能低下症及过久暴露于低温条件下等。

2. 血压　血压指血液在血管内流动时作用于单位面积血管壁的侧压力，检查时所测量的一般是体循环的动脉血压，包括收缩压与舒张压。测量血压为临床体格检查的一个重要项目，血压正常代表人体心脏和血管都处于正常运转状态。该指标的异常可由多种生理性或病理性因素导致。血压测量是了解血压水平、诊断高血压、指导治疗、评估降压疗效及观察病情变化的主要手段。

成人正常血压，收缩压 90~139mmHg，舒张压是 60~89mmHg。诊室收缩压读数持续≥140mmHg 和/或舒张压≥90mmHg 时，称高血压。

3. 呼吸频率　每分钟呼吸的次数，一次呼吸包括一次吸气和一次呼气。正常成人安静状态下，呼吸频率为 12~20 次/分，超过 24 次/分称为呼吸过速，见于发热、疼痛、贫血、甲状腺功能亢进症及心力衰竭等。呼吸频率低于 12 次/分称为呼吸过慢，见于颅内高压、麻醉药过量等。

4. 脉搏 一般指脉率，脉率（pulse rate）指动脉搏动的频率，一般以每分钟脉搏的次数来计量。成人正常脉搏为 60~100 次/分，女性稍快；儿童平均为 90 次/分，婴幼儿可达 130 次/分；老年人较慢，为 55~60 次/分。脉率是临床常见的生命体征指标，可受到多种因素的影响，如年龄、性别、情绪、疾病等。成人的脉率每分钟超过 100 次，称为心动过速，每分钟低于 60 次，称为心动过缓（运动员和长期体育锻炼者心率可能会略低于 60 次/分）。当患者发生心脏疾病、内分泌疾病、贫血、感染、发热、低血糖、休克等情况时，脉率可能会出现异常。

[实训任务]

正确测量人体体温、脉搏、呼吸频率和血压等成人健康基本生理指标并能提出合理膳食指导意见和运动处方。

[实训准备]

水银体温计、血压计、听诊器、电子血压计。

[实训操作]

1. 测量腋窝温度 先使体温计水银柱液面下降到 35℃以下，擦干被测者腋下的汗液，再将体温计水银端放在腋下最顶端后夹紧，协助被测者屈臂过胸夹紧，防止滑脱。10 分钟后取出读数。

2. 测量脉搏 将示指、中指和无名指指腹平放于手腕桡动脉处，力度适中，以能感觉到脉搏搏动为宜。一般测量时间为 30 秒，脉搏异常者测量 1 分钟。计 1 分钟搏动次数。

3. 测量呼吸 将手放置于患者的诊脉部位似诊脉状，观察被测者的腹腔部，一起一伏为一次呼吸，一般测量时间为 30 秒。

4. 台式水银血压计标准测压步骤

（1）稳定受测者情绪，确定正确体位：受测者在测血压前 30 分钟内避免剧烈活动、禁止吸烟和饮咖啡或酒，排空膀胱，安静休息 5 分钟以上。测压时保持安静，不讲话，不活动肢体。坐位测量需要准备适合受测者手臂高度的桌子，以及有靠背的椅子。特殊情况下可以取卧位或站立位；老人、糖尿病患者及常出现直立性低血压情况者，应测立位血压。

（2）打开血压计开关，检查水银柱液面是否与刻度 0 点平齐：台式水银血压计一般每半年定期校准一次。

（3）受测者上肢裸露，袖带紧贴皮肤缚于上臂：受测者上肢裸露，掌心向上，前臂置于桌面上，自然放松，将袖带紧贴缚在被测者的上臂，袖带的下缘应在肘弯上 2.5cm，紧度为能塞进两个手指。绑缚好的袖带与心脏在同一水平。立位测血压时血压计应放在心脏水平。

（4）触及肱动脉搏动，将听诊器体件置于肱动脉上：听诊器应当平坦紧贴放置，不能过分用力压，否则会导致动脉变形，产生杂音。听诊器的膜件不要接触衣服、袖带和橡皮管，避免摩擦音。

（5）右手以均匀节奏向袖内注气，观察水银柱上升高度，使气囊内压力达到动脉搏动音消失后，再升高 20～30mmHg，然后松开放气旋钮，使气囊匀速缓慢放气，下降速度为每搏心跳 2～4mmHg。心率缓慢者，放气速率应更慢些。

（6）血压读数的确定：在放气过程中两眼平视水银柱凸面，当听到第一次肱动脉搏动声响（柯氏音第一音）时，水银柱凸面的垂直高度为收缩压；随水银柱下降，当声音突然变小，最终消失时（柯氏音第五音），水银柱所示数值为舒张压。获得舒张压读数后，快速放气至零。但儿童、孕妇、老年人及一些特殊病（严重贫血、甲状腺功能亢进症、主动脉关闭不全）者，舒张压的第 V 时相柯氏音无法判断，因此以变音（第 N 时相柯氏音）作为舒张压的数值。

（7）测量完毕，记录血压值：记录血压值时选择最近的 2mmHg 刻度值，不宜选择整数 10mmHg 偏爱数值。血压末数值应以 0mmHg、2mmHg、4mmHg、6mmHg、8mmHg 表示。

（8）应间隔 1～2 分钟重复测量，取两次读数的平均值记录。如果收缩压或舒张压的 2 次读数相差 5mmHg 以上，应再次测量，取三次读数的平均值记录；每次测压三遍取其平均值为本次血压值。

（9）整理血压计：血压测量完毕，将气囊排气，卷好袖带，平整地放入血压计盒中。向右侧倾斜血压计 45°，使水银柱内水银进入水银槽后关闭开关。一般情况下，家庭自测血压的血压值低于诊所测量的血压，家庭自测的血压的平均值为 135/85mmHg，相当于诊所测量血压的 140/90mmHg。非同日多次家庭自测血压的平均值 135/85mmHg，可考虑诊断为高血压，但最好结合诊所测量血压诊断高血压。

[注意事项]

1. 甩体温计时不可触及它物，防止碰碎。
2. 测量脉搏前需确保受测者 30 分钟内处于情绪稳定，平静状态。
3. 诊脉按压力量大小适中，不可用拇指诊脉。
4. 测量呼吸频率时保证测量环境的安静和舒适。
5. 在测量血压时需要保持心情平静，避免情绪激动、饮食过饱、饮酒、吸烟等影响血压的因素。
6. 手臂、血压计必须与心脏水平等高。
7. 袖带缠缚松紧适宜，听诊器的胸件不要塞在袖带里。
8. 重复测定血压时，每次要将袖带里的气体排净。

[实训思考]

1. 评价人体的常见生理指标有哪些？
2. 简述如何诊断为高血压患者？
3. 根据测量对象的血压和脉搏情况，提出膳食指导意见和运动方案。
4. 2 人一组完成上述各指标测量的实训操作，测试对象为小组成员。

参考文献

[1] 袁仲. 食品营养与卫生 [M]. 北京：科学出版社，2023.

[2] 李焕勇，颜秉霞. 营养与膳食 [M]. 上海：上海交通大学出版社，2023.

[3] 郑琳，贾润红. 食品营养与健康 [M]. 修订版. 北京：科学出版社，2022.

[4] 高红霞，郭友武. 食品营养与健康 [M]. 北京：北京理工大学出版社，2022.

[5] 杨潇，李兴武. 食品营养与卫生 [M]. 郑州：郑州大学出版社，2020.

[6] 任顺成. 食品营养与卫生 [M]. 北京：中国轻工业出版社，2021.

[7] 田克勤. 食品营养与安全 [M]. 大连：东北财经大学出版社，2018.

[8] 杨玉红. 食品营养与健康 [M]. 武汉：武汉理工大学出版社，2018.

[9] 邬全喜. 烹饪营养与配餐 [M]. 成都：电子科技大学出版社，2020.

[10] 任森. 营养与膳食 [M]. 3 版. 北京：科学出版社，2020.

[11] 季兰芳. 营养与膳食 [M]. 4 版. 北京：人民卫生出版社，2019.

[12] 王江琼，童强. 营养与膳食 [M]. 武汉：华中科技大学出版社，2014.

[13] 李焕勇. 护理营养学 [M]. 大连：大连理工大学出版社，2017.

[14] 张金沙. 营养与膳食 [M]. 北京：人民卫生出版社，2014.

[15] 王翠玲. 营养与膳食 [M]. 北京：人民卫生出版社，2014.

[16] 孙长颢. 营养与食品卫生学 [M]. 8 版. 北京：人民卫生出版社，2017.

[17] 张金梅. 营养与膳食 [M]. 北京：高等教育出版社，2014.

[18] 田颖. 食品营养与卫生学 [M]. 武汉：华中科技大学出版社，2015.

[19] 张爱珍. 临床营养学 [M]. 3 版. 北京：人民卫生出版社，2012.

[20] 王陇德. 健康管理师 [M]. 2 版. 北京：人民卫生出版社，2019.

[21] 李苹苹. 公共营养学实务 [M]. 北京：化学工业出版社，2012.

[22] 胡玉华，梁金香. 营养与膳食 [M]. 武汉：华中科技大学出版社，2010.

[23] 杨玉红. 食品营养与卫生保健 [M]. 北京：中国质检出版社，2015.

[24] 杨柳清，贾丽娜. 营养与膳食 [M]. 北京：高等教育出版社，2012.

[25] 葛可佑. 中国营养素培训教材 [M]. 北京：人民卫生出版社，2005.

[26] 中国营养学会. 中国居民膳食营养素参考摄入量（2023 版）[M]. 北京：人民卫生出版社，2023.

[27] 申艳芝. 吃出超级大脑：大脑营养真相 [M]. 北京：北京联合出版社，2017.

[28] 中国营养学会. 中国居民膳食指南（2022）[M]. 北京：人民卫生出版社，2022.

附录 A 《中国居民膳食营养素参考摄入量（2023 版）》 分类总表

表 A-1 膳食能量需要量（EER）

年龄/阶段	男性						女性					
	PAL I [a]		PAL II [b]		PAL III [c]		PAL I [a]		PAL II [b]		PAL III [c]	
	MJ/d	kcal/d	MJ/d	kcal/d	MJ/d	kcal/d	MJ/d	kcal/d	MJ/d	kcal/d	MJ/d	kcal/d
0 岁~	—		0.38MJ/ (kg·d)	90kcal/ (kg·d)			—		0.38MJ/ (kg·d)	90kcal/ (kg·d)		
0.5 岁~	—		0.31MJ/ (kg·d)	75kcal/ (kg·d)	—		—		0.31MJ/ (kg·d)	75kcal/ (kg·d)		
1 岁~	—		3.77	900	—		—		3.35	800	—	
2 岁~	—		4.60	1100	—		—		4.18	1000	—	
3 岁~	—		5.23	1250	—		—		4.81	1150	—	
4 岁~	—		5.44	1300	—		—		5.23	1250	—	
5 岁~	—		5.86	1400	—		—		5.44	1300	—	
6 岁~	5.86	1400	6.69	1600	7.53	1800	5.44	1300	6.07	1450	6.90	1650
7 岁~	6.28	1500	7.11	1700	7.95	1900	5.65	1350	6.49	1550	7.32	1750
8 岁~	6.69	1600	7.74	1850	8.79	2100	6.07	1450	7.11	1700	7.95	1900
9 岁~	7.11	1700	8.16	1950	9.20	2200	6.49	1550	7.53	1800	8.37	2000
10 岁~	7.53	1800	8.58	2050	9.62	2300	6.90	1650	7.95	1900	8.79	2100
11 岁~	7.95	1900	9.20	2200	10.25	2450	7.32	1750	8.37	2000	9.41	2250
12 岁~	9.62	2300	10.88	2600	12.13	2900	8.16	1950	9.20	2200	10.25	2450
15 岁~	10.88	2600	12.34	2950	13.81	3300	8.79	2100	9.83	2350	11.09	2650
18 岁~	9.00	2150	10.67	2550	12.55	3000	7.11	1700	8.79	2100	10.25	2450
30 岁~	8.58	2050	10.46	2500	12.34	2950	7.11	1700	8.58	2050	10.04	2400
50 岁~	8.16	1950	10.04	2400	11.72	2800	6.69	1600	8.16	1950	9.62	2300
65 岁~	7.95	1900	9.62	2300			6.49	1550	7.74	1850	—	
75 岁~	7.53	1800	9.20	2200			6.28	1500	7.32	1750	—	
孕早期	—	—	—	—	—		+0	+0	+0	+0	+0	+0
孕中期	—	—	—	—	—		+1.05	+250	+1.05	+250	+1.05	+250
孕晚期	—	—	—	—	—		+1.67	+400	+1.67	+400	+1.67	+400
哺乳期妇女	—	—	—	—	—		+1.67	+400	+1.67	+400	+1.67	+400

注：①PAL I [a]、PAL II [b]、PAL III [c] 分别代表低强度身体活动水平、中等强度身体活动水平和高强度身体活动水平。②"—"表示未制定或未涉及；"+"表示在相应年龄阶段的成年女性需要量基础上增加的需要量。

表 A-2 膳食蛋白质参考摄入量

年龄/阶段	EAR/(g·d⁻¹)		RNI/(g·d⁻¹)		AMDR/%E
	男性	女性	男性	女性	
0 岁~	—	—	9（AI）	9（AI）	—
0.5 岁~	—	—	17（AI）	17（AI）	—
1 岁~	20	20	25	25	—
2 岁~	20	20	25	25	—
3 岁~	25	25	30	30	—
4 岁~	25	25	30	30	8~20
5 岁~	25	25	30	30	8~20
6 岁~	30	30	35	35	10~20
7 岁~	30	30	40	40	10~20
8 岁~	35	35	40	40	10~20
9 岁~	40	40	45	45	10~20
10 岁~	40	40	50	50	10~20
11 岁~	45	45	55	55	10~20
12 岁~	55	50	70	60	10~20
15 岁~	60	50	75	60	10~20
18 岁~	60	50	65	55	10~20
30 岁~	60	50	65	55	10~20
50 岁~	60	50	65	55	10~20
65 岁~	60	50	72	62	15~20
75 岁~	60	50	72	62	15~20
孕早期	—	+0	—	+0	10~20
孕中期	—	+10	—	+15	10~20
孕晚期	—	+25	—	+30	10~20
哺乳期妇女	—	+20	—	+25	10~20

注："—"表示未测定或未涉及；"＋"表示在相应年龄阶段的成年女性需要量基础上增加的需要量。

表 A-3 膳食脂肪及脂肪酸参考摄入量

年龄/阶段	总脂肪	饱和脂肪酸	η-6 多不饱和脂肪酸	η-3 多不饱和脂肪酸	亚油酸	亚麻酸	EPA + DHA
	AMDR/%E	AMDR/%E	AMDR/%E	AMDR/%E	AI/%E	AI/%E	AMDR/AI/(g·d⁻¹)
0 岁~	48（AI）	—	—	—	8.0（0.15g①）	0.90	0.1②
0.5 岁~	40（AI）	—	—	—	6.0	0.67	0.1②
1 岁~	35（AI）	—	—	—	4.0	0.60	0.1②

续 表

年龄/阶段	总脂肪	饱和脂肪酸	η-6 多不饱和脂肪酸	η-3 多不饱和脂肪酸	亚油酸	亚麻酸	EPA + DHA
	AMDR/%E	AMDR/%E	AMDR/%E	AMDR/%E	AI/%E	AI/%E	AMDR/AI/ (g·d⁻¹)
3 岁~	35（AI）	—	—	—	4.0	0.60	0.2
4 岁~	20～30	<8	—	—	4.0	0.60	0.2
6 岁~	20～30	<8	—	—	4.0	0.60	0.2
7 岁~	20～30	<8	—	—	4.0	0.60	0.2
9 岁~	20～30	<8	—	—	4.0	0.60	0.2
11 岁~	20～30	<8	—	—	4.0	0.60	0.2
12 岁~	20～30	<8	—	—	4.0	0.60	0.25
15 岁~	20～30	<8	—	—	4.0	0.60	0.25
18 岁~	20～30	<10	2.5～9.0	0.5～2.0	4.0	0.60	0.25～2.00 （AMDR）
30 岁~	20～30	<10	2.5～9.0	0.5～2.0	4.0	0.60	0.25～2.00 （AMDR）
50 岁~	20～30	<10	2.5～9.0	0.5～2.0	4.0	0.60	0.25～2.00 （AMDR）
65 岁~	20～30	<10	2.5～9.0	0.5～2.0	4.0	0.60	0.25～2.00 （AMDR）
75 岁~	20～30	<10	2.5～9.0	0.5～2.0	4.0	0.60	0.25～2.00 （AMDR）
孕早期	20～30	<10	2.5～9.0	0.5～2.0	+0	+0	0.25（0.2②）
孕中期	20～30	<10	2.5～9.0	0.5～2.0	+0	+0	0.25（0.2②）
孕晚期	20～30	<10	2.5～9.0	0.5～2.0	+0	+0	0.25（0.2②）
哺乳期妇女	20～30	<10	2.5～9.0	0.5～2.0	+0	+0	0.25（0.2②）

注：①花生四烯酸；②DHA。③"—"表示未测定；"+"表示在相应年龄阶段的成年女性需要量基础上增加的需要量。

表 A-4　膳食糖类参考摄入量

年龄/阶段	总糖类		膳食纤维	添加糖①
	EAR/(g·d⁻¹)	AMDR/%E	AI/(g·d⁻¹)	AMDR/%E
0 岁~	60（AI）	—	—	—
0.5 岁~	80（AI）	—	—	—
1 岁~	120	50～65	5～10	<10
4 岁~	120	50～65	10～15	<10
7 岁~	120	50～65	15～20	<10
9 岁~	120	50～65	15～20	<10

续　表

年龄/阶段	总糖类		膳食纤维	添加糖①
	EAR/(g·d⁻¹)	AMDR/%E	AI/(g·d⁻¹)	AMDR/%E
12 岁~	150	50 ~ 65	20 ~ 25	< 10
15 岁~	150	50 ~ 65	25 ~ 30	< 10
18 岁~	120	50 ~ 65	25 ~ 30	< 10
30 岁~	120	50 ~ 65	25 ~ 30	< 10
50 岁~	120	50 ~ 65	25 ~ 30	< 10
65 岁~	120	50 ~ 65	25 ~ 30	< 10
75 岁~	120	50 ~ 65	25 ~ 30	< 10
孕早期	+ 10	50 ~ 65	+ 0	< 10
孕中期	+ 20	50 ~ 65	+ 4	< 10
孕晚期	+ 35	50 ~ 65	+ 4	< 10
哺乳期妇女	+ 50	50 ~ 65	+ 4	< 10

注：①添加糖每天不超过 50g/d，最好低于 25g/d。② "—" 表示未测定；" + " 表示在相应年龄阶段的成年女性需要量基础上增加的需要量。

表 A-5　膳食宏量营养素可接受范围（AMDR）

年龄/阶段	糖类	总脂肪	蛋白质
0 岁~	—	48（AI）	—
0.5 岁~	—	40（AI）	—
1 岁~	50 ~ 65	35（AI）	—
4 岁~	50 ~ 65	20 ~ 30	8 ~ 20
7 岁~	50 ~ 65	20 ~ 30	10 ~ 20
9 岁~	50 ~ 65	20 ~ 30	10 ~ 20
12 岁~	50 ~ 65	20 ~ 30	10 ~ 20
15 岁~	50 ~ 65	20 ~ 30	10 ~ 20
18 岁~	50 ~ 65	20 ~ 30	10 ~ 20
30 岁~	50 ~ 65	20 ~ 30	10 ~ 20
50 岁~	50 ~ 65	20 ~ 30	10 ~ 20
65 岁~	50 ~ 65	20 ~ 30	15 ~ 20
75 岁~	50 ~ 65	20 ~ 30	15 ~ 20
孕早期	50 ~ 65	20 ~ 30	10 ~ 20
孕中期	50 ~ 65	20 ~ 30	10 ~ 20
孕晚期	50 ~ 65	20 ~ 30	10 ~ 20
哺乳期妇女	50 ~ 65	20 ~ 30	10 ~ 20

注："—" 表示未测定。

表 A-6 膳食矿物质推荐摄入量(RNI)或适宜摄入量(AI)

年龄/阶段	钙/(mg·d⁻¹) RNI	磷/(mg·d⁻¹) RNI	钾/(mg·d⁻¹) AI	钠/(mg·d⁻¹) AI	镁/(mg·d⁻¹) RNI	氯/(mg·d⁻¹) AI	碘/(μg·d⁻¹) RNI	铁/(mg·d⁻¹) RNI 男	铁 女	锌/(mg·d⁻¹) RNI 男	锌 女	硒/(μg·d⁻¹) RNI	铜/(mg·d⁻¹) RNI	氟/(mg·d⁻¹) AI	铬/(μg·d⁻¹) AI 男	铬 女	锰/(mg·d⁻¹) AI 男	锰 女	钼/(μg·d⁻¹) RNI
0岁~	200(AI)	105(AI)	400	80	20(AI)	120	85(AI)	0.3(AI)	0.3(AI)	1.5(AI)	1.5(AI)	15(AI)	0.3(AI)	0.01	0.2	0.2	0.01	0.01	3(AI)
0.5岁~	350(AI)	180(AI)	600	180	65(AI)	450	115(AI)	10	10	3.2(AI)	3.2(AI)	20(AI)	0.3(AI)	0.23	5	5	0.7	0.7	6(AI)
1岁~	500	300	900	500~700①	140	800~1100②	90	10	10	4.0	4.0	25	0.3	0.6	15	15	2.0	1.5	10
4岁~	600	350	1100	800	160	1200	90	10	10	5.5	5.5	30	0.4	0.7	15	15	2.0	2.0	12
7岁~	800	440	1300	900	200	1400	90	12	12	7.0	7.0	40	0.5	0.9	20	20	2.5	2.5	15
9岁~	1000	550	1600	1100	250	1700	90	16	16	7.0	7.0	45	0.6	1.1	25	25	3.5	3.0	20
12岁~	1000	700	1800	1400	320	2200	110	16	18	8.5	7.5	60	0.7	1.4	33	30	4.5	4.0	25
15岁~	1000	720	2000	1600	330	2500	120	16	18	11.5	8.0	60	0.8	1.5	35	30	5.0	4.0	25
18岁~	800	720	2000	1500	330	2300	120	12	18	12.0	8.5	60	0.8	1.5	35	30	4.5	4.0	25
30岁~	800	710	2000	1500	320	2300	120	12	18	12.0	8.5	60	0.8	1.5	35	30	4.5	4.0	25
50岁~	800	710	2000	1500	320	2300	120	10	10③ 18④	12.0	8.5	60	0.8	1.5	30	25	4.5	4.0	25
65岁~	800	680	2000	1400	310	2200	120	12	10	12.0	8.5	60	0.8	1.5	30	25	4.5	4.0	25
75岁~	800	680	2000	1400	300	2200	120	12	10	12.0	8.5	60	0.7	1.5	30	25	4.5	4.0	25
孕早期	+0	+0	+0	+0	+40	+0	+110	—	+0	—	+2.0	+5	+0.1	+0	—	+0	—	+0	+0
孕中期	+0	+0	+0	+0	+40	+0	+110	—	+7	—	+2.0	+5	+0.1	+0	—	+3	—	+0	+0
孕晚期	+0	+0	+0	+0	+40	+0	+110	—	+11	—	+2.0	+5	+0.1	+0	—	+5	—	+0	+0
哺乳期妇女	+0	+0	+400	+0	+0	+0	+120	—	+6	—	+4.5	+18	+0.7	+0	—	+5	—	+0.2	+5

注:①1岁~为500 mg/d,2岁~为600 mg/d,3岁~为700 mg/d。②1岁~为700 mg/d,2岁~为500 mg/d,3岁~为600 mg/d,3岁~为700 mg/d。③无月经。④有月经。⑤"—"表示未涉及;
"+"表示在相应年龄阶段的成年女性需要量基础上增加的需要量。

表 A-7 膳食维生素推荐摄入量（RNI）或适宜摄入量（AI）

年龄阶段	维生素A/（μgRAE·d⁻¹） RNI 男	女	维生素D/μg·d⁻¹ RNI	维生素E/（mgα-TE·d⁻¹） AI	维生素K/（μg·d⁻¹） AI	维生素B₁/（mg·d⁻¹） RNI 男	女	维生素B₂/（mg·d⁻¹） RNI 男	女	烟酸/（mgNE·d⁻¹） RNI 男	女	维生素B₆/mg·d⁻¹ RNI	叶酸/（μgDFE·d⁻¹） RNI	维生素B₁₂/（μg·d⁻¹） RNI	泛酸/（mg·d⁻¹） AI	生物素/（μg·d⁻¹） AI	胆碱/（mg·d⁻¹） AI 男	女	维生素C/（mg·d⁻¹） RNI
0岁~	300(AI)	300(AI)	10(AI)	3	2	0.1(AI)	0.1(AI)	0.4(AI)	0.4(AI)	1(AI)	1(AI)	0.1(AI)	65(AI)	0.3(AI)	1.7	5	120	120	40(AI)
0.5岁~	350(AI)	350(AI)	10(AI)	4	10	0.3(AI)	0.3(AI)	0.6(AI)	0.6(AI)	2(AI)	2(AI)	0.3(AI)	100(AI)	0.6(AI)	1.9	10	140	140	40(AI)
1岁~	340	330	10	6	30	0.6	0.6	0.7	0.6	6	5	0.6	160	1.0	2.1	17	170	170	40
4岁~	390	380	10	7	40	0.9	0.9	0.9	0.8	7	6	0.7	190	1.2	2.5	20	200	200	50
7岁~	430	390	10	9	50	1.0	0.9	1.0	0.9	9	8	0.8	240	1.4	3.1	25	250	250	60
9岁~	560	540	10	11	60	1.1	1.0	1.1	1.0	10	10	1.0	290	1.8	3.8	30	300	300	75
12岁~	780	730	10	13	70	1.4	1.2	1.4	1.2	13	12	1.3	370	2.0	4.9	35	380	380	95
15岁~	810	670	10	14	75	1.6	1.3	1.6	1.2	15	12	1.4	400	2.5	5.0	40	450	380	100
18岁~	770	660	10	14	80	1.4	1.2	1.4	1.2	15	12	1.4	400	2.4	5.0	40	450	380	100
30岁~	770	660	10	14	80	1.4	1.2	1.4	1.2	15	12	1.4	400	2.4	5.0	40	450	380	100
50岁~	750	660	10	14	80	1.4	1.2	1.4	1.2	15	12	1.6	400	2.4	5.0	40	450	380	100
65岁~	730	640	15	14	80	1.4	1.2	1.4	1.2	15	12	1.6	400	2.4	5.0	40	450	380	100
75岁~	710	600	15	14	80	1.4	1.2	1.4	1.2	15	12	1.6	400	2.4	5.0	40	450	380	100
孕早期	—	+0	+0	+0	+0	—	+0	—	+0	—	+0	+0.8	+200	+0.5	+1.0	+10	—	+80	+0
孕中期	—	+70	+0	+0	+0	—	+0.2	—	+0.1	—	+0	+0.8	+200	+0.5	+1.0	+10	—	+80	+15
孕晚期	—	+70	+0	+0	+0	—	+0.3	—	+0.2	—	+0	+0.8	+200	+0.5	+1.0	+10	—	+80	+15
哺乳期妇女	—	+600	+0	+3	+5	—	+0.3	—	+0.5	—	+4	+0.3	+150	+0.8	+2.0	+10	—	+120	+50

注："—"表示未涉及；"+"表示在相应年龄阶段的成年女性需要量基础上增加的需要量。

表 A - 8　水的适宜摄入量[①]　　　　　　　　　　　　　　　单位：ml/d

年龄/阶段	饮水量		总摄入量[②]	
	男性	女性	男性	女性
0 岁~	—		700[③]	
0.5 岁~	—		900	
1 岁~	—		1300	
4 岁~	800		1600	
7 岁~	1000		1800	
12 岁~	1300	1100	2300	2000
15 岁~	1400	1200	2500	2200
18 岁~	1700	1500	3000	2700
65 岁~	1700	1500	3000	2700
孕早期	—	+0	—	+0
孕中期	—	+200	—	+300
孕晚期	—	+200	—	+300
0 岁至哺乳期妇女	—	+600	—	+1100

注：①温和气候条件下，低强度身体活动水平时的摄入量。在不同温湿度和/或不同强度身体活动水平时，应进行相应调整。②包括食物中的水和饮食中的水。③纯母乳喂养婴儿无需额外补充水分。④"—"表示未涉及；"+"表示在相应年龄阶段的成年女性需要量基础上增加的需要量。

表 A - 9　其他膳食成分成人特定建议值（SPL）和可耐受最高摄入量（UL）

其他膳食成分	SPL	UL
原花青素/(mg·d^{-1})	200	—
花色苷/(mg·d^{-1})	50	—
大豆异黄酮/(mg·d^{-1})	55[①]	120[③]
	75[②]	
绿原酸/(mg·d^{-1})	200	—
番茄红素/(mg·d^{-1})	15	70
叶黄素/(mg·d^{-1})	10	60
植物甾醇/(g·d^{-1})	0.8	2.4
植物甾醇酯/(g·d^{-1})	1.3	3.9
异硫氰酸酯/(mg·d^{-1})	30	—
辅酶 Q$_{10}$/(mg·d^{-1})	100	—
甜菜碱/(g·d^{-1})	1.5	4.0
菊粉或低聚果糖（g·d^{-1}）	10	—
β-葡聚糖（谷物来源)/(g·d^{-1})	3.0	—
硫酸或盐酸氨基葡萄糖/(mg·d^{-1})	1500	—
氨基葡萄糖/(mg·d^{-1})	1000	—

注：①绝经前女性的 SPL。②围绝经期和绝经后女性的 SPL。③绝经后女性的 SPL。④"—"表示未测定。